新戦略に基づく
麻酔・周術期医学

麻酔科医のための
周術期危機管理と合併症への対応

専門編集 ● 横山正尚 高知大学

監　修 ● 森田　潔 岡山大学
編集委員 ● 川真田樹人 信州大学
　　　　　廣田　和美 弘前大学
　　　　　横山　正尚 高知大学

中山書店

【読者の方々へ】

本書に記載されている診断法・治療法については，出版時の最新の情報に基づいて正確を期するよう最善の努力が払われていますが，医学・医療の進歩からみて，その内容がすべて正確かつ完全であることを保証するものではありません．したがって読者ご自身の診療にそれらを応用される場合には，医薬品添付文書や機器の説明書など，常に最新の情報に当たり，十分な注意を払われることを要望いたします．

中山書店

シリーズ刊行にあたって

　現代は情報収集と変革の時代と言われています．IT技術の進歩により，世界の情報はほとんどリアルタイムに得ることができます．以前のように，時間と労力をかけて文献を調べる必要はなくなっています．一方，進歩するためには，そのめまぐるしく変わる状況にあわせ変化し，変革を遂げていくことが必要です．

　麻酔科学領域の診療に関してもここ数年で大きな変化がありました．麻酔薬はより安全で調節性がよいものとなり，モニターもより多くの情報が得られるとともに正確性を増しています．そして，その変化は今も続いています．このように多くの変化がある中で，麻酔は手術侵襲から生体を守るという大原則に加え，麻酔の質が問われる時代になりました．たとえば，麻酔法が予後を変える可能性があるという報告もあります．また，麻酔科医の仕事として，手術中の麻酔だけでなく，術前および術後管理，すなわち周術期管理の重要性が加えられています．今まさに手術という侵襲から生体をシームレスに守る学問の一つの分野として，周術期管理が重要視されています．

　今回，周術期管理に焦点を絞り，麻酔科医の知識と技術の向上を目的に，シリーズ《新戦略に基づく麻酔・周術期医学》が刊行されることになりました．周術期管理は，麻酔と同様，全身管理を目的にした学問です．呼吸，循環，体液・代謝，酸塩基平衡，栄養，疼痛管理など幅広い分野が対象になります．これらすべての分野をシリーズで，昨今のガイドラインが示す標準医療を含め最新の情報を系統的に発信する予定です．また，いわゆるマニュアル本ではなく，基礎的な生理学，薬理学などの知識を基にした内容にしたいと考えています．これらの内容は，麻酔科の認定医や専門医を目指す医師だけでなく，すべての外科系各科の医師にも理解できるものとなることを確信しています．

　多忙な毎日の中，このシリーズ《新戦略に基づく麻酔・周術期医学》が，効率的な最新の情報収集のツールとなり，読者の皆様が日々変革していかれることを希望します．

2013年4月

国立大学法人岡山大学長
森田　潔

序

　《新戦略に基づく麻酔・周術期医学》シリーズの8冊目として，『麻酔科医のための周術期危機管理と合併症への対応』を刊行できることは編者にとってもうれしい限りである．本書もシリーズ既刊と同様に，できるだけ最新のエビデンスを取り入れ，麻酔科医にとって日常臨床に必要な周術期医学をコンパクトにまとめることを編集の基本とした．また図表を充実させ，必要に応じてトピックスの項目をつけるなど，内容を整理しやすい工夫にも心がけた．忙しい臨床業務の中で必要な章だけを読んでも，前後の章に関係なく理解できるように編集している．

　さて，本書『麻酔科医のための周術期危機管理と合併症への対応』は，前半部に「周術期の安全対策と危機管理の基本」を置き，後半は「周術期の合併症・偶発症への対応」を配した．安全対策と危機管理は，現在の医療現場で最も基本となる重要事項として，すべての医師が熟知することが求められる内容である．とくに「周術期」の安全対策・危機管理は日常臨床で常に直面する問題であり，安全を確保するための基本と，もし医療事故が発生した場合の対応，さらに近年話題となっている災害時の対応にも言及している．手術室の機器・薬剤管理，そして消毒についての項目も加え，実臨床の対策を簡潔にまとめている．個人情報の管理や医療倫理の面から，今後さらに重要視される患者説明と同意に関する項目も組み込み，その要点をわかりやすく解説している．

　後半の「合併症・偶発症への対応」では合併症および偶発症の現状をデータ分析し，それに基づく教育を総論として最初にまとめて，麻酔科医への注意事項を喚起している．さらに術中と術後に大きく分けて，それぞれの場面で危機的状態が予想される重篤な合併症への対応を掲載した．通常の合併症・偶発症をまとめた他書との差別化をはかる意味でも，安全対策・危機管理を意識した内容で編集をしている．

　本書はシリーズ既刊と同様に，周術期の戦略に基づいた情報をコンパクトな一冊としてまとめている．是非，皆さまの臨床の傍らに常に置いて頂ける一冊となれば，編者としてはこの上ない幸せである．

2016年9月

高知大学医学部麻酔科学・集中治療医学講座教授
横山正尚

新戦略に基づく麻酔・周術期医学
麻酔科医のための 周術期危機管理と合併症への対応

CONTENTS

1章 周術期の安全対策・危機管理の基本

1-1 医療安全へのアプローチ：Safety-I と Safety-II ……………… 中島和江 2
❶ Safety-I：事故のリスクを最小限に抑制する 2／❷ ノンテクニカルスキル 7／❸ Safety-II（レジリエンス・エンジニアリング）：うまくいくことを増やす 9
- Topics ノンテクニカルスキルの教材 7

1-2 患者説明と同意の要点 ……………………………… 奥田泰久，新井丈郎 12
❶ 麻酔科医の患者説明の特徴 12／❷ 症例提示 13／❸ 術前の患者への麻酔説明の意義 17

1-3 消毒・滅菌 ……………………………………………………… 谷野雅昭 19
❶ 医療器材の再生 19／❷ 医療機器再生の原則 30
- Column TASS（中毒性前眼部症候群） 20
- Advice フレキシブルリーマーの洗浄 22
- Column パスツリゼーション 24
- Column 蒸気滅菌の滅菌剤＝水に注意！ 26
- Column 蒸気滅菌での SAL 到達 28

1-4 WHO 手術安全チェックリストの有効性 …………… 河野 崇，横山正尚 33
❶ WHO 手術安全チェックリストの概要 34／❷ WHO 手術安全チェックリストの具体的な手順 34／❸ WHO 手術安全チェックリストの有効性 36
- Topics 中心静脈ライン挿入のためのチェックリスト 34
- Advice なぜ自己紹介が必要か？ 35
- Advice 緊急手術でもチェックリストは必要か？ 36
- Column WHO 手術安全チェックリストと患者−医療従事者間の信頼関係 37

1-5 超緊急手術に対する麻酔科医の役割 ……………………………… 角倉弘行 40
❶ 超緊急手術に対する体制づくり 40／❷ 超緊急帝王切開の麻酔管理 44
- Column 緊急帝王切開の 30 分ルールの法的意義 44

1-6 機器管理のポイント ……………………………… 高橋和伸，山蔭道明 48
❶ 始業点検の要点 48／❷ 麻酔器具の維持管理 53
- Column 気化器に胃液？ 51
- Column 気管支鏡の損傷を防ぐために 53
- Column サイフォニング現象 54

1-7 薬剤管理のポイント ……………………………… 神里興太，垣花 学 56
❶ 麻薬・劇薬の管理 56／❷ 誤投薬防止対策と工夫 58
- Column プレフィルドシリンジ取り違えによるインシデント 61

1-8　災害時対応 ……………………………………………………… 村川雅洋　64
❶ 震災時対策：手術中に地震が起きたら　65／❷ 施設での麻酔科医の役割　68

　　　Topics　日本で発生する地震のタイプ　65
　　　Advice　緊急時酸素逆走システム　66
　　　Advice　気化器　67
　　　Topics　大震災の発生日時　69
　　　Topics　病院間連携と移送手段の確保　70

1-9　針刺し切創事故の予防と対処 ……………………………… 水本一弘　71
❶ 周術期の針刺し切創事故の分類　71／❷ 針刺し切創事故による被害　71／❸ 針刺し切創事故の予防　74／❹ 針刺し切創事故発生時の対処　76

　　　Topics　ハンズフリーテクニック　75
　　　Advice　安全なリキャップ方法　76
　　　Advice　エピネット日本版　78

1-10　医療事故が発生したら ……………………………………… 萬家俊博　80
❶ 医療事故の定義　80／❷ 医療事故発生直後の対応　82／❸ 医療事故発生後の医療安全管理部門の対応　83／❹ 医療事故調査制度　85／❺ 情報の開示・公表　87／❻ おわりに　88

2章　周術期の合併症・偶発症への対応

2-1　データから考える周術期の合併症・偶発症の現状 …… 萩原伸昭・西脇公俊　92
❶ 周術期合併症・偶発症のデータ　92／❷ 合併症に対する取り組み　95

2-2　周術期の合併症・偶発症に対する教育 …………… 山崎花衣，鈴木利保　99
❶ 麻酔科学領域におけるシミュレーション教育　99／❷ シミュレーターの分類　100／❸ 侵襲的手技に対する教育　101

　　　Column　スキルクリニック　101
　　　Column　安全な穿刺針　106

2-3　術中の合併症・偶発症への対応

2-3-1　危機的大量出血 ……………………………… 安楽和樹，澤村成史　110
❶ 危機的出血への対応ガイドライン　110／❷ 輸血準備　112／❸ 異型適合輸血　113／❹ 大量出血時の生理学的変化および合併症　113／❺ 凝固止血管理　114

2-3-2　心停止・致死的不整脈 ……………………………… 岡本浩嗣　116
❶ 心停止の定義　116／❷ 心停止の識別　116／❸ 心停止の対処　118／❹ その他の重篤な不整脈とその対処　122／❺ おわりに　123

　　　Column　リドカインの致死的不整脈における使用　119
　　　Column　妊婦の心停止　122

2-3-3　換気・挿管困難 ……………………………………… 五十嵐　寛　125
❶ 日本麻酔科学会気道管理ガイドライン2014（日本語訳）：より安全な麻酔導入のために　125／❷ 日本麻酔科学会気道管理アルゴリズム（JSA-AMA）　126／

❸ 気道管理の安全管理上の考え方と各施設の対応　132／❹ おわりに　132

2-3-4　肺塞栓症 ………………………………………………… 内藤慶史，佐和貞治　134
❶ 病態　134／❷ 診断　135／❸ PTEの診断アルゴリズム　138／❹ 急性期の治療　138／❺ おわりに　142

　　Column　PTE発症時の心エコー所見　137

2-3-5　緊張性気胸 ……………………………………………………………… 原　哲也　144
❶ 気胸の分類　144／❷ 誘因　144／❸ 症状と徴候　146／❹ 診断　146／❺ 気胸の治療　149／❻ 術後管理　149／❼ 症例提示　150

2-3-6　喘息発作 …………………………………………………………… 廣田和美　151
❶ 疫学と病態生理　151／❷ 喘息発作時の対処法　152

　　Column　PDE Ⅲ阻害薬の可能性　157

2-3-7　悪性高熱症 ………………………………………………… 河本昌志，向田圭子　161
❶ 悪性高熱症の概要　161／❷ 悪性高熱症への対応　164

　　Advice　CICR検査について　167
　　Advice　ダントロレンの準備から投与までは時間がかかる　167
　　Topics　ダントロレン　167
　　Topics　Ca拮抗薬と悪性高熱症　168

2-3-8　アナフィラキシー ……………………………………… 立岩浩規，横山正尚　170
❶ アナフィラキシーの特徴　170／❷ アナフィラキシーと臨床　173

　　Topics　アナフィラキシー様反応　170
　　Advice　第4級アンモニウム基　173
　　Topics　アナフィラキシーとβ遮断薬，ACE阻害薬　173

2-3-9　異型輸血 ………………………………………………… 齋藤　繁，髙澤知規　178
❶ 異型不適合輸血の発生状況　178／❷ 異型不適合輸血を減らすための対策　180／❸ 異型輸血後に出現する臨床症状と対処方法　181／❹ 危機的出血時における異型適合輸血　183

　　Column　メジャーミスマッチとマイナーミスマッチ　180

2-4　術後の合併症・偶発症への対応

2-4-1　術後出血 ………………………………………………… 亀山良亘，山内正憲　185
❶ 術後出血の原因　185／❷ 出血の代償性反応　187／❸ 出血の重症度　187／❹ 全身への酸素運搬　189／❺ 対処法　190／❻ 特殊な術後出血　191

　　Advice　出血時の心拍出量　189
　　Advice　心タンポナーデ解除時の急激な血圧上昇に注意　192

2-4-2　抜管後の気道トラブル ……………………………………………… 安宅一晃　194
❶ リスクファクターとその評価　195／❷ 抜管の準備と抜管施行　196／❸ 気道のトラブル：原因と対応　196／❹ 再挿管　202

　　Column　カフリークテスト　201

2-4-3 全身麻酔後の上肢・下肢の神経障害 ………………… 森　隆，西川精宣　203
❶ 疫学　203／❷ 神経障害の症状，経過　204／❸ 周術期末梢神経障害の要因　204／❹ 末梢神経障害の病態生理（機序）　205／❺ 体位等による神経障害　207／❻ 周術期末梢神経障害の予防に関する ASA 作業部会からの勧告　209／❼ 周術期末梢神経障害の評価と治療　210

　　Topics　術後末梢神経障害には炎症反応も関わる　206

2-4-4 全身麻酔後の視機能障害 ………………………… 小川裕貴，川口昌彦　213
❶ 眼の解剖と生理学　213／❷ POVD の成因と分類　214／❸ POVD の危険因子　217／❹ POVD の予防のための麻酔管理　217／❺ 起こってしまった場合の対処法　218／❻ おわりに　219

　　Advice　眼圧と POVD　216
　　Topics　緑内障患者に注意　217

2-4-5 全身麻酔後の嚥下・発音障害 ………………… 浅賀健彦，白神豪太郎　220
❶ 嚥下と発音　220／❷ 嚥下・発音障害への対応　226

　　Topics　ステロイドによる喉頭浮腫の予防　227

2-4-6 末梢神経ブロック後の神経障害 ………………… 原かおる，佐倉伸一　229
❶ 術後の神経障害の発生要因　230／❷ 神経ブロックによる神経障害の発生機序　230／❸ 術後に神経障害が生じたときの対処　233／❹ 末梢神経ブロック後の神経障害の予防　234／❺ おわりに　236

　　Column　末梢神経ブロック後の神経障害の発生頻度　229
　　Column　末梢神経の構造　231
　　Topics　paraneural sheath　233

2-4-7 脊髄くも膜下麻酔・硬膜外麻酔後の神経障害 …………………………………………………………… 石田高志，川真田樹人　238
❶ 疫学　238／❷ 脊髄くも膜下麻酔による神経障害の原因と対策　238／❸ 硬膜外麻酔　240／❹ おわりに　245

2-4-8 覚醒遅延 ……………………………………………………… 駒澤伸泰　246
❶ 覚醒遅延の定義　246／❷ 覚醒遅延の原因と助長因子　246／❸ 覚醒遅延の予防　249／❹ 覚醒遅延の鑑別と対応　250／❺ 覚醒遅延をきたした場合の患者への対応　253

2-4-9 術中覚醒記憶 ………………………………………………… 坪川恒久　254
❶ 麻酔前に疑われる発生予測因子　254／❷ 麻酔中に疑われる事象　255／❸ 発見のためのインタビュー　256／❹ 予防の方法　256／❺ 対処の方法　258／❻ おわりに　261

2-4-10 術後せん妄 ……………………………………………… 山下敦生，松本美志也　262
❶ せん妄の診断とスクリーニング　262／❷ せん妄の分類　265／❸ 術後せん妄の発生率と危険因子　265／❹ せん妄の機序　267／❺ せん妄予防と治療　270

　　Topics　術後せん妄と頭頸部画像評価　266

2-4-11　術後認知機能障害 ……………………………… 合谷木　徹　274
❶ 特徴　274／❷ 発生頻度　274／❸ リスクファクター　275／❹ 予後　276／
❺ 原因　277／❻ 対処方法　279
　　Topics　麻酔薬の毒性　277
　　Advice　炎症反応の影響　278

索引 ……………………………………………………………………………… 281

◆ 執筆者一覧 (執筆順)

中島和江	大阪大学医学部附属病院中央クオリティマネジメント部
奥田泰久	獨協医科大学越谷病院麻酔科
新井丈郎	獨協医科大学越谷病院麻酔科
谷野雅昭	川崎医科大学麻酔・集中治療医学1教室
河野　崇	高知大学医学部麻酔科学・集中治療医学講座
横山正尚	高知大学医学部麻酔科学・集中治療医学講座
角倉弘行	順天堂大学麻酔科学・ペインクリニック講座
高橋和伸	札幌医科大学医学部麻酔科学講座
山蔭道明	札幌医科大学医学部麻酔科学講座
神里興太	琉球大学大学院医学研究科麻酔科学講座
垣花　学	琉球大学大学院医学研究科麻酔科学講座
村川雅洋	福島県立医科大学医学部麻酔科学講座
水本一弘	和歌山県立医科大学附属病院医療安全推進部
萬家俊博	愛媛大学大学院医学系研究科麻酔・周術期学講座
萩原伸昭	名古屋大学医学部附属病院麻酔科
西脇公俊	名古屋大学医学部附属病院麻酔科
山崎花衣	東海大学医学部医学科外科学系麻酔科
鈴木利保	東海大学医学部医学科外科学系麻酔科
安楽和樹	帝京大学医学部附属病院麻酔・集中治療科
澤村成史	帝京大学医学部附属病院麻酔・集中治療科
岡本浩嗣	北里大学医学部麻酔科学教室
五十嵐寛	浜松医科大学臨床医学教育学講座
内藤慶史	京都府立医科大学麻酔科学教室
佐和貞治	京都府立医科大学麻酔科学教室
原　哲也	長崎大学医学部麻酔学教室
廣田和美	弘前大学大学院医学研究科麻酔科学講座
河本昌志	広島大学大学院医歯薬保健学研究院麻酔蘇生学
向田圭子	広島県障害者リハビリテーションセンター麻酔科
立岩浩規	高知大学医学部麻酔科学・集中治療医学講座
齋藤　繁	群馬大学大学院医学系研究科脳神経病態制御学講座麻酔神経科学
髙澤知規	群馬大学医学部附属病院集中治療部
亀山良亘	東北大学病院集中治療部
山内正憲	東北大学大学院医学系研究科外科病態学講座麻酔科学・周術期医学分野
安宅一晃	奈良県総合医療センター集中治療部
森　隆	大阪市立大学大学院医学研究科麻酔科学
西川精宣	大阪市立大学大学院医学研究科麻酔科学
小川裕貴	奈良県立医科大学麻酔科学教室
川口昌彦	奈良県立医科大学麻酔科学教室
浅賀健彦	香川大学医学部附属病院集中治療部／香川大学麻酔学講座
白神豪太郎	香川大学医学部附属病院麻酔・ペインクリニック科
原かおる	松江生協病院麻酔科
佐倉伸一	島根大学医学部附属病院手術部
石田高志	信州大学医学部麻酔蘇生学教室
川真田樹人	信州大学医学部麻酔蘇生学教室
駒澤伸泰	大阪医科大学麻酔科学教室／大阪医科大学附属病院医療技能シミュレーション室
坪川恒久	東京慈恵会医科大学麻酔科学講座
山下敦生	山口大学大学院医学系研究科医学専攻麻酔・蘇生学講座
松本美志也	山口大学大学院医学系研究科医学専攻麻酔・蘇生学講座
合谷木徹	秋田大学大学院医学系研究科病態制御医学系麻酔・蘇生・疼痛管理学講座

1

周術期の安全対策・危機管理の基本

1-1 医療安全へのアプローチ：Safety-I と Safety-II

- 臨床現場では時々刻々と患者の状態や現場の状況が変化する．また，医療は常に不確実性や時間的プレッシャーとの闘いでもある．このような中で，医療者は，高度に専門的な知識や技術を駆使し，同時にコミュニケーションやチームワークを発揮しながら患者の治療にあたっている．
- 患者に安全な医療を提供するためには，医療者や患者の認知能力や身体能力の特性と限界をふまえた科学的な取り組みが必要である．これをヒューマンファクターズ・アプローチとよぶ．本項では，ヒューマンファクターズ・アプローチの考え方および具体例を示す．
- 併せて，複雑系科学の発展を背景に登場した，安全の新しいアプローチであるレジリエンス・エンジニアリングについても概説する．

> ヒューマンファクターズ・アプローチとは，患者に安全な医療を提供することを目的とした，人間の能力の特性と限界をふまえた科学的な取り組み

❶ Safety-I：事故のリスクを最小限に抑制する

a．ヒューマンエラーのメカニズム

- ヒューマンエラーの古典的分類（Reason）の一つに，スリップ，ラプス，ミステイクがある．スリップは実行，ラプスは記憶，ミステイクは判断・計画におけるエラーである（図1）．スリップは慣れたことを行う際に発生しやすい．パフォーマンレベルでみると，スリップとラプスはスキルベース，ミステイクはルールベースとナレッジベースに分類される（Rasmussen）[1]．
- いくつかのヒューマンエラーのメカニズムと臨床例を表1に示す．

> ヒューマンエラーは，スリップ，ラプス，ミステイクに分類される．スリップは実行，ラプスは記憶，ミステイクは判断・実行におけるエラー

b．ヒューマンファクターズ・アプローチによる医療安全対策

- ヒューマンファクターズ・アプローチ[★1]とは，ソフト面，ハード面，環境面，対人面，管理面などから，人々が物事をうまく行えるようにサポートすることである．シェル（SHEL）モデル（図2）は，このことをわかりやす

★1 英語では "a human factors approach" と表現する．ファクターズと複数形になっていることが重要な点である．

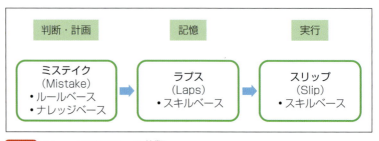

図1 ヒューマンエラーの分類

表1 ヒューマンエラーのメカニズムと臨床例

知覚の混同（スリップ）	似たものが近くにあると知覚の混同が生ずることがある 例）手術室内の薬剤カートのアトロピン注射薬のケースに，誤ってエフェドリン注射薬が入れられていた（以前のアトロピン注射薬とエフェドリン注射薬は外観が類似していた）
干渉（スリップ）	複数の事柄を同時平行で考えていると，これらが頭の中で干渉し，「乗っ取り型エラー」が発生する 例）「眼軟膏をつけ，その次に胃管挿入をしよう」と考えながら麻酔準備を行っていると，眼軟膏と誤って胃管挿入に使用するキシロカインゼリーをうっかり患者の眼球に塗ってしまった
中断による行動の抜け落ち（ラプス）	あることを行っている最中に，別のことを行うと，先にやりかけていた作業のことを忘れる 例）手術室Aでこれから麻酔をかける患者Aの情報を電子カルテに入力し，続いて同じ端末から，手術室Bで麻酔をかける患者Bの情報を確認した後，患者Aのカルテ画面に戻ることを忘れてしまい，そのまま患者Bのカルテに患者Aの麻酔記録を入力した
展望的記憶の想起忘れ（ラプス）	未来のある時期に行うことを思い出すことは難しい 例）CT画像を撮影直後に，目的とする臓器について異常のないことを確認し，その1週間後に放射線科医による読影レポートを確認するつもりであったが，そのことを思い出すのを忘れた
誤ったルールの適用（ミステイク，ルールベース）	状況に特徴的な情報の把握が適切でないために，誤ったルールを用いてしまう 例）腹痛で救急外来を受診した患者において，腹膜刺激症状も血液所見も異常も認められなかったため経過観察としたが，実は腹部動脈瘤の破裂で，腹部単純X線をみると腸腰筋ラインが消失していた
確証バイアス（ミステイク，ナレッジベース）	曖昧さに直面したとき，手近な解釈を優先して採用し，その後はその解釈に執着する 例）手術室に搬送された患者の顔貌や検査データが術前と異なっていたが，手術前日の散髪や鎮静薬の影響と考え，患者が間違っている可能性を検討しなかった
一点集中（ミステイク，ナレッジベース）	一つのことに集中してしまうと，全体を俯瞰することが難しくなる 例）鎮静下での食道内視鏡治療中に，内視鏡モニター画面に集中するあまり，経皮的酸素飽和度の低下と時間経過に気づかなかった
認知的固着（ミステイク，ナレッジベース）	状況認識を最新のものに更新することができなくなる 例）気管挿管がうまくできないために何度も繰り返し行い，挿管困難・換気困難であることに考えが及ばなかった

く示している．近年，ここに管理面を加え，m-SHELモデルが提唱されている．

- 具体的な安全管理の方法として，スレット＆エラーマネジメントがある．スレット＆エラーマネジメントとは，エラーは必ず発生するという考えにもとづき，エラーを引き起こす可能性のあるスレット（脅威）を低減するとともに，エラーが事故に直結しないような対策を講ずる組織的プロセスである[2]．
- スレットを見つけるには，「にくい（やりにくい，わかりにくい，覚えにくい）」，「やすい（間違いやすい，忘れやすい，疲れやすい）」，「くさい（面倒

> スレット＆エラーマネジメントとは，エラーを引き起こしうるスレット（脅威）を低減し，エラーが事故につながらないような対策を講じる組織的プロセス

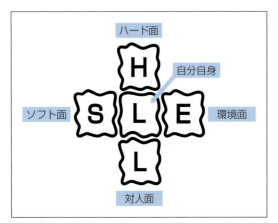

図2 ヒューマンファクターズ・アプローチを示したシェル（SHEL）モデル
S：Software, H：Hardware, E：Environment, L：Liveware.
（m：management）

> チェックリストは，人間の記憶力や集中力の限界，専門性の違いによる知識のばらつきなどを補うために有用

> 「患者間違い」を防止するためには，患者の同定だけでなく，患者と医療行為との一致確認が必要

★2
日本麻酔科学会から「周術期の誤薬・誤投与防止対策―薬剤シリンジラベルに関する提言」が出されている（http://www.anesth.or.jp/guide/pdf/guideline_0604.pdf）．

くさい）」が参考になる．安全対策では，このようなスレットをできるだけ減らすように努める[3]．

- インシデントレポートで報告された事例を分析し，エラーの発生メカニズムを理解し，再発防止策を講ずるとともに，インシデントの発生を待つことなく，日常業務におけるスレットを特定し，エラーや事故を未然に防止することが必要である．ヒューマンファクターズ・アプローチに基づく，代表的な医療安全対策を次に示す．

■ チェックリスト（ソフト面）

- チェックリストは，人間の記憶力や集中力の限界，専門性の違いによる知識のばらつきなどを補うために有用である．
- 図3 は大阪大学医学部附属病院の麻酔科医，集中治療医らによって作成された気道確保困難症の気道確保困難チェックリスト（電子カルテ上のテンプレート）である．気道確保困難の既往，身体の観察，疾患の確認の3領域から成る．また，手術安全チェックリストのように，関係者全員で手を止め，声に出して情報を共有したり，権威勾配にかかわらず機械的に確認したりするためのツールとしても有用である．

■ 標準作業手順（ソフト面）

- 「正しいプロセスが正しい結果を生む」という品質管理の原則がある．「患者間違い」を防止するためには，「患者の同定」だけでなく，実施しようとしている治療やケアがその患者のものであることの「患者と医療行為との一致確認」が必要である．
- 入力しようとしている電子カルテの患者画面，採血しようとしているスピッツ，投与しようとしている医薬品などが，意図する患者のものであることを確認するプロセスは省略してはならない[4]．

■ 名称・外観の工夫（ハード面）

- 米国，カナダ，南アフリカ，英国，オーストラリア／ニュージーランドなどでは，麻酔中に使用する薬剤シリンジラベルにISO（国際標準化機構）26825に基づくカラーコードの標準化が行われている．日本でも麻酔科医の工夫により類似の対策がとられている医療機関もあるが，全国的な標準化が求められる★2．

■ 整理整頓（環境面）

- 快適な環境は心の余裕を生み，安全な麻酔管理につながる．チューブ類やコード類を整理して足元を広くし，不要な物品や機器は片づけておいて働きや

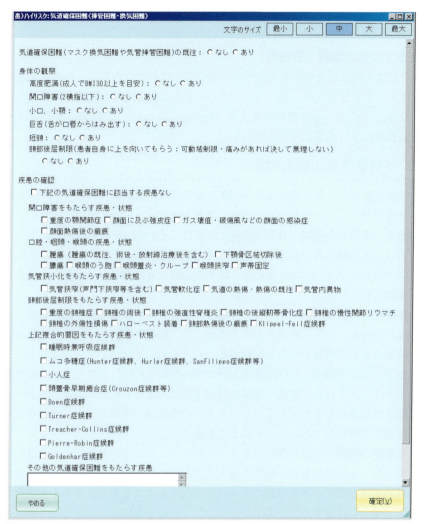

図3 大阪大学医学部附属病院における気道確保困難チェックリスト

すい環境を整える．また，三方活栓が覆い布の下に隠れないようにし，一目で確認できるようモニターをセッティングする．
- 手術見学者が術野をみやすく，かつ麻酔科医の作業領域に干渉しない所に見学者用の足台を置く．さらに見学者と軽く言葉を交わしておき，お互いに協力的な関係を心がける．

コミュニケーション（対人面）
- 医療安全には患者の積極的なかかわりが重要であり，そのためには患者参加を支援するためのツールや仕組みが必要である★3．米国ジョイントコミッションの"Speak Up"プログラムや，米国患者安全財団の"Ask Me3"がよく知られている．
- 医療者間のコミュニケーションについては，「②ノンテクニカルスキル」で

★3
大阪大学医学部附属病院では，2010年から「阪大病院いろはうた」プログラムを実施している．「患者確認」「転倒予防」「紛失予防」「自己決定」「相談」「服薬確認」「自己管理」に関するポイントを，カルタ風の短い句とイラストで説明書に示し，患者の積極的かかわりや行動変容を推進している．患者に最も人気の句は「に」である（図4）．

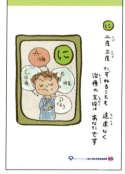

図4 阪大病院いろはうた「に」の句
「二度三度　たずねることも　遠慮なく　治療の主役は　あなたです」

述べる．

■ 安全文化の醸成（管理面）

- 手続きを踏んで定められたルールは遵守しなければならない．ルールを逸脱することが常態化すると，それが正しいものとして現場で認識されるようになる．このような「逸脱の正常化（normalization of deviance）」[5]とよばれる状況は事故のもとになる★4．

C. 有害事象発生時の対応

- **患者の救命**：患者に有害事象が発生した場合，医療機関内外のリソースを最大限利用して，患者の救命と治療に全力を注ぐ．
- **患者・家族への説明**：有害事象発生直後は，その原因や経緯が明らかでない場合もあるが患者や家族への説明はできるだけすみやかに，かつこまめに行い，わかりやすい言葉を用いる．謝罪や遺憾の意の表明も，状況をふまえて適切に行う★5．
- **診療記録の記載**：診療記録には，患者の急変前後の診察所見や臨床判断，実施した検査，処置・投薬やバイタルサイン，患者や家族への説明，これらの時刻などを忘れないうちに記録する．
- **ヒアリング**：関係した医療者の記憶が薄れないうちに，診療科内や病院でのヒアリングを行う．緊張や混乱の状況下では，1日も経過すると当事者の記憶は相当薄れるものである．ヒアリングの際には，事実，記憶，認識などの区別を明確にしておくことが重要である．
- **証拠物の確保**：診療に関係するすべてのドキュメント，使用した医薬品，医療材料，医療機器などを確保しておく．とくに，術中のバイタルサインは客観的情報として，事故原因の究明に不可欠であることから，消去や紛失をしないように注意する．
- **組織的対応**：病院管理者，医療安全委員会，患者の医療チームは，連携・協力して情報を統合し，患者の治療，患者や家族に対する説明や謝罪，医療事故の原因究明と再発防止，患者や家族および当事者である職員の心のケア，監督官庁への報告と警察への届出，院内周知および公表など，必要な対応を迅速かつ適切に行う．
- **公表時の注意**：外部機関への報告や公表の際には，患者や家族，医療者に対して目的や必要性を十分に説明し，報告や公表の時期，その情報の範囲と個人情報の保護などについて慎重に検討する．
- **医療事故の法的責任**：医療事故が医療過誤（損害・過失・因果関係の3要件がすべて認められるケース）である場合，医師は民事責任（金銭的な損害賠償），刑事責任（国家による刑罰），行政処分（厚生労働省による医師資格停止等）を問われる可能性がある．このような法的責任のリスクを最小限に抑えるためにも，患者・家族との信頼関係，事故調査による医療・管理上の問題点の的確な把握，顧問弁護士への相談，病院としての損害賠償や警察対応などがカギとなる．

★4
スペースシャトルチャレンジャー号の爆発事故（1986年）やチェルノブイリ原発の爆発事故（1986年）により，組織の安全文化の重要性が広く認識されるようになった．前者ではNASAのエンジニアの警告が同経営陣によって無視され，後者では事故調査で明らかになった原子炉設計上の問題が政治的判断で数年にわたり公開されなかった．

★5
有害事象が発生した場合の医療現場での対応について，ハーバード大学関連病院で作成された"When things go wrong: responding to adverse event"が参考になる（http://www.macoalition.org/documents/respondingToAdverseEvents.pdf）．

> **ノンテクニカルスキルの教材**
>
> **動画 "Just a Routine Operation"**
> 　英国人パイロットのマーティン・ブロミリー氏と英国ナショナル・ヘルス・サービスによって作成された，医療チームにおけるノンテクニカルスキルの重要性を解説した動画教材である．
> 　内視鏡的副鼻腔手術と鼻中隔形成術を受ける予定であった同氏の妻が，全身麻酔導入時に挿管困難・換気困難に陥った．担当麻酔科医と術者である耳鼻科医は，気道確保困難症への対処知識と技術を有していたが，気管挿管にこだわってしまい，危機的事態で起こっていることが認識できず，輪状甲状靱帯切開術を行わなかった．同氏は本件を個人のテクニカルスキルの問題ではなく，医療チーム全体のノンテクニカルスキルの問題としてとらえ，医療におけるノンテクニカルスキルの教育と実践を提唱している．
> - http://chfg.org/learning-resources/just-a-routine-operation-teaching-video/（オリジナル）
> - http://www.hosp.med.osaka-u.ac.jp/home/hp-cqm/ingai/instructionalprojects/teamperformance/index.html（日本語字幕付き）
>
> **解説書「手術チームのノンテクニカルスキル―リスクに強いプロ集団」**
> 　2015 年（平成 27 年度）国公私立大学附属病院医療安全セミナー報告書および学術集会講演録の中で，心臓血管外科手術チーム（外科医，麻酔科医，看護師，臨床工学技士）の手術中のノンテクニカルスキルの実際が紹介されている．
> - http://www.hosp.med.osaka-u.ac.jp/home/hp-cqm/ingai/instructionalprojects/teamperformance/pdf/2015seminarbook.pdf

❷ ノンテクニカルスキル

a. ノンテクニカルスキルとは

- ノンテクニカルスキルとは，テクニカルスキルを補い，安全で効率的に職務を遂行できるような認知能力，社会能力，および人的資源をうまく活用できる能力のことと定義されている．具体的には，状況認識，意思決定，コミュニケーション，チームワーク，リーダーシップ，ストレス管理，疲労対処などがある．
- 医療におけるインシデントや有害事象の背景には，専門的な知識や技術であるテクニカルスキルに関する問題だけではなく，ノンテクニカルスキルに関するものがしばしばみられる[3]．
- 専門診療科や職種によって，求められるノンテクニカルスキルの領域は多少異なる．麻酔科医の"ANTS（Anaesthetists' Non-Technical Skills）"[6]，外科医の"NOTSS（non-technical skills for surgeons）"[7]，手術室手洗いスタッフの"SPLINT（Scrub Practitioners' List of Intraoperative Non-technical Skills）"[8]に関する観察・評価のためのフレームワークなどがこれ

ノンテクニカルスキルとは，テクニカルスキルを補い，安全で効率的に職務を遂行できるような認知・社会能力，人的資源をうまく活用できる能力

表2 専門・職種別のノンテクニカルスキル領域

	状況認識	意思決定	コミュニケーション・チームワーク	リーダーシップ	タスクマネジメント
ANTS（麻酔科医）	●	●	●		●
NOTSS（外科医）	●	●	●	●	
SPLINT（手術室手洗いスタッフ）	●		●		●

表3 ANTSの領域と構成要素

領域	構成要素
タスクマネジメント	・計画と準備を行う ・優先順位をつける ・スタンダードを定め，維持する ・利用可能なリソースを把握し活用する
チームワーク	・チーム全体の動きを調整する ・チーム内で意見を交換する ・権限と発言力をうまく行使する ・チームメンバーの能力を把握する ・他のメンバーを支援する
状況認識	・情報を収集する ・情報や状況を理解する ・次に起こりうることを想定する
意思決定	・選択可能なオプションを検討する ・リスクとベネフィットのバランスを検討する ・実行後に，選択したオプションを再評価する

までに開発されている（表2）.

- ANTSにおけるノンテクニカルスキルの領域と構成要素は表3のとおりである.

b. ノンテクニカルスキルを発揮するための方法

- **ブリーフィング（短時間での打ち合わせ）**：タスクを行う前のブリーフィングでは，想定される緊急事態と，それに対する対処方法と役割分担（誰が，何をする）を明確にすることが望ましい.
- **スピークアップ（声かけ）**：良いスピークアップとは，「とるべき行動」を明確に述べること，処置等の妨げにならない適切なタイミングで行われること，遅きに失しないこと，感情的になることなく主張することとされている.
- **リスニング（傾聴）**：リスニングをうまく行うためには，相手に質問をする

- （たとえば，「何が心配なのですか」），相手の言ったことを言い換える，支援的に接することなどが必要とされている．
- **クローズド・ループ・コミュニケーション**：スピークアップを行う際には，言いっ放し（一方方向）ではなく，相手の耳に自分の声が届き，相手がその内容を理解でき，相手から返答が得られるような表現を用いることが必要である．
- **SBAR**：短い時間で的確に状況報告を行い，相手に対して意見具申や応援要請を行う際のポイントである．「S（situation）：現在の状況」「B（background）：背景や経緯」「A（assessment）：自分自身の状況に関するアセスメント」「R（recommendation）：意見具申や応援要請」を意識して，報告や相談を行うとよい．
- **ディブリーフィング（振り返り）**：医療チームのパフォーマンスのプロセスに焦点をあて，振り返りを行うことは，学習の機会として有用である．ノンテクニカルスキルに関する振り返りの項目には，コミュニケーション，役割分担，状況認識，応援要請，業務量負荷，リソース配分，うまくいった点，うまくいかなかった点などが含まれる[★6]．
- **良好な人間関係**：日頃から人々とコミュニケーションを図り，良好な人間関係を築いておくことが，ノンテクニカルスキルを発揮するために重要であることはいうまでもない．

③ Safety-II（レジリエンス・エンジニアリング）：うまくいくことを増やす

- 医療や宇宙航空など高い信頼性が求められる産業において，レジリエンス・エンジニアリングとよばれるアプローチが注目されている[9]．レジリエンスとはモノやシステムの有する弾力性や柔軟性のある特性のことである．この背景には従来型の安全管理の限界，経済的プレッシャーの増大，そして複雑系科学[★7]の進歩などがある．
- これまでの安全管理（Safety-I とよばれる）では，いわゆる「失敗事例」を分析の対象とし，それを減らすことを目的としてきた．失敗に関係したであろう人々やテクノロジーなどを特定し，因果関係によって失敗を説明し，その対策を講じることで再発防止の達成とみなしてきた．時計のように複雑ながらも閉じられた世界の中で設計どおりに動くシステムに対しては，このようなアプローチが有効である．もし故障しても，その部位を特定し修理すれば正しく動くようになるからである．
- 医療は複雑適応系である．患者の状態や現場の状況が刻々と変化する中で，医療者らは状況に合わせて相互に関係しながら行動をしている．また，関係者が経験に基づいて学習したことも自分たちの新たな行動に反映される．そして，人々は絶えず周囲の環境に適応し続けている．そのため，たとえ同じ行動をとっても，わずかな状況の違いが相互作用を通じて異なる結果を生む．

ノンテクニカルスキルを発揮するためには，ブリーフィング（事前打ち合わせ），スピークアップ（声かけ），クローズド・ループ・コミュニケーション，リスニング（傾聴），SBAR（状況報告）などを行うことが重要

★6
Anesthesia Patient Safety Foundation が作成した外科的処置に伴う発火事故（surgical fire）の予防と対処に関する教材がある．このような事態を予防し，また対処するためにも，ブリーフィングやディブリーフィングが有用である（http://www.apsf.org/resources_video_watch.php）．

★7
20世紀にシステムの構成要素間の「相互作用（interactions）」に着目した複雑系科学が登場した．複雑系の特徴の一つに，システムの個々の要素が相互作用することにより，個の行動からは想像もつかないような振る舞いが集団にみられる点がある．複雑系科学では，システム全体を広くみることにより巨視的な現象を把握し，そのような現象を生じさせている個々の構成要素の相互作用の法則を解明し，その知見に基づいて複雑系の振る舞いを予測・制御することや，また，他の領域のイノベーションへの応用などが試みられている．

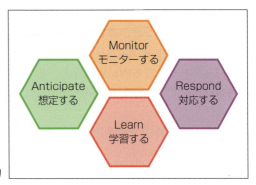

図4 レジリエントなシステムが発揮している能力

表4 Safety-I と Safety-II のアプローチの特徴と違い

アプローチ	Safety-I （従来型の医療安全）	Safety-II （レジリエンス・エンジニアリング）
モデル	・リニアモデル ・要素還元主義と因果関係で説明	・ノンリニアモデル ・複雑系科学で説明
特徴	・安全とは事故のないこと ・失敗と成功の道筋は異なる ・失敗事例から学ぶ ・システムの一部を切り取って検討する ・反応的対応（インシデントや有害事象が起こってから行動する）	・安全とはシステムがどのような状況でもレジリエントに機能していること ・失敗と成功のルーツは同じ ・うまく行われていることから学ぶ ・システムを広くみて検討する ・先行的対応（インシデントや有害事象が起こる前に行動する）
目的	・失敗を減らす	・うまくいくことを増やす
明らかにすること	・何（イベント）が起こったのか ・なぜ起こったのか	・何（パターン）が生じているのか ・それはどのように生じているのか
イメージ図	（構成要素と因果関係に着目）	（構成要素の相互作用に着目）

● 複雑なシステムの中で行われることをあらかじめ設計したり、そのとおりに厳密に制御したりするのには限界がある．また，計画外や想定外を含めあらゆる事態に対応できるように，日常的に人や物などを備えておくには莫大な

- コストがかかる.
- レジリエンス・エンジニアリング（Safety-II とよばれる）では，複雑なシステムが，状況に合わせて限られたリソース（マンパワー，モノ，時間，情報など）の中で柔軟に対応できている秘密を解明し，それを利用して「うまくいくこと」を増やそうとする．
- 麻酔科ライターは，高難度の麻酔管理を必要とする緊急手術が入ると，別の手術を担当している麻酔科指導医にその緊急手術を担当させ，元の手術を若手麻酔科医に交代させるなど，さまざまな調整（アジャストメント）を行うことで業務を遂行している．このような調整こそが，医療システムの柔軟性，また日常臨床が機能している源である．
- 柔軟なチームやシステムは，「想定する」「モニターする」「対応する」「学習する」という能力を発揮している（図4）．
- 表4にSafety-IとSafety-IIのアプローチの特徴と違いを示す．
- 医療がどのように柔軟に行われているかを解明し，また生命システムや自然界にみられる柔軟さの知見を医療に応用することで，安全で質の高い効率的な医療システムを実現することが期待される．
- これからの医療安全には，Safety-Iに加え，Safety-IIの視点から研究や実践応用を行うことが必要である．

（中島和江）

> 複雑なシステムが状況に合わせて柔軟に対応できていることに着目し，その科学的知見を解明し，うまくいくことを増やそうとするレジリエンス・エンジニアリングが，これからの医療安全には必要

文献

1) Reason J. Human error. Cambridge: Cambridge University Press; 1990.
2) Maurino D. Threat and error management. http://82.94.179.196/bookshelf/books/515.pdf
3) 小松原明哲．ヒューマンファクターの基礎知識―医療安全のために．大阪大学医学部附属病院平成23年度第1回リスクマネジメント講習会（2011年12月2日）ご講演資料より．
4) WHO Collaborating Center for Patient Safety Solutions. Patient identification. http://www.who.int/patientsafety/solutions/patientsafety/PS-Solution2.pdf
5) Vaughan D. The challenger launch decision: risky technology, culture, and deviance at NASA. Chicago: The University of Chicago Press; 1996.
6) Flin R, et al. Anaesthetists' non-technical skills (ANTS) system handbook v1.0. http://www.abdn.ac.uk/iprc/documents/ANTS%20Handbook%202012.pdf
7) Flin R, et al. The non-technical skills for surgeons (NOTSS) system handbook v1.2. https://www.kvno.de/downloads/iqn/risikomanagement/29112008/iqn_risikomanagement_pateisky.pdf
8) Flin R, et al. Scrub practitioners' list of intraoperative non-technical skills (SPLINTS)（日本語訳）. https://www.abdn.ac.uk/iprc/documents/jjqsh%207%204%282012%29_SPLINTS.pdf
9) エリック・ホルナゲル，ほか編著．中島和江訳．レジリエント・ヘルスケア―複雑適応システムを制御する．大阪：大阪大学出版会；2015.

1-2 患者説明と同意の要点

- 麻酔科における患者に対する説明と同意の取得は，自分の直接の患者ではなく外科医からの依頼患者に限られた短い時間の中で行わなければならず，その結果，多くの麻酔科医は患者・その家族との十分な信頼関係が形成されることなく麻酔を行う状況にあると考えられる[1]．
- 最近の医事紛争の多くで，医師の説明義務違反が認められた判決がなされている．その理由として診療上の技術過誤では医療者側の過失の立証をするのは困難な場合が多いのに対して，説明義務違反は専門知識のない患者や弁護士でも主張しやすく，また裁判官も医師に対して実際の臨床現場とかけ離れた厳しい判決を下すことも少なくはないからとされる[2,3]★1．
- 本項では主に過去の麻酔における術前での説明に関連した医事紛争を提示し，麻酔科医の患者への説明と同意の要点について述べる．

★1
患者の病気を治療するのが医師の使命であるが，すべての検査・治療行為には大小の危険が伴う．医師には，患者自身が自分の治療方針を決めるという自己決定権を十分に行使させるためのあらゆる診療に関する説明義務が課される[4]．

① 麻酔科医の患者説明の特徴

- 診療科にかかわらず，各臨床行為について患者への説明を行って同意を得ることは必須であるが，医事紛争ではその内容が争われることが少なくはない．国立大学附属病院長会議では患者に対する基本的診療情報の指針を公開している（表1）[5]．

表1 診療中の診療情報の提供：国立大学附属病院における診療情報の提供等に関する指針

1. 医療従事者は，原則として診療中の患者に対して次に掲げる事項等について丁寧に説明するものとする
    1) 現在の症状及び診断病名
    2) 予後
    3) 処置及び治療の方針
    4) 処方する薬剤について，薬剤名，服用方法，効能及び特に注意を要する副作用
    5) 代替的治療法がある場合には，その内容及び利害得失
    6) 手術・麻酔や侵襲的な検査・処置等を行う場合には，その概要，危険性，実施しない場合の危険性及び合併症の有無
    7) 治療目的以外に，臨床試験や研究などの他の目的も有する場合には，その旨及び目的の内容
2. 医療従事者は，患者が「知らないでいたい希望」を表明した場合には，これを尊重するものとする
3. 患者が未成年者等で判断能力がない場合には，診療中の診療情報の提供は親権者等に対してなされるものとする

(国立大学附属病院長会議．国立大学附属病院における診療情報の提供等に関する指針（ガイドライン）第2版．http://www.univ-hosp.net/guide_cat_06_2.pdf[5]より)

- 麻酔科医が麻酔を施行する患者は，麻酔科医のいわゆる直接の受け持ち患者ではなく，外科医の依頼により，指定された患者である．そのため，外科医が患者・その家族と時間をかけてある程度の信頼関係を築いて手術を施行するのとは異なり，麻酔科医はきわめて短時間の診療で，おそらく，患者・その家族と十分な信頼関係を築いているかどうかにかかわらず麻酔を施行している★2．
- 実際に，麻酔は他の診療科と比較して麻酔科医と患者・その家族との信頼関係が十分に形成されないままに実施されることが多いので，事故発生時に患者・その家族の不満が多く，訴訟に発展しやすいとの意見もある[1]．たとえば全身麻酔の場合には，医療行為の過程が患者・その家族側にはほとんどわからないために事故が発生すると医療過誤と即断されがちであるが，一方，局所麻酔の場合には，患者・その家族側には簡単な医療行為のように考えられるにもかかわらず，発生した結果がきわめて深刻な場合は紛争になりがちである[1]．

> 多くの麻酔科医は患者・その家族と十分な信頼関係を築くことができないまま麻酔を施行する状況にある

> ★2
> 患者・その家族は医師から受けた1回の説明のうち20%しか理解していないし覚えてもいない[6]ということがもし本当なら，100%の理解を得るためには単純に少なくとも5回の説明が必要と計算されるが，麻酔科医にそれだけの時間はあるであろうか．

❷ 症例提示

a．歯牙損傷

- 全身麻酔に関連した歯牙損傷は，ある程度の年数を積んだ麻酔科医であれば誰しも身近に遭遇した経験があるものと考えられるが，医事紛争においては決して軽視できないものである．

■ 経過
- 全身麻酔下で喉頭血管腫のレーザー治療中に，麻酔科医と耳鼻科医が喉頭鏡を歯に接触させて患者の差し歯と普通の歯の計7本を破折させた．術後に，患者は「術前に歯を損傷する危険性についてまったく説明されなかった」として病院を訴えた．
- 病院側からは，医師らは術前に歯牙損傷の可能性の説明を患者に十分に行ったとの反論がなされ，その証拠としてカルテが提出された．カルテには「前歯損傷の可能性あり，とくに差し歯であればより危険性が高くなる」との記載があった．

■ 判決
- 「麻酔科医が術前に歯牙損傷についてカルテに記載したとされる箇所が他の部分と比べて明らかに不自然であり，術後に空白部分を利用して書き加えていたことが強く疑われる」としてカルテ記載を証拠として認めず，手術に関する歯牙損傷についての説明義務違反を認め，病院側に過失があるとした[7]．

■ 解説

- 全身麻酔では気道の確保は必須であり，当然ながら喉頭鏡，気管チューブ，声門上器具，胃管あるいはバイトブロック[8]などにより歯牙損傷の危険性は常に存在するうえ，口腔内手術ではさらに生じる危険性が増すと考えられる．歯牙損傷の発生を技術的な未熟と判断される場合もあれば，不可避との判断がなされる場合もあるかもしれない．
- 本症例のように耳鼻科手術に関連した全身麻酔においては，開口器や直達喉頭鏡などの使用により歯牙損傷の頻度は高いとされるので注意が必要である[9]．
- いずれにしても術前診察では患者の歯の状況を十分に把握しなければならない．また，歯の状況にかかわらず麻酔・手術中に歯牙損傷が生じる可能性があることを患者に説明して同意を取得し，そのことをカルテに記録することが重要であるが，最近は電子カルテが普及しているので本件の紙カルテのような事例後の記載は困難になっていると考えられる．
- 判決後に患者から「きちんと謝罪して歯を治してくれれば裁判せずにすんだのに」という発言があった．

> 術前診察では麻酔・手術中に歯牙損傷が生じる可能性があることを患者に説明，同意を取得，カルテに記録することが重要

b. 悪性高熱症

- 麻酔の教科書では有名な疾患であるが，最近は病態も明らかになりつつあり，その発生を最小限に抑える麻酔法や麻酔薬の使用，治療法なども確立されてきたことにより若い麻酔科医が純粋な悪性高熱症に遭遇する機会はほとんどなくなっているようだが，その発生が完全に消失したわけでない．
- 本疾患に対する臨床および医事紛争上の最大の予防法は患者および家族に対する問診である．

■ 経過

- 股関節ペルテス病のため全身麻酔で手術を受けた患者（7歳）が，術中に急変し最終的に手術終了翌日に死亡した．おそらく悪性高熱症が原因と判断された．患者家族が医療者側に過失があると病院を訴えた．
- その根拠の一つが，患者の叔父が本件約1年5か月前に全身麻酔下での手術中に同様な経過で死亡したとの情報を麻酔科医が術前診察で家族から把握しなかったというものであった．もしそうしていれば，当該患者にも悪性高熱症が麻酔中に発生するかもしれないことを予見可能で，それに対応した麻酔法・麻酔薬を選択できたはずなのに，その義務を怠ったという理由であった．

■ 判決

- 一審では「麻酔科医は，術前に患者およびその家族に相当な問診をして，患者およびその血縁者の合併症・既往症に加え薬剤その他に対するアレルギー体質，既往での異常反応の有無，とくに麻酔に関する有害事象の有無などの情報を収集し，そのうえで適切な麻酔計画を立てる義務があることから判断

すると，本症例では医師の過失が認められるが，家族にも医師の質問に十分に協力をしなかったとの過失がある」[10]として麻酔科医と遺族の双方の過失を認めた．
- しかし控訴審では「母親は麻酔科医に何らかの手がかりを提供しなければならないのに，その提供を行わなかったことを他人の責任にすべきことではないので，麻酔科医に問診義務の違背があったことは認められない」と麻酔科医の過失を否定し，遺族のみの過失を認めた[11]．

解説
- 悪性高熱症は，全身麻酔中に主に揮発性吸入麻酔薬および脱分極性筋弛緩薬の投与で高熱を発し，死亡率は17.5％と高い，常染色体優性遺伝の筋肉疾患である[12]．
- 患者自身の既往歴以外に家族歴からも悪性高熱症発生の危険性が疑われた患者の麻酔には，悪性高熱症を誘発しにくい麻酔方法や麻酔薬を選択することが麻酔科医には求められる．よって悪性高熱症を念頭においた術前診察での，患者および家族に対する麻酔科医の問診の内容が，司法の現場では争点となることがある．
- 本症例は一審では麻酔科医の問診の過失が認められたが，控訴審ではその過失は認められなかった．控訴審では「被問診者の応答（協力）義務を重視した」意味ある判決が下されたとも評価できる．おそらくその当時（1975〈昭和50〉年前後）の医療水準[★3]が参考にされたと考えられるが，現在は悪性高熱症がほとんどの麻酔科教科書に掲載されているので，被質問者の協力が必要であることは間違いないが，それ以上に主導権を握るのはあくまでも医療者側の責務であるとの考えもある．
- 術前の問診において患者のみならず近親者の悪性高熱症の既往を聞き漏らすと，本判決と異なり麻酔科医の過失として認められる可能性は高いと考えられる[13]．

c. 説明医と担当医
- 本症例は直接には麻酔科医に関係はないが，麻酔科医が知っておく必要がある内容なので，あえて提示した．

経過
- 脳動脈瘤コイル塞栓術中に動脈瘤が破裂して，最終的に患者は死亡した．患者遺族は動脈瘤破裂後の出血に対する措置に関する過失および説明義務違反があったとして病院側に損害賠償を求めた．
- 説明義務違反とした内容で注目すべきところは，患者に手術説明を行った医師が，自分がコイル塞栓を行うとの意志を患者に伝えておきながら，実際に施行したのは別の医師であったというものであった．

> 患者の既往歴・家族歴から悪性高熱症発生の危険性が疑われた場合は，悪性高熱症を誘発しにくい麻酔方法や麻酔薬を選択する

★3
医事紛争において"医療水準"という言葉はしばしば用いられるが，その明確な定義はなく，共有した理解を得られたものもない．あえて述べると，当時の診療現場における，それぞれの立場の臨床医が取得しておくべき最低限の知識や技術，とくに専門分野では一般的に普及あるいは定着した常識的な医療ともいえる．しかしながらすべての医療機関（個々の医師ではない）について一律ではなく，大学附属病院，総合病院，診療所など，その特性，地域や環境によって異なるとされる．非常に不明瞭なものであり，しばしばその当時の診療ガイドラインが医療水準として裁判で参考とされるが，そのことも大きな問題がある．また医療慣行とは必ずしも一致しないとされる．

■ 判決
- 説明医師が，自分が直接にコイル塞栓を行うとの説明を患者に行った事実は認められない[14]．

■ 解説
- 裁判では上記のように患者に説明を行った医師が，「自分が実際にコイル塞栓を行う」と患者に伝えたことは認められなかったが，「自分がこれまで行ったコイル塞栓術 300 症例以上で死亡例はない」という話をした事実は認められた．
- 多くの施設では術前診察と説明を行った麻酔科医本人が実際の麻酔を施行していると考えられるが，たとえば多忙を極める施設では，麻酔の術前診察と説明を行った麻酔科医と実際の麻酔を施行する麻酔科医が異なることはしばしば起こりうることである．とくにそのことが問題になるのは麻酔に関して何らかのトラブルが生じたときであろう．これまでも患者が術中に亡くなった症例で，医師ではなく歯科医が麻酔を担当することが十分に患者側に伝わっておらず，そのことが遺族の病院側に対する不信感をより大きくしたことがある[15]．
- さらなる問題点は麻酔の説明を行って患者から同意を得る麻酔科医の多くが，研修医や標榜医取得前後レベルの医師で，知識も経験もある専門医以上の熟練者がその任にあたるのが少ないことである．その現実を補うために麻酔に関する分厚い説明書を患者に渡すこともあるようだが，果たしてそれでよいのであろうか？
- 基本的に，たとえば手術に関する説明を行う医師と執刀する医師は同一でなくてもよいとの判例があることからも[16]，麻酔の説明医と施行医が異なることにはまったく問題はないかもしれない．しかしながら患者・その家族には，「今回，診察および説明を行った自分が麻酔を担当するかしないか，予定では麻酔を担当することになっているが状況によっては異なる麻酔科医が担当することもありうる」ことなどは伝えておくことが，不必要な紛争を避けるためには重要であると考えられる．

> 麻酔の説明を行う医師が，実際の麻酔は別の医師が施行する可能性もあることを患者に伝えておくことが重要

d. 硬膜外麻酔の説明
- 手術前の麻酔科医による術前診察の意義についての一つの判断を司法が下した症例があるので提示する．

■ 経過
- 子宮筋腫に対する子宮全摘出術を予定された．患者は過去に筋弛緩薬や頭痛薬を使用後に全身痙攣などの既往があり，手術決定直後から麻酔薬に対する不安を医師や看護師らに訴えていた．患者は病院側より「手術前日に麻酔科医より診察が行われる」との説明を受けて，前日に部屋で麻酔科医の診察を待っていたが，麻酔科医は現れず，翌朝に手術室で麻酔科医に初めて会い，そのまま硬膜外麻酔と全身麻酔が施行された．

- 硬膜外穿刺施行中に患者は下肢のしびれを訴えたために，麻酔科医はブロック針を引き戻して再施行した．患者は手術終了直後から下肢のしびれを訴え，その後も継続し，他の病院で反射性交感神経萎縮症との診断を受けた．
- 患者側から，麻酔を施行した医師に麻酔の危険性などについての説明義務違反があったとして訴訟が提起された．

■ 判決
- 麻酔法の選択・施行についての医師の説明義務違反は認められた[17]．

■ 解説
- 患者が自分自身の経験から麻酔薬に対する強い不安を抱いており，病院にそのことを伝えていた．それに対して術前に麻酔科医が患者に十分な診察と説明を行わなかったことについて，裁判官は患者の抱いた不安は医学的に根拠がないことは認めながらも，医療者側の非を認めたものである．たとえ患者が医学的に無意味な不安を抱いていたとしても「患者が，特定の具体的な情報を欲していることを，医師が認識すべき状況にあった場合には，患者の自己決定を可能にするために，そのことについても説明義務の対象になる」としている[17]．
- 当然ながら患者のすべての要求に対応して，患者の望む説明が行われなければならないというものではないが，具体的な状況に応じて患者の不安や期待に対応した適切な説明を行う義務が医師にあることを示したものである[18]．
- 多くの麻酔科医はアルバイトなどで各病院へその日限りの麻酔を担当するためにしばしば出張する．たとえ日雇いの麻酔科医でも担当する患者の術前診察を行う必要があることを示した判例にもとれるが，病院側の「手術前日に麻酔科医より診察が行われる」との患者への説明がなかったならば，どのような判決になっていたか，非常に興味あるところである．

> 麻酔科医は具体的状況に応じて患者の不安や期待に沿った適切な説明を行うべき

❸ 術前の患者への麻酔説明の意義

- 麻酔科医の医事紛争における説明義務違反について，とくに術前診察および説明に関連した過去の判例を提示して解説を行った．本項が少しでも，麻酔科医が医事紛争に巻き込まれるリスクを減らす参考になれば幸いである．
- 最後に，本項での結論と重なると考えられる麻酔科医による術前診察の重要性を示した古典的論文を紹介する．Egbertらによると，麻酔科医が術前診察にて患者を訪問した際に，とくに術後痛に関して，その発生内容と対処法について十分に説明を受けた患者とそうではない患者の実際の術後痛を比較したところ，明らかに説明を十分に受けた患者は受けなかった患者と比較して術後痛の程度は軽度で，鎮痛のために用いられたオピオイドの量も少なく，快適な術後経過が得られた[19]．
- 当然のことであるが，麻酔科医が患者および家族に対して，これから施す麻酔の効果や合併症・副作用およびその対応法について丁重に時間をかけて説

> 術前の患者や家族に，これから施す麻酔薬の効果・副作用，その対応法について十分に説明することが重要

明することは，決して医事紛争だけを想定したものではないことを強調して本項を終える．

（奥田泰久，新井丈郎）

文献

1) 大塚裕史．麻酔と過失．中山研一，甲斐克則，編．新版 医療事故の刑事判例．東京：成文堂；2010. p. 86-121.
2) 田邉 昇．外科医が知っておきたい法律の知識 33．説明義務違反は高くつく．外科治療 2009; 100: 307-11.
3) 田邉 昇．外科医が知っておきたい法律の知識 21．説明義務の暴走．外科治療 2008; 114: 87-94.
4) 尾島 明．説明義務違反．福田剛久，ほか編．最新裁判実務大系 第2巻 医療訴訟．東京：青林書院；2014. p. 432-45.
5) 国立大学附属病院長会議．国立大学附属病院における診療情報の提供等に関する指針（ガイドライン）第2版．http://www.univ-hosp.net/guide_cat_06_2.pdf
6) 米山公啓．医師の言葉がよくわかる―病院での上手なコミュニケーションのために．東京：講談社；1996. p. 186-7.
7) 毎日新聞医療問題取材班．第3章 ミス隠しの実態．医療事故がとまらない．東京：集英社；2003. p. 127-64.
8) 増田啓次，ほか．混合歯列期小児の全身麻酔中に生じた幼若永久歯外傷の1例．小児歯科学雑誌 2015; 53: 421-6.
9) 中橋一喜，ほか．麻酔中の歯牙損傷に対する保護床の有用性．麻酔 2003; 52: 26-31.
10) 昭和50年5月30日／神戸地方裁判所／昭和45年（ワ）1306号．
11) 昭和53年7月11日／大阪高等裁判所／昭和50年（ネ）第1011号，第1138号．
12) 市原靖子，菊地博達．悪性高熱症，悪性症候群．ICUとCCU 2014; 38: 469-74.
13) 藤岡康宏．悪性過高熱と麻酔医の問診義務．唄 孝一，ほか編．別冊ジュリスト140号 医療過誤判例百選 第2版．東京：有斐閣；1996. p. 54-5.
14) 平成19年3月29日／東京地方裁判所／平成17年（ワ）16565号．
15) 澄川耕二．歯科麻酔医への対応．日臨麻会誌 2012; 32: 168-74.
16) 北澤龍也．チーム医療の総責任者に直接の説明義務なし．日経メディカル，編．医療訴訟の「そこが知りたい」―注目判例に学ぶ医療トラブル回避術．東京：日経BP社；2010. p. 147-51.
17) 平成20年5月9日／東京地方裁判所／民事34部／判決／平成17年（ワ）3号．
18) 平沼高明．医療過誤 重要裁判例紹介〈事例99〉一．硬膜外麻酔を受けた患者に，下肢の疼痛，痺れ等の症状について，同麻酔を施行した医師に，同麻酔危険性等についての説明義務違反が認められたが，患者に生じた症状との因果関係は否定され，自己決定権侵害の限度で被告の責任が認められた事例，二．複数の医師によるRSDとの診断にもかかわらず，患者の症状につき，後遺障害としてのRSDが生じているとは認められないとされた事例．民事法情報 2009; 272: 61-6.
19) Egbert LD, et al. Reduction of postoperative pain by encouragement and instruction of patients. A study of doctor-patient rapport. N Engl J Med 1964; 270: 825-7.

1-3 消毒・滅菌

- 医療器材の再生は洗浄・消毒・滅菌のプロセスを組み合わせてなされ，病院の中央部門として再生処理を行っているのが中央材料部（中材）である[★1]．
- 大半の麻酔科医の根拠地である中央手術部は，最も多く滅菌物を使用する部門である．また，そこで使用された医療器材を再生する中央材料部は中央手術部に併設されてきた．ゆえに，麻酔科医が中央手術部に加えて中央材料部の責任者となる場合もある．したがって，麻酔科医には医療器材再生に関する知識も求められる．
- 医療器材ごとに適切な再生方法を選択する必要がある．その際に役に立つのがスポルディングの分類であり，クリティカル・セミクリティカル・ノンクリティカルの3つに分けられる[1)]．
- 用語の定義，基本的な知識を中心に紹介，解説を行う．

[★1] 以前は病棟などの現場で，器材の一次洗浄・消毒を行い，中材では滅菌のみを行うことが多かったが，近年では現場での一次処理を廃止し，再生処理すべての中央化を導入する病院が増えてきている．

器材の再生は専門的知識を有するスタッフのいる中材で再生処理を行わなければ，その質は向上しない

1 医療器材の再生

- 単回使用医療用具（SUDs[★2]）を除いて再使用可能な医療器材（以下「器材」とする）は使用後に，いくつかの再生過程を経て再び使用することができるようになる（図1）．なかでも，核となるのが洗浄・消毒・滅菌であり，定義を表1に示し，詳細を以下に記述する．

▶SUDs：
single use devices

[★2] SUDs に対しては厚生労働省の通知などで「単回使用医療用具」という用語が使われている．

a. 洗浄

■ 重要性
- 消毒あるいは滅菌を行うからといって，洗浄を省略してはならない．

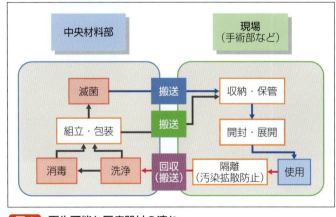

図1 再生可能な医療器材の流れ
器材の再生処理が中央化されるとこのようになる．

表1 洗浄・消毒・滅菌の定義

洗浄
異物，いわゆる汚れを対象物から除去すること
消毒
芽胞を除く多くあるいはすべての病原微生物を除去すること
滅菌
すべての微生物を殺滅あるいは除去すること

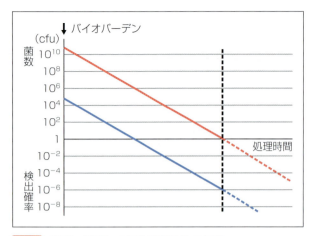

図2 消毒・滅菌による生残微生物の減少
バイオバーデンが高いと消毒・滅菌時間が同じでも微生物を殺滅しきれないおそれがある．

★3
製品および/あるいは無菌バリアシステム上あるいは内の生存可能な微生物数のこと[2]．本項では消毒，滅菌前の対象物に付着する微生物数を指す．

- 汚染された器材は消毒・滅菌の前に必ず洗浄する．

■ 重要である理由

バイオバーデン★3

- 基本的に消毒，滅菌処理によって微生物は指数関数的に減少するが，バイオバーデンが高いと十分に微生物を殺滅できないおそれがある（図2）．

異物の残存

- 生体に使用した器械は，多くの場合，タンパクが汚染物として付着していると想定される．
- タンパクが十分に除去されないと，消毒や滅菌によって変性タンパクとして残存し，次に使用する患者に悪影響を及ぼすおそれがある（Column 参照）[3]．
- 有機物は物理的な障壁として，内部に生残する微生物を保護することもある[4]．
- 消毒薬の種類によっては汚染物との化学反応によって消毒効果のない物質に変わってしまうこともあり，結果として，消毒作用が弱められたり，場合に

Column　TASS（中毒性前眼部症候群）

　TASS（toxic anterior segment syndrome）は眼科手術後に認められることのある症候群である．さまざまな原因が考えられているが，眼科の手術器械の再生処理が一つの重要な因子としてあげられており，洗浄不足による落としきれなかった汚れや，すすぎ不良による残留した洗剤などが要因とされている（図3）．

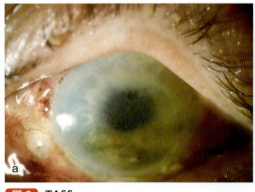 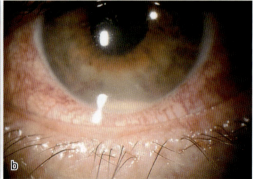

図3 TASS
a：limbus-to-limbus とよばれるびまん性の角膜浮腫．
b：前房蓄膿を伴う前眼部炎症．

(Mamalis N, et al. J Cataract Refract Surg 2006; 32: 324-33 〈review/update〉より)

1-3 消毒・滅菌

表2 中央材料部で使用されている主要な洗浄機の例

ウォッシャーディスインフェクター			
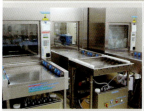	すすぎ	乾燥	・水をポンプで循環させ，回転するスプレーアームから噴出して洗浄を行う．原理は家庭用食器洗浄機とほぼ同じ ・中材の主力ともよべる洗浄機 ・中型から大型のものが普及 ・かつて大病院ではトンネル型ともよばれる多槽式のものが多くみられていたが，近年では単槽の大型機を複数台導入しているところが多い
	○	○	
	熱水消毒	管状器械	
	○	△ 要別オプション	
超音波洗浄機			
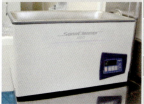	すすぎ	乾燥	・ほぼ洗浄に特化．洗浄力はかなり強い ・超音波によるキャビテーション（空洞化現象）を利用し，器材表面から汚れを剥がし落とす ・金属やガラスなどの硬性物質に向いているが，軟性のもの（樹脂やゴムなど）はキャビテーションが効かず不向き ・あらかじめ目立った汚れは落としておく必要がある ・写真のような小型のものは比較的安価
	△ (一部機種で自動)	×	
	熱水消毒	管状器械	
	×	○	
減圧沸騰式洗浄機			
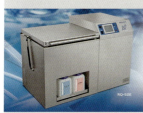	すすぎ	乾燥	・比較的新しい洗浄機 ・密閉された洗浄槽を減圧し，沸点を下げ，そこにわずかな空気を導入して生じる突沸という現象を利用して洗浄 ・超音波と同じく管状器械や狭い間隙をもつものに有効 ・耐水，80℃くらいまでの耐熱の器材であれば素材を問わない ・蛇管，換気用バッグ，バッグバルブマスクなどの洗浄に有用
	○	×	
	熱水消毒	管状器械	
	○	○	

写真上段：INNOVA® M5（BHT），同中段：ソノクリーナ400D（カイジョー），同下段：RQ-50型（三浦工業）．

よっては失われたりすることも考えられる[1]．

■ 洗浄の実際

- 通常，中性酵素系あるいはアルカリ性洗剤の水溶液が用いられる★4．
- 適切に行われると，微生物を 10^{-4} にする効果があるといわれている[5]．
- 機械を用いずに行う用手洗浄に加えて，さまざまなタイプの洗浄機を使用することで，効率的に洗うこともできる（表2）．
- すべての洗浄物に単独で対応できる万能な方法は用手洗浄を含めてなく，適切な方法を選択あるいは組み合わせて行う（Advice 参照）．

■ すすぎ★5

- 洗浄あるいは消毒後，それらに用いられた薬剤を除去するためになくてはならない行程である．
- すすぎをおろそかにしたために生じたと思われる有害事象も報告されている（Column〈p. 20〉参照）[3]．

消毒・滅菌に先立ち，汚れを取り去るとともにバイオバーデンも減少させておくことが重要

★4
洗剤を用いた洗浄も温度管理が重要．アルカリ性洗剤は温度が高いほどその効力は高いが，中性酵素系洗剤は40℃付近が良いとされ，50℃を超えるとタンパク分解酵素の失活が懸念される．

★5
すすぎに通常の水道水を使うと，中に含まれる塩類が析出し水垢として残ることがある．水道水で洗剤，消毒剤を落とした後に，RO水（Column〈p. 26〉参照）ですすぐと，そのようなことも起こらない．

> **Advice** フレキシブルリーマーの洗浄
>
> 整形外科手術で用いられるフレキシブルリーマー（図4a）は洗浄の難しい器械の一つである．これはいかなる洗浄機も中に入れておくだけでは洗浄ができない．非常にタイトな螺旋構造となっているためであり，螺旋のあいだに挟み込まれた汚れは開かないと取り除くことはできない．超音波洗浄機の中で用手的に軽く曲げ，螺旋の間隙を開くと，効果的な洗浄ができる（図4b）．それ以外の洗浄方法は思い当たらない．
>
>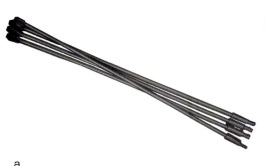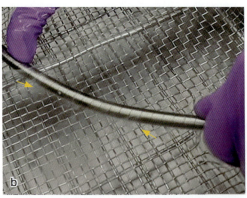
>
> **図4** フレキシブルリーマーの洗浄
> 図4bでフレキシブルリーマーの下部の隙間から白くもやもやとした汚れが出てきている．

b. 消毒

■ 方法による分類
- 化学的な消毒：いわゆる消毒剤を用いた化学的な消毒．
- 物理的な消毒：主に熱水を用いた消毒．

■ 消毒水準による分類
- 高・中・低水準に分類される（表3)[1]．
- 消毒剤も高・中・低水準消毒剤に分類される（図5）．
- 熱水消毒は温度・時間で消毒効果が変わる（後述）．

表3 消毒の3分類

高水準消毒	多数の細菌芽胞を除く，すべての微生物を殺す
中水準消毒	結核菌などの抗酸菌，栄養型細菌，ほとんどのウイルスとほとんどの真菌を殺すが，細菌芽胞は必ずしも殺すとは限らない
低水準消毒	ほとんどの栄養型細菌，いくつかのウイルスといくつかの真菌を殺す

		細菌			真菌			ウイルス					細菌芽胞
		一般細菌	MRSA	緑膿菌・セパシアなど	酵母菌	糸状菌	結核菌	エンベロープあり*1	HBV	HCV	HIV	エンベロープなし*2	
高水準	グルタラール（サイデックスプラス®28）	◎	◎	◎	◎	◎	◎	◎	◎	◎	◎	◎	○
	過酢酸（アセサイド®）	◎	◎	◎	◎	◎	◎	◎	◎	◎	◎	◎	○
	フタラール（ディスオーパ®）	◎	◎	◎	◎	◎	◎	◎	◎	◎	◎	◎	△
中水準	次亜塩素酸ナトリウム（ピューラックス®，ミルトン）	◎	◎	◎	◎	◎	△	◎	◎	◎	◎	◎	△
	ポピドンヨード（イソジン®）	◎	◎	◎	◎	◎	◎	◎	◎	◎	◎	◎	×
	アルコール	◎	◎	◎	◎	○	◎	◎	○	○	○	△	×
低水準	クロルヘキシジングルコン酸塩（マスキン®，ヒビテン®）	◎	○	○	◎	△	×	△	×	×	×	×	×
	ベンザルコニウム塩化物（オスバン®，逆性石鹸）	◎	○	○	◎	△	×	△	×	×	×	×	×

図5 主な消毒剤の分類と特徴

◎：有効，○：不十分な場合がある，△：効果は限定的，×：無効．
*1 インフルエンザウイルス，ヘルペスウイルスなど．
*2 ノロウイルス，ロタウイルス，アデノウイルスなど．

消毒剤による消毒

注意事項
- 消毒効果に影響を与える因子：濃度，温度，pH，時間など．
- 汚れそのものが消毒効果を減弱させる大きな要因の一つとなる（前述）．
- 消毒剤はアルコールを除いて，基本的に混ぜ合わせてはならない．配合変化を生じることが多いからである（表4）．

消毒剤は適切な用い方をしなければ，必要十分な消毒効果を得ることはできない

熱水消毒

- 無毒である水の熱力学的エネルギーを微生物の殺滅に用いる，非常に理にかなった消毒方法である．
- 消毒効果は65℃以上で得られるとされている．
- 消毒効果を80℃の熱水における消毒に時間（秒）換算する考え方があり，その値を A_0★6 として表す．式は次のとおりである[6]．

$$A_0 = \Sigma 10^{(T-80)} \Delta T ★7$$

（T＝温度，ΔT＝時間〈秒〉）

- 熱水消毒による高水準消毒は $A_0 = 3{,}000$ とされている★8．

★6
A_0 は A naught と読む．

★7
80℃10分（600秒）の熱水消毒は $A_0 = 600$ であり，同等の消毒効果を得るには，90℃では1分にすぎず，70℃では100分を要する．

★8
80℃50分，90℃5分の熱水消毒で達成できる．熱に耐性をもつとされているB型肝炎ウイルスに対しても有効である[7]．

表4 消毒剤混合時の配合変化

	消毒用エタノール	0.05w/v% ヂアミトール®水	0.02% マスキン液	ポピドンヨード (10%)	1%次亜塩素酸ナトリウム
消毒用エタノール		◎	◎	○	×
0.05w/v% ヂアミトール®水 (ベンザルコニウム塩化物)	◎		◎	×	×
0.02% マスキン液 (クロルヘキシジングルコン酸塩)	◎	◎		×	×
ポピドンヨード (10%)	○	×	×		×
1% 次亜塩素酸ナトリウム	×	×	×	×	

アルコール類以外，配合して用いることは望ましくない．
ポピドンヨード，次亜塩素酸ナトリウムなどのハロゲン化合物はとくに反応性に富んでおり，単独使用が原則．
（丸石製薬株式会社のホームページ〈http://www.maruishi-pharm.co.jp/med2/question-disinfect-answer29.html〉より作成）

Column パスツリゼーション

1866年，パスツールらによって考案された低温殺菌法．ワインの風味やアルコール分をそのままに殺菌を行うために導入された．低温殺菌牛乳は65℃前後で30分の加熱処理がなされ，タンパク変性が少なく，いわゆる牛乳臭さを抑えることができる．日本酒を造るときに用いられる「火入れ」もこれに当てはまるが，歴史は1560年ごろまで遡り，パスツールより300年早い．熱水消毒のなかでも比較的低温でじっくりと時間をかけて行うものがこれに属する．

C. 滅菌

- 医療現場における滅菌では通常，気体の滅菌剤を用いて滅菌を行う[★9].
- 滅菌方法は使用する滅菌剤による．
- 多くの施設に普及している3種の滅菌方法の大まかな特徴を**表5**に示し，補足的な説明を次に述べる．

★9 産業用としては，ほかに放射線滅菌（電子線，ガンマ線）や乾熱滅菌なども用いられている．とくに放射線滅菌がなされている医療材料は相当数ある．

■ 蒸気滅菌

- 医療現場において最も多く用いられている第一選択の滅菌方法である．
- 飽和蒸気（他の分子が存在しない純粋な水分子だけで満たされている状態）を滅菌剤として使用する．
- 滅菌器内を飽和蒸気で満たすためには空気を排除する必要がある．

安全性
- 滅菌剤は水蒸気（H_2O）であり，まったく無毒である．

表5 医療現場で採用されている主な滅菌法

	蒸気滅菌	酸化エチレンガス滅菌	過酸化水素ガス（プラズマ）滅菌
滅菌剤	水蒸気（飽和蒸気, H_2O）	・酸化エチレンガス（C_2H_4O）	過酸化水素（H_2O_2）
特徴	・大きな熱力学的エネルギー ・三要素 　湿熱，温度，時間 ・3つのパラメーター 　圧力，温度，時間	・比較的低温 ・高浸透性 ・パラメーター 　濃度，温度，湿度，時間 ・長時間	・比較的低温 ・比較的短時間 ・分解して水（H_2O）と酸素（O_2）に ・パラメーター：非常に複雑
毒性	・なし	・特定化学物質障害予防規則 　特定第二類物質，特別管理物質 ・PRTR制度 　第一種指定化学物質	・非分解物が残留することあり
要注意滅菌対象	・非耐熱性 ・非耐水性	・ポリ塩化ビニル，ゴムなど（吸着による濃度低下，残留時間延長）	・セルロース不可 ・器材個々の適合性の確認を要する

PRTR：Pollutant Release and Transfer Register

確実性
- 飽和蒸気であれば，温度と圧力は1対1の関係にあり（蒸気表からその値を得ることができる）[★10]，物理的なパラメータ（温度，圧力）の監視が比較的容易である．
- 化学的インジケータ（後述）も，他の滅菌法に比べて充実しており，高精度のものが得られる．

方式
- 空気の排除方法として主に2つの方式がある[★11]．

（1）重力置換式
- 主に小型器で用いられる．
- 滅菌器内に比較的ゆっくりと蒸気を導入し，上から徐々に空気を蒸気に置換する．
- 時間が比較的長くかかる．

（2）前真空方式
- 主に中・大型器で用いられる．
- 蒸気導入に先立って空気を真空ポンプで排出した後，飽和蒸気を滅菌器内に導入することを数回繰り返す（真空パルス[★12]）．
- より確実な飽和蒸気での滅菌が可能である．
- 比較的短時間で滅菌できる[★13,14]．

酸化エチレンガス（EOG）滅菌
- 高熱に耐えられない，耐水性のない器材に広く利用されてきた．
- 今でもその有効性や浸透性の高さなどから，なくてはならない滅菌法だと思われる．

★10
温度−圧力（相対圧）は次のとおり．100℃−0MPa，121℃−0.104MPa，135℃−0.212MPa

蒸気滅菌前の水濡れに注意．「蒸気で滅菌中に濡れるから，濡れたまま滅菌しても大丈夫」と考えるかもしれないが，水漏れ厳禁である．濡れたところは蒸気浸透，温度上昇をさまたげてしまうため，滅菌不良となるおそれがある

★11
別の方式として加圧パルスとよばれるものもある．滅菌器内に高圧の蒸気を導入し，大気圧に戻せば空気が希釈される．これを繰り返すことでより空気が薄まっていく．真空パルスと併せて用いられることもある．

★12
1回の真空パルスで90〜95％程度，空気が除去される．他の滅菌方法でも空気排除は程度の差こそあれ採用されているが，蒸気滅菌では最も厳密に空気が除去される．この工程で滅菌包装が破裂（破袋）することがある．

> **Column　蒸気滅菌の滅菌剤＝水に注意！**
>
> 　旧来より大型の滅菌器を中心に，各施設のボイラー室より炭素鋼管（鉄）を通って供給されてくる蒸気をそのまま滅菌剤として用いることが大半であった．その場合，カルシウム，マグネシウムなどの多くの不純物が含まれている．これらは動脈硬化の起こった動脈の内面のごとく，蒸気配管の内面にスケールとして付着し，時に酸化した鉄とともに剥がれ落ち，滅菌器の直前にストレーナーとよばれる濾し器もすり抜けてくることがある．結果として，滅菌物の灼けとなったり，錆の原因となったりすることがある．したがって，蒸気滅菌の滅菌剤として RO 水[★15]からリボイラーで作られた蒸気を使用することが望ましい．近年ではリボイラーを内蔵した蒸気滅菌器（図6）も普及しはじめてきている．
>
>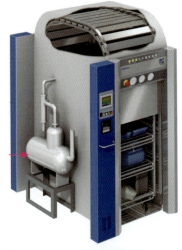
>
> **図6　リボイラ内臓蒸気滅菌器：包装品用高圧蒸気滅菌器 RG-FⅤ型（三浦工業）**
> リボイラ（→）を内臓した大型の蒸気滅菌器．スライドシャッタータイプの扉は，十分な広さを確保できない日本の中央材料部には安全面からも有用であるが，現在，これを製造できるのは日本の1社のみである．
>
> **★15 RO 水**
> 水を逆浸透（reverse osmosis：RO）膜とよばれるイオンや塩類など水以外は透過しない性質をもつ膜に通して濾し出された，不純物がほとんどない水（純水）のことである．血液透析の透析液の作製に使われる水も，基本的には同じである．RO 膜は海水の淡水化などに用いられることもある．

▶EOG：
ethylene oxide gas

★13
フラッシュ滅菌とよばれる短時間で蒸気滅菌を行う方法がある．132℃3分以上の蒸気曝露によって行われる．通常の蒸気滅菌より確実性に劣り，未包装で行うのが原則である．やむをえない場合に限って使用されるべきで，追加の器械を買わないとか，時間の節約，便利という理由で使用してはならない[1)]．

★14
実際の滅菌では滅菌器の大きさ，滅菌物の量や包装などのさまざまな状態に左右されることから，滅菌時間を簡単に決めることはできない．いずれにしても，確実性と安全性から鑑みて，きちんと管理がなされた蒸気滅菌に勝る滅菌方法は存在しない．

- 効果的な滅菌ができるのは，その強い毒性ゆえであるが，残留すると患者のみならず，従事者の曝露の原因ともなりうるため，十分なエアレーションによる除去が要求される．

法令等での規制
（1）**特定化学物質障害予防規則（特化則）**
- 2001（平成13）年に指定．
- 特定第二類物質，特別管理物質（発癌性）
- 滅菌における使用について注意喚起がなされている．

（2）**PRTR 制度（化学物質排出移動量届出制度）**
- 特定第一種指定化学物質（発癌性）．

（3）**自治体の条例による排出規制**
- 東京，大阪では病院も対象．
- 当該地域では無毒化装置の取り付けが義務づけられる（規制されていない場合も取り付けが望ましい）．

滅菌条件
- 酸化エチレンガスの濃度に加え，温度，湿度，圧力の管理と，それら条件に応じた滅菌時間の設定が必要である[★16]．
- 滅菌温度は35〜70℃，相対湿度は40％以上で通常設定されるが，低温であ

ればより滅菌時間を長く設定しなければならなくなる[8]★16.

吸着
- ゴムやポリ塩化ビニル（PVC）などは酸化エチレンを吸着しやすい.
- 吸着しやすい材質の滅菌対象が多く含まれる場合，滅菌中に濃度低下をきたし，滅菌不良を引き起こしたり，通常のエアレーションでは除去しきれなかったりするおそれがある.
- 吸着しやすいもの，構造の複雑なものにおいては，よりいっそう，十分なエアレーションが必須である.

■ 過酸化水素ガス（プラズマ）滅菌
- 近年，短時間かつ比較的低温で滅菌できることから，かなり普及してきた滅菌方法である.
- 過酸化水素ガスをプラズマ化して滅菌を行う機器（ステラッド® 〈ASP ジャパン〉など）に加えて，プラズマ化せずに滅菌を行う滅菌器も販売されている.
- EOG 滅菌の代替法となると安易に考えるのは性急である★17.

滅菌できないもの
(1) セルロース（紙，木など）を含むもの
- たとえ包装材料に使われていたとしても滅菌することはできない.
- 滅菌包装としてよく使われている滅菌バッグは紙・フィルムタイプのものは不可であり，紙の代わりに高密度ポリエチレン 100％の不織布（タイベック® 〈デュポン〉）を使用した包材を用いる.

(2) 適合器材でないもの
- 使われている素材などによって，滅菌ができないものがある.
- 滅菌器メーカーあるいは器材メーカーから情報を得て★18，適合性を確認しなくてはならない.

その他注意事項
- 過酸化水素は分解されて水と酸素となり無毒となるといわれているが，一部分解されずに残留してしまうことがある.

■ 滅菌の保証
無菌性保証水準（SAL）
- 微生物の生残確率 10^{-6} が採用されている．すべての滅菌対象の，全表面がその水準に達することが，滅菌品質として求められている.
- 実際に証明することは不可能であるため，それぞれの滅菌方法に対して抵抗性が高いとされる指標菌すなわち細菌芽胞（後述の生物学的インジケータ★19） 10^5 cfu を SAL に到達させることを指標としている.
- 日常の滅菌においては，多角的にその傍証を集めていくことが求められている.
- 傍証方法は大きく 3 つに分けられ，物理学的，化学的，生物学的に評価を行う.

(1) 物理学的評価
- それぞれの滅菌法の物理学的パラメータを測定することである.

▶PRTR：
Pollutant Release and Transfer Register

★16
EOG 滅菌も低温滅菌の範疇に入るが，決して室温まで低い温度というわけではない．加えて真空パルスも入り，加湿されているという，かなり厳しい環境下で滅菌されていることを頭に入れておかなくてはならない.

★17
過酸化水素ガスの浸透性は EOG に比べると格段に劣る．滅菌の制御パラメータも非常に複雑で，化学的および生物学的インジケータはあるものの，厳密な滅菌の保証は難しく，滅菌器を信じ，頼るほかないのが実情である.

★18
web 上でも可.

▶SAL：
sterility assurance level

★19
蒸気滅菌と過酸化水素ガス（プラズマ）滅菌では *Geobacillus Stearothermophilus*，EOG 滅菌では *Bacillus Atrophaeus* が用いられる.

> **Column** 蒸気滅菌での SAL 到達
>
> 蒸気滅菌の生物学的インジケータは121℃の飽和蒸気に曝露された場合，その数を1/10にする時間（D値）が1.5分，さらにその時間を1/10にする温度上昇が6℃となるものが最低条件とされている[8]．したがって，121℃の蒸気滅菌であれば，16.5分でSALに達することができる（図7）．
>
>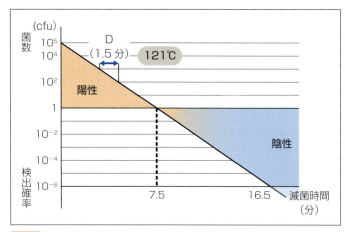
>
> **図7** 121℃の飽和蒸気による生物学的インジケータ（指標菌）の死滅
> 10^5 cfu，121℃飽和蒸気でのD値＝1.5分の指標菌の死滅を示す．7.5分までは陽性を示すが，それ以降は時間とともに陰性確率が高くなる．

- 滅菌器内蔵の計測器から出力されるデータを監視するのはもちろんのこと（図8），それとは別の計測器を用いてデータを収集することもある．

(2) 化学的評価

- 化学的インジケータ（CI）による評価．
- 大半のCIは，紙にプリントされた試薬がある一定条件で変色することで滅菌条件の到達を示す．
- CIはISO11140で国際的な基準が示され，6つのタイプに分けられている．概略は表6のとおりである[9]．1〜6の数字は優劣を示すものではない．
- タイプ1は滅菌バッグ表面などに印字されているもので（図9a），最も緩い条件で合格を示すようになっている[★20]．
- タイプ2は飽和蒸気を用いた滅菌器の空気排除能力を試験するためのもので，1日1回，始業時に行われることが推奨されている[7]．
- タイプ4〜6については蒸気滅菌用では実質的には精度の違いとなっており，数が大きいほど精度が高くなっている[9]．これらは内挿用であり，滅菌包装の中に入れて使用される[★21]（図9b）．

▶CI：
chemical indicator

★20
タイプ1が合格となっている（変色している）ことは滅菌したことを示すにすぎず，滅菌できたことを示すものではない．

★21
タイプ3は蒸気滅菌用としては流通していない．

滅菌包装も滅菌抵抗となるために包装内部の評価も重要である

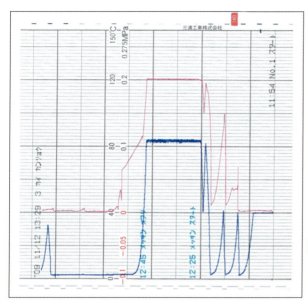

図8 蒸気滅菌で出力された記録紙
赤い線が温度，青い線が圧力を示しており，時間は右から左に流れている．121℃ 20分の設定．3回の真空パルスと1回の加圧パルスの後に滅菌工程に入っている．

表6 蒸気滅菌用化学的インジケータの分類

タイプ			カテゴリー	
目的		表示		説明
滅菌工程曝露 ・滅菌をしたか否か 重大な滅菌工程上の問題		1	e1	"Exposure" or プロセスインジケータ"
特定の用途 ・ボウィー・ディックテスト		2	s2	"Special" インジケータ
内挿用 重要プロセス変数到達評価	1つの	3	i3	"Internal" インジケータ 単一変数インジケータ
	2つ以上	4	i4	"Internal" インジケータ 複数変数インジケータ
	すべて	5	i5	"Internal" インジケータ インテグレーティングインジケータ
	すべて	6	i6	"Internal" インジケータ エミュレーティングインジケータ

(ISO11140-1: 2014. Sterilization of health care products-Chemical indicators-Part 1: General requirements[9]より作成)

▶BI：
biological indicator

★22
生残菌数が1になるまでは陽性となるが，そこを超えると陰性確率が時間とともに高くなる（図7）．したがって，BI陰性による滅菌確認は気休め程度にしかならない．

(3) 生物学的評価
- 生物学的インジケータ（BI）による評価．
- BIとは俗に生菌ともよばれているが，実際にはISO11138で定められた条件を満たす細菌芽胞である．
- BIの死滅をもって判定を行うものであるが，滅菌に求められているのはSAL 10^{-6} なので，その死滅も滅菌の証明とはならない★22．

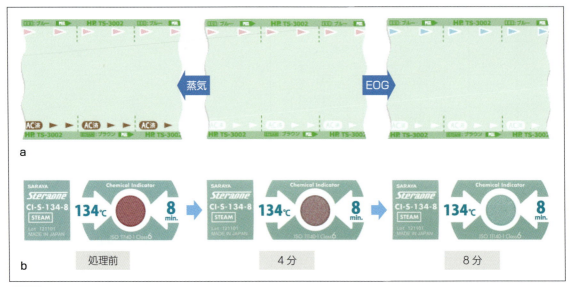

図9 化学的インジケータの例
a：滅菌バックに印刷されているタイプ1インジケーター．蒸気滅菌すると褐色で「AC済」の字が現れ，EOG滅菌すると赤の三角印が青に変わる．
b：タイプ（2004年以前は「クラス」とよばれていた）6インジケータの変色過程．134℃の飽和蒸気に曝露させると次第に周囲の参照色に変わっていく．

- 滅菌不良発生時の回収作業いわゆるリコールも，BI判定によって行われるところがほとんどである[★23].

★23
実際の現場では，BIへの偏重傾向がある．

■ 滅菌包装

- 滅菌物は組立・包装時に滅菌包装に入れられる．
- 滅菌包装は中に入る滅菌物を確実に滅菌し，使用時に至るまでその無菌性を保つためになくてはならないものである（図1）．
- 医療現場で行われる滅菌において使用される滅菌剤は気体であるがゆえに，滅菌包装もまた気体を通す構造（透気性）を有している．
- ほとんどすべての滅菌包装において，気体の通り道は微生物の直進を妨げ，トラップする構造（慣性フィルター）となっているが，その隙間は微生物が十分に通るだけの広さを有しており（図10），微生物が気体に乗っていれば絡め取ることができるが，液体に乗ってしまうと容易に内部に侵入が可能となる[★24].

★24
水濡れはもちろんのこと，包装にピンホールを作ってしまうようなことは避けなければならない．

❷ 医療機器再生の原則

a. Spauldingの分類

- 今から40年ほど前にSpauldingによって提唱された，器材を使用用途ごとに分類した体系は非常に合理的であり，現在も広く活用されている[1, 10]．

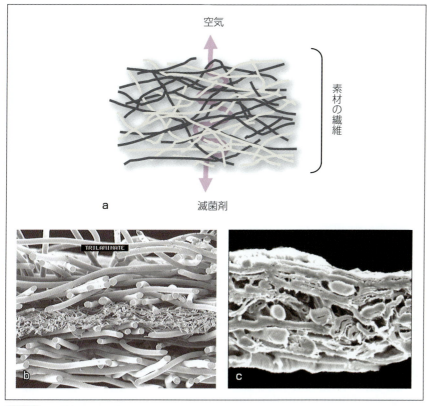

図10 滅菌包装用の透気性素材
a：繊維のあいだにできた気孔を気体（空気や滅菌剤）が通るイメージ図．気体は直線的に進むことはなく，微生物はそのあいだにトラップされる．
b：不識布（SMS）の顕微鏡断面図．
c：不識布（パルプ繊維＋ポリプロピレン）の顕微鏡断面図．
（谷野雅昭．滅菌と包装・保管．感染対策 ICT ジャーナル 2010; 5: 67-72 より）

- 感染リスクの程度に応じてクリティカル・セミクリティカル・ノンクリティカルの3つに分けられる（**表7**）[1]★25．
- 各々の器材は要求されるレベル以上の方法で処理されるべきであり，それより低い方法を選択すべきではない．

b. 単回使用医療用具（SUDs）

- 医療器材には必ず添付文書がある．
- 再生可能な器材にはその再生処理方法が記載されており，必ず確認するべきである．
- 単回使用医療用具，いわゆるディスポ器材は添付文書の中に2か所「再使用禁止」と明示してある．
- 単回使用医療用具が再生できない主な理由は2つ．ひとつは適切な再生処理方法がないこと，もう一つは再生処理後の品質面の問題である．
- すべての医療器材には確実かつ適切な処理方法があり，品質面において十分

★25 喉頭鏡のブレードの再生処理

麻酔科医が頻繁に使用する喉頭鏡のブレードは粘膜に接する用い方をするものなので，セミクリティカルとなる．また，その材質は蒸気滅菌に耐えられるものがほとんどと思われるため，高水準消毒のなかでも熱水消毒が最も適していると考える．

表7 Spauldingの分類

分類	対象	処理方法	器材例
クリティカル	無菌の組織や血管系に挿入するもの	滅菌	手術用器械 血管カテーテル 尿路カテーテル インプラント
セミクリティカル	粘膜あるいは正常ではない皮膚と接触	高水準消毒 （中水準消毒）	呼吸回路 麻酔回路 軟性内視鏡 喉頭鏡ブレード
ノンクリティカル	正常皮膚とは接触するが粘膜とは接触しない	洗浄 （低水準消毒）	血圧計 オーバーテーブル

な保証ができる場合を除いては再生して使用してはならない[★26].

（谷野雅昭）

★26
米国ではSUDsを再使用する場合，FDAが2000年に公布した規則により，再生処理を行う病院およびサードパーティーを製造業者とみなし，製造業者と同じ基準を要求している．

文献

1) CDC. Guideline for Disinfection and Sterilization in Healthcare Facilities, 2008. http://www.cdc.gov/hicpac/pdf/guidelines/Disinfection_Nov_2008.pdf
2) ISO/TS 11139:2006. Sterilization of health care products-Vocabulary. https://www.iso.org/obp/ui/#iso:std:iso:ts:11139:ed-2:v1:en
3) Mamalis N. Toxic anterior segment syndrome. In: Steinert RF, ed. Cataract Surgery. 3rd ed. Philadelphia: Saunders; 2010. p. 589–94.
4) Lewis DL, Arens M. Resistance of microorganisms to disinfection in dental and medical devices. Nat Med 1995; 1: 956–8.
5) Rutala WA, Weber DJ. Creutzfeldt-Jakob Disease: Risks and Prevention of Nosocomial Acquisition. http://www.infectioncontroltoday.com/articles/2001/08/creutzfeldt-jakob-disease.aspx
6) Rosenberg U. Thermal disinfection: The A_0 concept and the biological background. Zentralsterilisation 2003; 11: 118–20.
7) ISO11138-3:2006. Sterilization of health care products-Biological indicators-Part 3: Biological indicators for moist heat sterilization processes. http://www.iso.org/iso/iso_catalogue/catalogue_tc/catalogue_detail.htm?csnumber=33958
8) 日本医療機器学会．医療現場における滅菌保証のガイドライン2015．http://www.jsmi.gr.jp/wp-content/uploads/2015/07/Guideline2015ver3.pdf
9) ISO11140-1:2014. Sterilization of health care products-Chemical indicators-Part 1: General requirements. https://www.iso.org/obp/ui/#iso:std:iso:11140:-1:ed-3:v1:en
10) Spaulding EH. Chemical disinfection of medical and surgical materials. In: Lawrence CA, Block SS, eds. Disinfection, Sterilization, and Preservation. Philadelphia: Lea & Febiger; 1968. p. 517–31.

1-4 WHO 手術安全チェックリストの有効性

- 手術医療は劇的に進歩しているが，周術期の重大な合併症発症率は3〜22％，死亡率は0.4〜0.8％と推定されている（先進国，1999・2002年の報告）．それらの有害事象の約半数は回避可能であったことから，手術安全が公衆衛生上の重要課題であると認識された[★1]．
- 世界保健機関（WHO）は，手術の安全性に関する科学的エビデンスを体系的に検討し，2009年に安全な手術のためのガイドラインを発行した．この中で，手術チームが不必要な死亡と重大な合併症を最小限にするための10の目標が設定された（表1）．
- 「WHO 安全な手術のためのガイドライン 2009」の日本語版は日本麻酔科学会から公開（2015年3月31日）されている[★2]．
- 「WHO 手術安全チェックリスト（2009年改訂版）」は，WHOが掲げた安全な手術のための10の目標を達成する簡便かつ有効なツールであり，すべての手術で実施することが推奨されている．
- 本項では，WHOから発表された安全な手術のためのガイドラインに沿って，WHO手術安全チェックリストの概要・手順・有効性・導入方法について概説する．

★1
2004年1年間の手術件数は，1億8,700万件〜2億8,100万件と推定される．出産数と比較すると約2倍となるが，手術の危険性は出産と比較して約10倍高いことになる．

手術死亡の約半数は予防可能と考えられる

★2
http://www.anesth.or.jp/guide/pdf/20150526guideline.pdf

表1 安全な手術に必要な10の目標

1. チームは，正しい患者の正しい部位に手術を行う
2. チームは，患者の疼痛を軽減し，麻酔薬の投与による有害事象を防ぐ方法を使用する
3. チームは，命に関わる気道確保困難または呼吸機能喪失を認識し，適切に準備する
4. チームは，大量出血のリスクを認識し，適切に準備する
5. チームは，患者が重大なリスクを有するアレルギーまたは副作用を誘発しないようにする
6. チームは，手術部位感染のリスクを最小にする方法を常に使用する
7. チームは，手術創内に器具やガーゼ（スポンジ）を不注意に遺残しないようにする
8. チームは，すべての手術標本を入手し，正しく識別する
9. チームは，効果的にコミュニケーションを行い，手術の安全な実施のために必要な情報交換を行う
10. 病院と公衆衛生システムは，手術許容量，手術件数と転帰の日常的サーベイランスを確立する

（日本麻酔科学会．WHO 安全な手術のためのガイドライン 2009. http://www.anesth.or.jp/guide/pdf/20150526guideline.pdf より）

> **Topics** 中心静脈ライン挿入のためのチェックリスト
>
> 米国ジョンズホプキンス大学の調査研究チームは，中心静脈ライン挿入時に医師と看護師が，1）挿入前に手を洗う，2）穿刺部位をクロルヘキシジンで殺菌する，3）十分な大きさの滅菌覆布で患者を覆う，4）マスク，滅菌ガウン，滅菌手袋をつけ，カテーテルを挿入する，ことをチェックリストで確認した．その結果，カテーテル関連血流感染率が3か月以内に66%減少した[1]．中心静脈ライン挿入のためのチェックリストは，医療現場でチェックリストの有効性を示した代表的な例といえる．

❶ WHO 手術安全チェックリストの概要

- チェックリストによる確認作業は医療現場を含むあらゆる業種（航空分野，建設分野など）の業務プロセスに有用である．
- 手術の4大死因として，感染，出血，麻酔，予期せぬ出来事があげられる．このうち感染，出血，麻酔には，単純な手順が飛ばされるのを防ぐための具体的な"手順"のチェックが，予期せぬ出来事には，チームとして問題を認識し，解決にあたってもらうための"コミュニケーション"のチェックが有効と考えられる．

> 手術の複雑性に対応するためにはチーム内の良好なコミュニケーションが不可欠である

- WHO 手術安全チェックリストでは，外科医，麻酔科医，看護師，その他コメディカルから成る手術チームが，作業とコミュニケーションの2つのチェックを行う．その目的は，手順を順守し，チームワークを向上させることにある[★3]．その結果，回避可能な重篤な手術傷害を減少できると考えられる．
- 手術室でチェックリストを宣言・実施するコーディネーターは，外回り看護師であることが多いが，手術を行う医師であってもよい．

> ★3 WHO 手術安全チェックリストの目的
> チェックリストを使うことではなく，チェックリストを通じてチームワークと規律の文化を醸成することが目的である．

❷ WHO 手術安全チェックリストの具体的な手順

- WHO 手術安全チェックリストは，①麻酔導入前，②執刀直前，③手術室退室時の3つのタイミングで行われる．各フェーズは通常1分程度で完了する．
- チェックリストの実施は，麻酔導入前・執刀直前・手術室退室の3要素すべてを行った場合に有効性（術後合併症の減少）を発揮することが報告されている[2]．
- WHO 手術安全チェックリストの使用例を図1に示す[★4]．
- チェックリスト項目は，施設の実情に応じた追加・改変が推奨されている．修正には外科医，麻酔科医，看護師が参加し，完成したチェックリストはその機能性を確認するためにシミュレーションなどでテストすることが重要である[★5]．
- 手術チームは習熟するにつれ，通常の業務にチェックリストを組み込むようになり，コーディネーターの明確な介入なしでも自然と各手順を行えるようになる．
- WHO 手術安全チェックリストの導入後は，定期的にその効果について追跡調査することが望ましい（手術合併症率・死亡率，安全風土調査，インシデント事例の分析など）．そのことにより，チェックリストを実施していることの効果・実感を得られることも安全風土の醸成に役立つ．

> ★4
> WHO が提唱したオリジナルの WHO 手術安全チェックリストの日本語版は日本麻酔科学会の「WHO 安全な手術のためのガイドライン 2009」で確認できる．
>
> チェックリストの各セクションは，5～9項目が理想的である

1-4 WHO手術安全チェックリストの有効性

手術室安全チェックリスト	年　月　日　科　ID： 患者名：	
麻酔導入前 □ 患者確認 手術部位マーキング： 　□ ある /□ 適応なし □ 体位 (仰臥，腹臥，右・左側臥，載石) アレルギー：　□ ない /□ ある 　_____ 抗生剤：　□ ない /□ ある □ 抗生剤名 _____ 　(　)g (　)時間ごと □ 麻酔器のチェックと薬剤の確認 □ パルスオキシメーターの確認 気道確保困難 / 誤嚥のリスク： 　□ ない /□ ある → 機材・応援の準備 500mL 以上出血のリスク： 　□ ない /□ ある → 2本以上の 　　静脈路 記載者：	**執刀前** 術者に □ 自己紹介 □ 患者名，手術方法，皮膚切開の場所 □ 重要な / いつもと違う手順 □ 手術時間は　　　　(　)時間 □ 予想される出血量　　(　)mL 麻酔科医に □ 自己紹介 □ 麻酔方法 □ 患者に特有な問題点 看護チームに □ 自己紹介 (機械出し，外回り) □ 滅菌は確認したか □ 機器問題，気になること □ 抗生剤は投与されたか 記載者：	**退室時** 看護師が口頭で確認する 術式変更：　□ ない /□ ある 　_____ □ 器具，ガーゼと針のカウントの完了 □ 標本部位，ラベル確認の完了 対処すべき機材問題： 　□ ない /□ ある 　_____ 術後に向けた問題点は何か □ 術者： □ 麻酔科医： □ 看護師： 記載者：

図1 改正版手術安全チェックリスト使用例
(日本麻酔科学会. WHO安全な手術のためのガイドライン2009. http://www.anesth.or.jp/guide/pdf/20150526guideline.pdf〈オリジナルの日本語版〉をもとに施設の実情に合わせて作成)

Advice　なぜ自己紹介が必要か？

　自己紹介は，手術チームのコミュニケーションを円滑にし，チームワークを向上させるために行う．関連する事例として，航空事故は初対面の乗務員がいるときに生じていることがアメリカ国家運輸安全委員会から報告されている．また，経験の浅いメンバーに自己紹介と懸念を話す機会を与えると，その後も問題を提起したり，解決策を出しやすくなることも知られている．つまり，当事者意識，責任感が高まり，その後も発言しやすくなる．手術室の安全は，コックピットに例えられ，航空事故では当事者も危害を受けるが，手術室で危害を受けるのは患者のみである．手術安全で最も重要な点は，「無関心」をなくすことである．

★5 チェックリストのためのチェックリスト

チェックリストはマニュアルではない．複雑になったり時間を浪費するチェックリストは手術室では馴染まない．ただ，簡略化しすぎると有効性が失われる恐れもある．そういう意味でWHO手術安全チェックリストの完成度は高いといえる．各施設の実情に合わせた改変が正しいかどうかは，チェックリストのためのチェックリスト (Project check, http://www.projectcheck.org/uploads/1/0/9/0/1090835/checklist_for_checklists_final_10.3.pdf) が役立つ．

● チェックリストのマンネリ化を防止するために，内容・方法の定期的な見直し作業も重要である．

> **Advice 緊急手術でもチェックリストは必要か？**
>
> WHO 手術安全チェックリストの実施は，緊急手術においてもその有効性（重大な合併症および死亡率の減少）が報告されている[3]．その特性から，緊急手術こそ必要ともいえる．筆者の施設でも，重症な緊急手術ほど丁寧に問題点を話し合うようになった．ただ，チェックリストを省略せざるをえない状況も考えられる．そのような場合，各手術チームメンバーが，なぜ省略したかを理解することが重要である．このようなチームコミュニケーションが自然とできるようになると，職場の安全風土は醸成しているといえる．

❸ WHO 手術安全チェックリストの有効性

- WHO 手術安全チェックリストの有用性は，世界 8 都市（トロント〈カナダ〉，ニューデリー〈インド〉，アンマン〈ヨルダン〉，オークランド〈ニュージーランド〉，マニラ〈フィリピン〉，イファカラ〈タンザニア〉，ロンドン〈イギリス〉，シアトル〈アメリカ〉）のパイロット病院 8 か所で前向きにテストされた[4]．
- その結果，WHO 手術安全チェックリストの導入により手術合併症率および死亡率が低下することが示された（**表 2**）．この効果は，先進国の 4 施設（トロント・オークランド・ロンドン・シアトル）のみで解析しても認められる：手術合併症率 10.3％→7.1％（有意に減少），死亡率 0.9％→0.6％（$p=0.18$）．
- WHO 手術安全チェックリストの導入にはほとんど資源を必要としないことから，その費用対効果の高さは計り知れない．
- WHO 手術安全チェックリストが手術合併症・死亡を減らす主な理由は，その導入により手術チームのコミュニケーションが向上したことがあげられる．チェックリスト導入 3 か月後に，手術チームを対象とした手術室版安全

> WHO 手術安全チェックリストはエビデンスに基づいた医療安全である

表 2 WHO 手術安全チェックリストのパイロット試験の結果

	チェックリスト導入前	チェックリスト導入後	p 値
症例数	3,733	3,955	
死亡率	1.5％	0.8％	0.003
全合併症	11.0％	7.0％	<0.001
手術部位感染症	6.2％	3.4％	<0.001
再手術率	2.4％	1.8％	0.047

(Haynes AB, et al. N Engl J Med 2009; 360: 491-9[4] より)

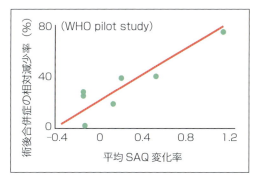

図2 手術安全チェックリスト導入前後の手術室版安全意識質問票（SAQ）の変化率と予後の改善効果
WHOのパイロット試験が行われた施設のうち7施設の結果が含まれている．
SAQ：Safety Attitudes Questionnaire
（Haynes AB, et al. BMJ Qual Saf 2011; 20: 102-7[5]）より）

 Column　WHO手術安全チェックリストと患者−医療従事者間の信頼関係

　「WHO手術安全チェックリスト」の実施は，患者−医療従事者間の信頼関係の向上にも役立つようだ．脊髄くも膜下麻酔（意識下）で帝王切開術を受けた患者は，WHO手術安全チェックリストを事前に説明されなくともよく認識し，理解して，肯定的にとらえていることが示された（**表3**）．手術に携わる専門スタッフ間でコミュニケーションを図り，安全風土を高めるというチェックリストの目的が，患者からも評価された結果であると考えられる．さらに，チェックリストの実施は，患者の不安，緊張，恐怖感を軽減し，安心感を与える可能性が示唆された．自身の手術に対して専門スタッフ間で連携がとれていると感じたことが，手術前の患者の精神的安寧につながったと考えられる．これまで，WHO手術安全チェックリストの実施は，手術室における専門スタッフ間でのコミュニケーションや安全風土の向上に焦点があてられていたが，医療従事者と患者間の関係性にも良好な影響を与えることが考えられる．今後，周術期管理チームなどで事前に説明を受けることでその効果はよりいっそう高まると考えられる．

意識質問票（Safety Attitudes Questionnaire：SAQ〈5段階リッカート尺度〉）の点数が導入前と比較して上昇し，その上昇率と術後合併症の相対減少率に有意な相関関係が報告されている（**図2**）[5]★6．

- 日本はWHOのパイロット試験には参加しなかったが，パイロット試験と同一のタイムコースでチェックリストを導入した日本の大学病院手術室においても，パイロットに参加した施設と同等にSAQスコアが上昇したことが報告されている[6]★7．
- 手術チームのコミュニケーション向上は，チーム医療におけるストレスマネジメントにも有効である[7]．
- 手術現場はストレスの高い職場と考えられる．これまでに，外科医はアルコール中毒，麻酔科医は薬物中毒のリスク，そして手術室看護師は離職率が高いことが報告されている[7-9]．アメリカ・カナダのカイザーグループ病院では，ブリーフィングを盛り込んだ独自のチェックリストを使用することにより，手術チームのチームワーク・職場満足度の向上とともに手術室看護師の離職率が減少できたことを報告している[7]．
- 意識がある状態で帝王切開術を受けた患者を対象とした研究では，患者は

★6
SAQは航空分野で導入された調査ツールであり，手術室を含む高リスク医療分野に広く適用されている．

★7
平均SAQ変化率は0.18であった．

表3 WHO 手術安全チェックリストに関するアンケート調査（n=15）

	Item	結果, n (%)				
		全くそう思う	そう思う	そう思わない	全くそう思わない	未回答
1	手術安全チェックリストが行われていたことに気づきましたか？	12 (80)	3 (20)	0 (0)	0 (0)	0 (0)
2	手術安全チェックリストが行われることを知っていましたか？	2 (13.3)	1 (6.7)	5 (33.3)	7 (46.7)	0 (0)
3	手術安全チェックリストの内容を知っていましたか？	1 (6.7)	1 (6.7)	4 (26.7)	8 (53.3)	1 (6.7)
4	手術安全チェックリストの実施で不安感は減りましたか？	7 (46.7)	5 (33.3)	2 (13.3)	0 (0)	1 (6.7)
5	手術安全チェックリストの実施で緊張感は減りましたか？	7 (46.7)	5 (33.3)	3 (20)	0 (0)	0 (0)
6	手術安全チェックリストの実施で恐怖感は減りましたか？	7 (46.7)	6 (40)	2 (13.3)	0 (0)	0 (0)
7	手術安全チェックリストの実施で安心感は増しましたか？	8 (53.3)	5 (33.3)	1 (6.7)	0 (0)	1 (6.7)
8	手術安全チェックリストの内容は理解できましたか	11 (73.3)	3 (20)	1 (6.7)	0 (0)	0 (0)
9	手術安全チェックリストは患者の安全のために行われていると感じましたか？	12 (80)	2 (13.3)	1 (6.7)	0 (0)	0 (0)
10	手術安全チェックリストは行われるべきと思いますか？	13 (86.7)	1 (6.7)	1 (6.7)	0 (0)	0 (0)

脊髄くも膜下麻酔（意識下）で帝王切開術を受けた患者15名に，術後に質問票を使用して調査を行った．
(Kawano T, et al. J Anesth 2015; 29：459-62[10])より)

WHO 手術安全チェックリストの実施を好意的に受け止めることが報告されている．つまり，WHO 手術安全チェックリストの実施は，患者-医療従事者関係の向上にも役立つ可能性がある（表3）[10]．

（河野　崇，横山正尚）

文献

1) Pronovost P, et al. An intervention to decrease catheter-related bloodstream infections in the ICU. N Engl J Med 2006; 355: 2725-32.
2) Mayer EK, et al. Surgical Checklist Implementation Project: The Impact of Variable WHO Checklist Compliance on Risk-adjusted Clinical Outcomes After National Implementation: A Longitudinal Study. Ann Surg 2016; 263: 58-63.
3) Weiser TG, et al; Safe Surgery Saves Lives Investigators and Study Group. Effect of a 19-item surgical safety checklist during urgent operations in a global patient population. Ann Surg 2010; 251: 976-80.
4) Haynes AB, et al; Safe Surgery Saves Lives Study Group. A surgical safety checklist to reduce morbidity and mortality in a global population. N Engl J Med 2009; 360: 491-9.
5) Haynes AB, et al; Safe Surgery Saves Lives Study Group. Changes in safety attitude

and relationship to decreased postoperative morbidity and mortality following implementation of a checklist-based surgical safety intervention. BMJ Qual Saf 2011; 20: 102–7.
6) Kawano T, et al. Improvement of teamwork and safety climate following implementation of the WHO surgical safety checklist at a university hospital in Japan. J Anesth 2014; 28: 467–70.
7) Kaiser hospital group. 'Preflight checklist' builds safety culture, reduces nurse turnover. OR Manager 2003; 19: 1, 8–10.
8) Oreskovich MR, et al. Prevalence of alcohol use disorders among American surgeons. Arch Surg 2012; 147: 168–74.
9) Bryson EO, Silverstein JH. Addiction and substance abuse in anesthesiology. Anesthesiology 2008; 109: 905–17.
10) Kawano T, et al. A preliminary study of patients' perceptions on the implementation of the WHO surgical safety checklist in women who had Cesarean sections. J Anesth 2015; 29: 459–62.

1-5 超緊急手術に対する麻酔科医の役割

- 超緊急手術とは，生命の危機に瀕する患者の救命のために手術決定から手術開始までの時間を可能な限り短縮して行う手術であるが，超緊急手術を行うこと自体が患者にとって重大なリスクとなりうるので，適応は厳密に制限されるべきである．
- 麻酔科医は普段から超緊急手術が安全に行えるような環境を整備し，実際に超緊急手術が申し込まれた場合には適切に対応することが求められている．そして施行された超緊急手術が適切であったかどうかを検討し，超緊急手術に対する施設の成績を監督し，改善につなげる行動をとるべきである．
- 本項では主に帝王切開術を例に，超緊急手術に対する麻酔科医の役割を解説する．

1 超緊急手術に対する体制づくり

a. 緊急度の共有

患者に最善の医療を提供するため，また緊急手術に対応するシステム構築と有効性評価のため，緊急度を定義・共有する

- 手術の緊急度を定義することは，医療スタッフ（外科医，麻酔科医，手術室看護師など）のあいだで緊急度を共有して患者に最善の医療を提供するためにも，あるいは緊急手術に対応するシステムを構築してその有効性を評価するためにも重要である．
- 帝王切開術以外の手術に関して英国のNCEPOD（National Confidential Enquiry into Perioperative Deaths）は手術の緊急度を超緊急手術（emergency），準緊急手術（urgent），予定手術（scheduled），選択的手術（elective）の4段階に分類することを提唱し（表1），超緊急手術の適応を厳しく制限している．

表1 NCEPODによる手術の緊急度の分類

カテゴリー	定義	手術決定から手術開始までの時間
NCEPOD 1（超緊急手術）	救命のための超緊急手術，手術と同時に行われる蘇生処置（外傷，大動脈瘤破裂など）	1時間以内
NCEPOD 2（準緊急手術）	蘇生術後に可能な限り早く行うべき手術（非還納性ヘルニア，腸閉塞，重症の骨折）	24時間以内
NCEPOD 3（予定手術）	救命のために超緊急手術が必要なわけではないが，なるべく早く行うべき手術（悪性腫瘍）	3週間以内
NCEPOD 4（選択的手術）	患者と術者の両方にとって都合のよいときに行うべき手術（関節置換術）	患者と術者の両方にとって都合のよいとき

- 帝王切開術に関して英国の NICE（National Institute for Health and Clinical Excellence）が帝王切開の緊急度の分類を提唱し（表2）[1]，手術決定から手術開始までの時間の努力目標を示している（表3）[2]．

b. 連絡方法の確立

- 緊急手術が決定されたなら，緊急度に応じて適切に手術が開始できるように，手術にかかわる医療スタッフ（外科医，麻酔科医，手術室看護師など）間の連絡方法を確立しておく．
- とくに帝王切開術に関しては緊急度に応じた対応が必要である．順天堂医院では，カテゴリー1（図1）とカテゴリー2（図2）で連絡方法を区別している．
- 勤務時間外の麻酔科医や手術室看護師がオンコール対応の場合は，呼び出しの方法を明確にして呼び出しから登院までの時間を把握しておく．

> 手術にかかわる医療スタッフ間の連絡方法を確立しておく

> 帝王切開術に関しては，緊急度に応じて対応方法を区別する必要がある

表2 NICE による帝王切開術の緊急度の分類

Category	原文	和訳
1	immediate threat to the life of the woman or fetus	母体あるいは胎児に生命の危険が差し迫っている状況
2	maternal or fetal compromise which is not immediately lifethreatening	母体あるいは胎児に生命の危険が差し迫っているわけではないが，危機的な状況
3	no maternal or fetal compromise but needs early delivery	母体あるいは胎児が危機的な状況ではないが，早期の分娩が望まれる状況
4	delivery timed to suit woman or staff	母体あるいはスタッフの都合に合わせて分娩すればよい状況

(Wee MY, et al. Int J Obstet Anesth 2005; 14: 147–58[1] より)

表3 NICE による分類と手術決定から手術開始までの時間

1	カテゴリー1 および 2 の帝王切開，とくにカテゴリー1 は手術の決定後，可能な限りすみやかに手術を行うべきである
2	カテゴリー2 の帝王切開の大半は，多くの場合，手術決定から 75 分以内に手術を行うべきである
3	緊急帝王切開を決定する際には，母体と胎児の状態を同時に考慮すべきである．ある状況においては，緊急帝王切開自体がリスクであることを認識すべきである
4	分娩施設の実績を評価するためには，下記に示す手術決定から児娩出までの時間を用いる ・カテゴリー1 の帝王切開は 30 分以内 ・カテゴリー2 の帝王切開は 30 分以内，および 75 分以内 ・ただし，これらの時間はあくまでも施設の監察および評価のためにのみ用いるべきで，個々の症例に対する集学的チーム医療の能力を判断するために用いるべきではない

(Gholitabar M, et al. BMJ 2011; 343; d7108[2] より)

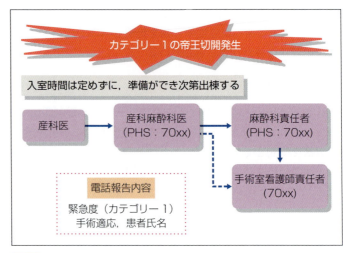

図1 緊急帝王切開の申し込みフローチャート（カテゴリー1）

超緊急帝王切開の場合は，産科医はその旨を産科病棟担当の産科麻酔科医に連絡する．連絡を受けた産科麻酔科医は，手術室に急行して麻酔科責任者と手術室看護師責任者に伝え，部屋の準備を始める．患者の入室時間は定めずに準備ができ次第出棟する．

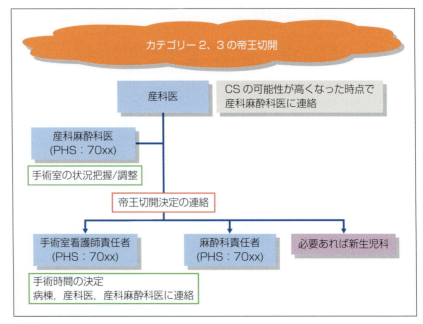

図2 緊急帝王切開の申し込みフローチャート（カテゴリー1以外）

超緊急帝王切開以外の場合は，産科医は帝王切開となりそうな患者がいることを麻酔科責任者と手術室看護師責任者にあらかじめ伝えておき，手術が決定された時点で再度，連絡する．手術室の入室時間は，産科医と麻酔科責任者と手術室看護師責任者で決定する．

c. 緊急帝王切開の30分ルール

- 米国のAAP（American Academy of Pediatrics）とACOG（American College of Obstetricians and Gynecologists）が2002年に発行した"Guidelines for perinatal care"では「現時点で帝王切開の時期とその結果の相関関係に関するデータは存在しないし，今後も得られる可能性はほとんどないが，産科医療を提供する病院は帝王切開の決定から30分以内に手術を開始する能力を有しているべきであるというのがコンセンサスとなっている」として帝王切開の30分ルールが紹介されている．
- 集約化が進んだ米国や英国では，多くの病院で産科麻酔専門の麻酔科医が無痛分娩と緊急の帝王切開に対応できるような体制が構築され，30分ルールを遵守すること自体は困難ではない．それよりも最近では，必ずしも急ぐ必要のない緊急帝王切開症例を慌てて30分以内に娩出させようとして母体および胎児を危険にさらすことの弊害や，母体あるいは胎児に生命の危機が迫っていてさらに短時間での娩出が必要な場合の対応に関心が移行している．
- 一方，日本では，依然としてこの努力目標あるいは施設基準を達成できていない周産期センターが多いのが現状である．厚生労働省研究班（主任研究者：池田智明 国立循環器病センター周産期科部長）による総合周産期センターと地域周産期センターを対象にした調査（130施設）では，手術決定から30分以内に娩出することが「いつでも対応可能」と回答したのは総合センターの47％，地域センターの28％にとどまっている（**表4**）．

> 日本では，緊急帝王切開の30分ルールという努力目標あるいは施設基準を達成できていない施設が依然として多いのが現状

d. 手術室の準備

- 勤務時間内においては緊急手術専用の手術室を確保しておくことが望ましいが，手術件数の多い施設では現実的には不可能なこともある．そのような場合でも麻酔科の責任者は，手術室全体の進行状況を把握して超緊急手術が申し込まれた場合にすぐに対応できるように備えておくべきである．
- 勤務時間外においては緊急手術用の手術室をあらかじめ決めておく．緊急手術用の手術室では，麻酔器に酸素や空気などの配管を接続しておき，電子カルテシステムの電源も切らずに起動させておく．さらにモニター類のセンサーも接続しておく．さらに気道確保困難に備えてDAM（difficult airway

> 勤務時間内においては緊急手術用の手術室を確保しておくことが望ましい

> 勤務時間外においては緊急手術用の手術室をあらかじめ決めておくべき

表4 30分以内の帝王切開が可能である施設の割合

	総合周産期センター	地域周産期センター
いつでも対応可能	18 (47.4%)	26 (28.2%)
日勤帯なら対応可能	18 (47.4%)	44 (47.8%)
ほぼ不可能	2 (5.3%)	20 (21.7%)
無回答	0 (0%)	2 (2.2%)

（厚生労働科学研究費補助金子ども家庭総合研究事業．乳幼児死亡と妊産婦死亡の分析と提言に関する研究．平成20年度総括・分担研究報告書より）

> **Column　緊急帝王切開の 30 分ルールの法的意義**
>
> 　日本で 30 分ルールが議論されるときによく引き合いに出されるのが，「緊急帝王切開術を行うことを決定してから胎児を娩出させるまでに約 1 時間 16 分を要したことについては，それが当時の医療水準を満たしているものとは言い難い」との判断がなされた大和市立病院訴訟である．しかし，日本で 30 分ルールを厳密に個々の症例に適応すべきであるとの法律やガイドラインは存在しない．
> 　地域周産期母子医療センターに望まれている要件として「産科については，帝王切開術が必要な場合 30 分以内に児の娩出が可能となるような医師及びその他の各種職員を配置するよう努めることが望ましい」と記載されているが，これはあくまでも努力目標である．また母体・胎児集中治療室管理料に関する施設基準として，「帝王切開術が必要な場合，30 分以内に児の娩出が可能となるよう保険医療機関内に，医師，その他の各職員が配置されていること」と努力目標ではなく必須条件と記載されているが，これは母体・胎児集中治療室管理料を申請するための施設基準であり，個々の症例に「30 分ルール」を当てはめる根拠にはなりえない[3]．

- management) cart も準備しておく．
- 米国や英国などの分娩が集約した施設では超緊急帝王切開に備えて全身麻酔の導入に必要な薬剤（チオペンタールとスキサメトニウム）をあらかじめ準備しておくことが実践されている．しかし分娩数が多くない施設では現実的ではない．また最近は，薬剤管理が厳正に行われるようになり勤務時間外は薬剤庫の施錠を義務づけている施設も少なくないが，このような施設では緊急時の薬剤の管理について周知徹底しておくべきである．

❷ 超緊急帝王切開の麻酔管理

a. 術前管理

- 超緊急帝王切開術が申し込まれると麻酔科医は手術室の準備から取りかからざるをえないので，患者の綿密な術前評価を行うことは現実的には不可能である．しかし無痛分娩のために産科病棟に麻酔科医が常駐している施設では，超緊急帝王切開が決定される前に産科麻酔科医が患者の術前評価を行うことが可能である．また 36 週までにすべての妊婦が，無痛分娩や緊急帝王切開に備えて産科麻酔科医によるスクリーニングを受けていれば，超緊急帝王切開の際にも有益である．
- 超緊急帝王切開術においては 1 分でも早く児を娩出することが母体あるいは児の利益につながる．同意書を取得するためにいたずらに時間を費やすよりも，手術室の準備と可能であれば患者の評価を優先すべきである．すべての妊婦を対象に事前に帝王切開の麻酔のための同意書を取得する施設もあるが，形式的な同意書に法的な価値があるかどうかは疑問である．
- 緊急帝王切開術の際にチェックリストを用いたタイムアウトを行うべきかどうかは議論が続いている[4]．とくに超緊急帝王切開症例ではタイムアウトを

同意書を取得するよりも手術室の準備と可能であれば患者の評価を優先すべき

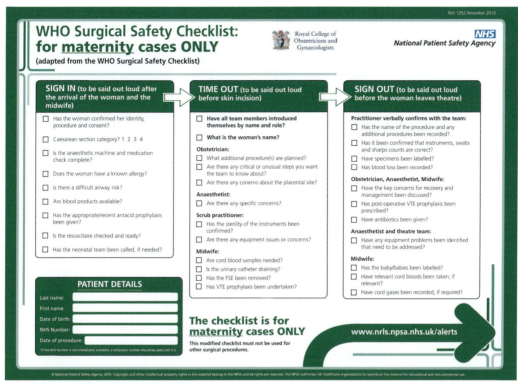

図3 帝王切開専用のチェックリスト

英国のNPSA（National Patient Safety Agency）は，WHOによるSurgical Safety Checklistを産科手術用に改変したものの使用を推奨している．Sign inの冒頭で患者の同意の有無に続いて緊急度が確認されるので，category 1の場合でも迅速に対応することが可能である．

(http://www.nrls.npsa.nhs.uk/resources/?EntryId45=83972 より)

厳密に行うことは困難である．しかし帝王切開専用のチェックリスト（**図3**）を用いてサインインを行い最初に緊急度を共有することは有益であろう．

b. 麻酔法の選択

- 超緊急帝王切開術の麻酔法は基本的には全身麻酔が第一選択となるが，硬膜外麻酔による無痛分娩中の産婦では硬膜外麻酔も選択肢となりうる．また最近では，たとえ超緊急帝王切開術であっても，脊髄くも膜下麻酔で管理することが試みられている．

■ 全身麻酔

- 最近のHawkinsらの報告によると，全身麻酔で帝王切開を受けた妊婦の死亡率と局所麻酔で帝王切開を受けた妊婦の死亡率の比は，1985年から1990年の期間では16.7倍（95％信頼区間12.9-21.8）であったのが，1997年から2002年の期間では1.7倍（95％信頼区間0.6-4.6）と改善し有意差を認めなくなっている（**表5**）[5]．しかし，全身麻酔が依然として危険なことに変わりはないことは事実で，全身麻酔を避ける努力を継続すべきである．

> チェックリストを用いたサインインを行い最初に緊急度を共有することは有益と考えられる

> 全身麻酔は依然として危険を伴うため，避ける努力を継続すべき

表5 帝王切開100万件あたりの死亡率（全身麻酔と局所麻酔の比較）

死亡年	全身麻酔	局所麻酔	死亡率の比
1979～1984	20	8.6	2.3 (95% CI 1.9-2.9)
1985～1990	32.3	1.9	16.7 (95% CI 12.9-21.8)
1991～1996	16.8	2.5	6.7 (95% CI 3.0-14.9)
1997～2002	6.5	3.8	1.7 (95% CI 0.6-4.6)

(Hawkins JL, et al. Obstet Gynecol 2011; 117: 69-74[5]より)

表6 rapid sequence spinal anesthesia の方法

- 静脈路を確保する係やモニタリングの係を指名する（静脈路が確保されるまではくも膜下腔への薬剤投与は行わない）
- 脊髄くも膜下麻酔の導入中に前酸素化を並行して行う
- 滅菌手袋を使用し，余分な部分には触れないように留意する．皮膚は0.5％のクロルヘキシジンで1回だけ消毒する
- 麻薬が近くにない場合はブピバカインの量を増量することを考慮する（上限3 mL）．もし遅滞なく入手できるならフェンタニルを25 μg加える
- 局所浸潤麻酔は必ずしも必要でない
- 脊髄くも膜下麻酔の穿刺は1回だけとする．ただし，姿勢が改善した場合は2回目の穿刺を試みる
- 麻酔域がTh10まで達してさらに上昇している場合には，必要に応じて手術を開始してかまわない．全身麻酔に移行できるように準備を進め，母体に常に声をかける

(Kinsella SM, et al. Anaesthesia 2010; 65: 664-9[7]より)

■ 硬膜外麻酔

> 無痛分娩中の産婦では硬膜外麻酔も選択肢となりうる

- 日本では無痛分娩は十分に普及していないが，硬膜外麻酔の最大のメリットは緊急帝王切開の際に，硬膜外麻酔で麻酔を管理できることである．これが認識されれば，日本でも無痛分娩が普及していくものと期待される[6]．

■ RSS (rapid sequence spinal anesthesia)

> 超緊急帝王切開術であっても脊髄くも膜下麻酔で管理することが試みられている

- 超緊急の帝王切開に対してはこれまで時間を短縮するために全身麻酔が選択されることが多かった．しかし，Kinsellaらは脊髄くも膜下麻酔の方法を工夫することにより（表6），手術決定から娩出までの時間を短縮することが可能で，たとえカテゴリー1の症例であっても脊髄くも膜下麻酔が選択可能であることを報告している（図4）[7]．

c. 術後管理

> 超緊急帝王切開術が施行された場合は，合併症がなかったとしても症例の振り返りを行うべき

- 超緊急帝王切開術が施行された場合は，たとえ母体あるいは胎児に合併症がなかったとしても，手術にかかわった医療スタッフ（産婦人科医，新生児科医，

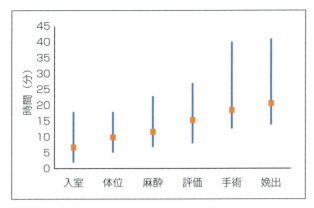

図4 rapid sequence spinal の所要時間
Kinsella らは脊髄くも膜下麻酔を迅速に行えば，患者の入室から児の娩出までを 20 分以内に行うことが可能であると報告している．
(Kinsella SM, et al. Anaesthesia 2010; 65: 664-9[7])より)

麻酔科医，助産師，手術室看護師）などで症例の振り返りを行うべきである．
- とくに緊急度が正しく判断され共有されていたかどうかは重要である．もし緊急度が非常に高い症例で，手術がすみやかに行われていなかった場合には，問題点を抽出し改善策を講ずる．一方，緊急度が必ずしも高くないのに，全身麻酔が選択されていた場合も検討する．全身麻酔で母体に気道確保困難などの重篤な合併症を起こす割合は1%以下であるが，不用意に全身麻酔を繰り返しているといつか深刻な合併症に遭遇することとなるので，不必要な全身麻酔は避ける努力が必要である．
- このように症例ごとに振り返りを行うことに加えて1年単位で，施設の緊急帝王切開に対する対応を検討することも，分娩の安全性を向上させるためには重要である[8]．

（角倉弘行）

参考

1) Wee MY, et al. The National Institute of Clinical Excellence（NICE）guidelines for caesarean sections: Implications for the anaesthetist. Int J Obstet Anesth 2005; 14: 147-58.
2) Gholitabar M, et al; Guideline Development Group of the National Institute for Health and Clinical Excellence. Caesarean section: Summary of updated NICE guidance. BMJ 2011; 343: d7108.
3) 角倉弘行．緊急帝王切開の緊急度の分類と麻酔法の選択．臨床麻酔 2012; 36: 333-43.
4) 角倉弘行．帝王切開のためのチェックリスト．麻酔 2014; 63: 255-61.
5) Hawkins JL, et al. Anesthesia-related maternal mortality in the United States: 1979–2002. Obstet Gynecol 2011; 117: 69-74.
6) 角倉弘行．妊産婦死亡を減少させるために麻酔科医ができること．産婦人科の実際 2015; 64: 193-7.
7) Kinsella SM, et al. Rapid sequence spinal anaesthesia for category-1 urgency caesarean section: A case series. Anaesthesia 2010; 65: 664-9.
8) 迫田厚志，ほか．2010年度に行われた緊急帝王切開197症例の NICE 分類による総括．麻酔 2014; 63: 1339-43.

1-6 機器管理のポイント

- 麻酔中の呼吸管理・吸入麻酔薬による麻酔深度の調整に麻酔器は不可欠である．しかし，麻酔器の構造や，麻酔器周辺の環境については十分に知られていないことも多い．本項では，安全対策を主眼に，安全な麻酔管理のために重要と思われる点について要点を記述した．

① 始業点検の要点

- ヒトが何かを取り扱う限り，機器異常の発生をゼロにすることは不可能であるため，適切な保守管理が必須であり，日本麻酔科学会は「麻酔器の始業点検」[1]を示している（**表1**）．以下にその手順を引用し，要点を示す．

a. 補助ボンベ内容量および流量計

①補助ボンベ（酸素）を開き，圧（5 MPa 以上あること）を確認する．なお，亜酸化窒素ボンベが装着してある場合は，残量をチェックする．
②ノブの動きおよびガス流の表示を確認する．
③酸素が5 L/分流れることを確認する．
④低酸素防止装置付き流量計（純亜酸化窒素供給防止装置付き流量計）が装着されている場合は，この機構が正しく作動することを確認する．

> 緊急用自己膨張式バッグや生体モニターの予備電源など，緊急時に備えて定期的に確認しておく

- 震災など不測の事態により，医療ガス配管設備あるいは主ボンベからのガス供給が突然途絶しても，補助ボンベによって対応するための確認リストである．緊急用自己膨張式バッグ（アンビューバッグなど）や生体モニターの予

表1 日本麻酔科学会が定める麻酔器の始業点検*（2016年3月改訂第6版）

1. 補助ボンベ内容量および流量計
2. 補助ボンベによる酸素供給圧低下時の亜酸化窒素遮断機構およびアラームの点検
3. 医療ガス配管設備（中央配管）によるガス供給
4. 気化器
5. 酸素濃度計
6. 二酸化炭素吸収装置
7. 患者呼吸回路の組み立て
8. 患者呼吸回路，麻酔器内配管のリークテストおよび酸素フラッシュ機能
9. 患者呼吸回路の用手換気時の動作確認
10. 人工呼吸器とアラーム
11. 完了

*セルフチェック機能をもたない麻酔器．
（日本麻酔科学会．麻酔器の始業点検．http://www.anesth.or.jp/guide/pdf/guideline_checkout201603_6.pdf[1]より）

備電源など緊急時を想定した確認も定期的に必要だろう．
- 「麻酔器の始業点検」では酸素の補助ボンベ内圧 50.9 kgf/cm² (5,000 kPa) 未満の場合，交換するように定めているが，この場合，一般的な容量 10 L の補助ボンベでは酸素 6 L/分を維持できるのは数分であるため，常に最高充填圧である 150 kgf/cm² (14,710 kPa) に近い状態を維持すべきである．亜酸化窒素ボンベでは 20℃ で 52 kgf/cm² (5,099 kPa) の圧を示す[★1]．

> 酸素の補助ボンベ圧は，常に最高充填圧である 150 kgf/cm² (14,710 kPa) に近い状態に維持すべきである

b. 補助ボンベによる酸素供給圧低下時の亜酸化窒素遮断機構およびアラームの点検

> ①酸素および亜酸化窒素の流量を 5 L/分にセットする．
> ②酸素ボンベを閉じて，アラームが鳴り，亜酸化窒素が遮断されることを確認する（一部の機種ではアラームが装備されていない）．
> ③酸素の流量を再び 5 L/分にすると，亜酸化窒素の流量が 5 L/分に自動的に回復することを確認する．
> ④亜酸化窒素の流量計のノブを閉じる．
> ⑤酸素の流量計のノブを閉じる．
> ⑥酸素および亜酸化窒素のボンベを閉じ，メーターが 0 に戻っていることを確認する．

- 「麻酔器の始業点検」では，「亜酸化窒素ガス遮断安全装置は酸素の供給圧が不良となった場合，酸素濃度の低い混合ガスの供給を続けるよりは他のすべてのガスの供給を停止したほうがより安全と考え，装備されている」と解説されている．
- 亜酸化窒素補助ボンベがない施設では実施できないため，c.⑤で確認する．
- 「麻酔器の始業点検」でも指摘されているように，「流量計のノブを開いたまま，次の確認リストで医療ガス配管設備のホースアセンブリを接続すると，流量計が壊れる可能性がある」．
- 点検後は補助ボンベを確実に閉鎖し，緊急時に備えておく．

[★1]
亜酸化窒素では内容量の 80% が消費されて初めて圧力の低下が始まり，以後急激に進行するため，充填圧低下時にはボンベ内のガスはほぼ消費されているととらえるべきである．

> 流量計のノブを開いたまま医療ガス配管設備のホースアセンブリを接続すると，流量計が壊れる可能性がある

c. 医療ガス配管設備（中央配管）によるガス供給

> ①ホースアセンブリ（酸素，亜酸化窒素，圧縮空気など）を接続する際，目視点検を行い，また漏れのないことも確認する．
> ②各ホースアセンブリを医療ガス設備の配管端末機（アウトレット）あるいは医療ガス配管設備および麻酔ガス排除装置に正しく接続し，ガス供給圧を確認する．酸素供給圧：392 ± 49 kPa (4 ± 0.5 kgf/cm²)．亜酸化窒素および圧縮空気：酸素供給圧よりも 30 kPa（約 0.3 kgf/cm²）低い．余剰ガス排除装置は，吸引圧（1 kPa 以上 2 kPa 未満の範囲内）または吸引量（25 L/分以上 50 L/分以下の範囲内，流量調整機能付きのものは 0~30 L/分で調整できること）の確認を行う．

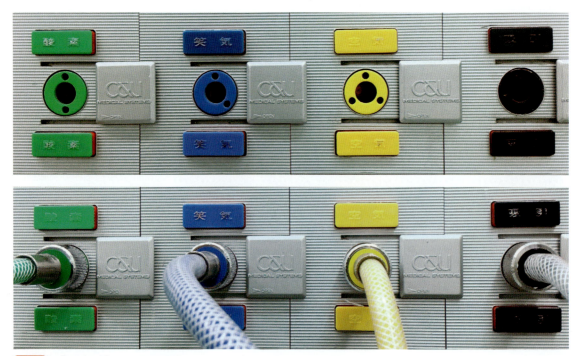

図1 ピンインデックスシステム
それぞれのガスのホースアセンブリと中央配管は，色・接続ピンの角度が異なる．酸素：緑，ピンの角度180度，亜酸化窒素：青，ピンの角度135度，圧縮空気：黄色，ピンの角度120度，吸引：ピンの角度90度．
注）酸素ボンベの色は黒，二酸化炭素のボンベは緑であり，ピンインデックスシステムとボンベでは色が異なる．

③ノブの動きおよびガス流の表示を確認する．
④低酸素防止装置付き流量計（純亜酸化窒素供給防止装置付き流量計）が装備されている場合は，この機構が正しく作動すること確認する．
⑤酸素および亜酸化窒素を流した後，酸素のホースアセンブリを外した際に，アラームが鳴り，亜酸化窒素の供給が遮断されることを確認する（一部の機種ではアラームが装備されていない）．
⑥医療ガス配管設備のない施設では，主ボンベについて補助ボンベと同じ要領で圧，内容量の点検を行った後に使用する．

- 中央配管からのガス供給の確認リストである．酸素，亜酸化窒素，圧縮空気のホースアセンブリが確実に接続されていることを確認し，供給圧（酸素の供給圧は亜酸化窒素，圧縮空気よりわずかに高く設定されている）を確かめる．ホースアセンブリの中央配管との接続には，ピンインデックスシステム（図1）が用いられ，誤接続を防止している．

> 手術室内に，中央配管からのガス供給圧を示す圧力計があるので，定期的に確認する．麻酔器の示す圧力計は中央配管，ホースアセンブリ，麻酔器を通した圧力を示している

d. 気化器

①電源を必要とする気化器の場合は，電源ケーブルの接続と電源がONであることを確認する．

②内容量を確認する．
③注入栓をしっかりと閉める．
④OFFの状態で酸素を流し，においのないことを確認する．
⑤ダイアルが円滑に作動するか確認する．
⑥接続が確実かどうか目視確認する．気化器が2つ以上ある場合は，同時に複数のダイアルが回らないこと（気化器が2つ作動しない）を確認する．

 Column　気化器に胃液？

各吸入麻酔薬は専用コネクタでそれぞれの気化器に注入する（直接注入するタイプもある）が，吸入麻酔薬の空き容器に他の溶液が入っていれば専用コネクタを用いても誤注入がありうる．空いたセボフルランの容器に経鼻胃管をつなぎ，誤って保管された後，気化器に胃液が注入された例を耳にした．

- 「麻酔器の始業点検」では，気化器の使い方として，「気化器内へ誤って他種の麻酔薬を注入した場合には，一般的には気化器内の薬液の抜き取り，次いで気化器のダイアル目盛を最高にし，十分な高流量ガスを流して完全に蒸発させた後に使用する．誤って専用気化器以外に注入した場合，気化効率を変化させる恐れがあるため，製造業者へオーバーホールを依頼する」と解説されている．

e．酸素濃度計

①酸素電池式の酸素濃度計を使用している麻酔器は，酸素電池の開封年月日の確認を行う．または，較正チェックの記録を確認する．
②センサーを大気に開放し，21%になるよう較正する．
③センサーを回路に組み込み，酸素流量を5〜10L/分に設定し，酸素濃度が100%に上昇することを確認する．

- 中央配管からの酸素などのガス供給にはピンインデックスシステムが用いられるが，配管から別のガスが供給され，事故につながった事例もある．酸素濃度計は，さまざまな安全システムがあったとしても，患者への酸素の正しい供給を確実に行うために必須である．

f．二酸化炭素吸収装置

①吸収薬の色，量，一様につまっているかなどを目視点検する．
②水抜き装置がある場合には，水抜きを行った後は必ず閉鎖する．

- 最もリークの起こる可能性が高い部分である．ネジのゆるみ，パッキングの紛失，破損，劣化，ソーダライムの粒がはさまることを原因とする不完全な密閉など，多くの問題が発生しうる．
- 二酸化炭素吸収剤の色が変化した場合は交換する．時間が経つと色が戻る場合もあるため，気づいた際に交換すべきである．また，二酸化炭素と二酸化炭素吸収剤の反応により水が発生する．水抜き装置が設置されている場合は水抜きを行うが，これによりリークが生じやすい★2．

酸素濃度計は，患者への酸素の正しい供給を確実に行うために必須である．麻酔器によって，形状，位置が異なる

二酸化炭素吸収剤は色の変化に気づいた際に交換すべきである．近年，ソーダライムが充填されたプレフィルドタイプの二酸化炭素吸収装置が利用できる麻酔器が増えてきた．これにより，リークなどのトラブルが大きく減少している

★2
これからの手術は二酸化炭素吸収剤の役割が大きくなる．低流量麻酔では回路外へ排出される二酸化炭素や水蒸気が減少する．また，腹腔鏡手術では患者呼気からの二酸化炭素排出が増加する．このため，二酸化炭素吸収剤の消費が増えると同時に呼吸回路内に水がたまりやすいことに注意する．

g. 患者呼吸回路の組み立て

①正しく，しっかり組み立てられているかどうかを確認する．

h. 患者呼吸回路，麻酔器内配管のリークテストおよび酸素フラッシュ機能

〔一般的方法〕
①新鮮ガス流量を0または最小流量にする．
②APL（ポップオフ）弁を閉め，患者呼吸回路先端（Yピース）を閉塞する．
③酸素を5〜10 L/分流して呼吸回路内圧を30 cmH$_2$Oになるまで呼吸バッグを膨らまし，次いでバッグを押して，回路内圧を40〜50 cmH$_2$Oにしてリークがないことを確認する．
④呼吸バッグより手を離し，圧を30 cmH$_2$Oに戻して，酸素を止めガス供給のない状態で30秒間維持し，圧低下が5 cmH$_2$O以内であることを確認する．
⑤APL弁を開き，回路内圧が低下することを確認する．
⑥酸素フラッシュを行い，十分な流量があることを確認する．

▶APL：adjustable pressure limiting

- 麻酔ガス共通流出口の上流に逆流防止弁がある麻酔器では，弁より患者側の回路内リークしか検出できない．麻酔器内配管のリークを確認するために，低流量によるリークテストを施行する．
- 「麻酔器の始業点検」では，低圧回路系のリークテストとして，「APL弁を閉じ，酸素を100 mL/分程度流す．呼吸バッグを外し，呼吸バッグ接続口とYピースを両手で閉じるか，あるいは別の蛇管等で接続する．回路内圧の目盛りが30 cmH$_2$O以上になることを確認する．圧力が上昇し過ぎないうちに酸素流量を0に戻す．この試験により呼吸回路全体における漏れは少なくとも30 cmH$_2$Oの圧までは100 mL/分以下であると判断できる（ただし呼吸バッグ自体，呼吸バッグと呼吸バッグ接続口間のリークは検出できないので，h.①〜⑥の方法を併用する）．

リークテストは麻酔器の最少流量で行う

低流量計がある麻酔器ではさらに少ない流量でテストを行うことができるが，麻酔器によっては，最少流量が100 mL/分以上であるため，麻酔器の最少流量でテストを行う」と解説されている．
- 麻酔器に自動リークテスト機構がある場合は，その手順に従いチェックを行う．とくに決まりはなく機種によっても異なるが，原則として自動リークテスト機構がある場合はこれを優先する[★3].

★3
これらすべての方法を用いても，呼吸バッグを押した際に手で損傷部位を塞いでいた場合など，実際に換気した際にリークが生じる可能性は残る．準備中，麻酔導入前など，常に確認する姿勢が必要である．

i. 患者呼吸回路の用手換気時の動作確認

テスト肺をつけ，酸素または圧縮空気の流量を5〜10 L/分に設定し，呼吸バッグを膨らました後，バッグを押して吸気弁と呼気弁の動作チェックを行

う．同時にテスト肺の動き（ふくらみ，しぼみ）を確認する．テスト肺を用いない方法も可能である★4．

> **Column 気管支鏡の損傷を防ぐために**
>
> 麻酔科で用いる軟性気管支鏡は高価でありながら，破損しやすい器具である．原因の多くは被検者に挿入管を噛まれたり，引き出しに挟んだりといった取り扱いの不備により生じる[2]．使用時はバイトブロックを必ず用い，使用しないときは，専用のハンガーにかけて保管する．

j．人工呼吸器とアラーム

①換気設定を用手換気から人工呼吸器へ切り替える．
②テスト肺の動きを確認する．
③呼吸器は従量式換気に設定し，テスト肺を外して，低圧アラームの確認を行う．テスト肺に負荷をかける，あるいは呼吸回路の患者接続口を閉塞させ，高圧アラームが作動することを確認する．
④呼吸器は従圧式換気に設定し，呼吸回路を閉塞またはテスト肺を圧迫し，分時または一回低換気量アラームの確認を行う．

k．完了

①各項目の点検完了のチェックを行う．

❷ 麻酔器具の維持管理

- 麻酔管理では麻酔器以外にも多くの器具・薬剤を用いる．周術期の安全を確保するためにはそれらの確認も欠かせない．以下に，上記の麻酔器の始業点検とともに確認すべき項目について述べる．

a．気道確保に必要な物品

- 日本麻酔科学会の気道管理アルゴリズム★5 で使用する可能性のある物品を準備，確認する．
①各種サイズの麻酔用フェイスマスク，声門上器具，気管チューブを確保する．
②喉頭鏡（エアウェイスコープ®や McGRATH™ MAC など）や気管支鏡，気道確保補助具の正常な動作を確認する．緊急時の輪状甲状膜穿刺キットの所在を確認する★6．

b．点滴・薬剤

- 点滴ルート内の空気やコネクタのゆるみ，麻酔導入時に必要な薬剤の準備を確認する．シリンジのフランジがシリンジポンプのスリットに，また押し子がスライダーフックにしっかりと固定されているか確認する．シリンジにつながるルート内に薬液が十分に満たされているか，シリンジの押し子とポンプのスライダーのあいだに隙間がないか確かめる★7（図2）．

★4 **テスト肺を用いない方法**
APL弁を閉じ，Yピースの先端を手掌で軽く叩いたときの吸気弁と呼気弁の動きを観察する．あるいは，フェイスマスクまたはYピースに口を付けて呼吸を行ったときの吸気弁と呼気弁の動きを観察する．いずれの場合も弁が軽く円滑に動けば正常である．

★5
「気道管理ガイドライン 2014（日本語訳）」における「麻酔導入時の日本麻酔科学会気道管理アルゴリズム」については，p.127, p.199 を参照のこと．

★6
電源が入る確認がされていることに加え，充電式や電池を用いる器具ではフル充電であること，予備電源が確保されていることが望ましい．

★7
シリンジの押し子とポンプのスライダーのあいだに隙間がないことは，シリンジをセットした後，早送りで回路先端から薬液が流出することで確認する．

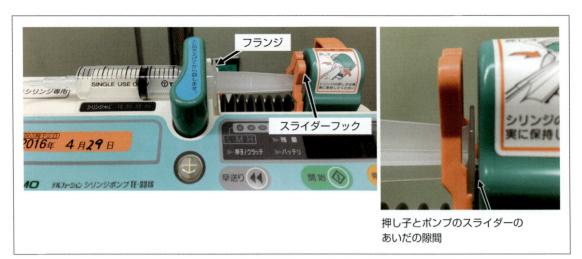

図2 シリンジとシリンジポンプの接続

> **Column　サイフォニング現象**
>
> 　シリンジポンプの位置が患者より高い位置にあり，シリンジの押し子が固定されていないとき，落差によりシリンジ内の薬液が大量に注入されること．高流量の輸液ルートに接続されていると発生しやすくなる（図3参照）．
>
>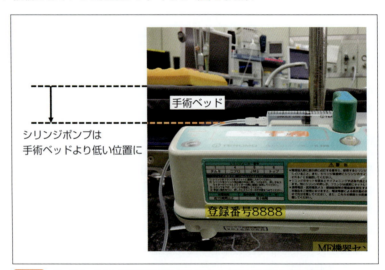
>
> **図3** サイフォニング現象を防ぐためのシリンジポンプの位置

C. 洗浄・滅菌

- 麻酔器具は通常の使用でも潜在的な感染性物質にさらされており，医療者および患者の皮膚，粘膜，分泌物，血液に接触することで汚染する．麻酔器具

を通じての感染の報告はまれであるが，適切に扱わなかった場合，汚染した麻酔器具により感染を引き起こす可能性がある．汚染器具の確実な確認はできないため，すべての使用済み器具はすでに汚染していると考え，使用済み器具を取り扱う際は，各器具の取り扱いマニュアルに従って，適切な感染防御策を取るべきである[3]．

（高橋和伸，山蔭道明）

> すべての使用済み器具は汚染していると考え，適切な防御策をとるべきである

文献

1) 日本麻酔科学会．麻酔器の始業点検．http://www.anesth.or.jp/guide/pdf/guideline_checkout201603_6.pdf
2) 浅野文祐，ほか．2010年全国アンケート調査からみた呼吸器内視鏡の合併症（2次出版）．気管支学 2012; 34: 209-18.
3) Favero MS. Principles of sterilization and disinfection. Anesth Clinics of North America. 1989; 7: 941.

1-7 薬剤管理のポイント

- 麻酔科医が行う周術期管理には，麻酔薬以外に循環作動薬，非ステロイド性抗炎症薬，抗凝固薬，抗菌薬などさまざまな薬剤を用いる機会に遭遇する．
- これらの薬剤のなかには，厳重な管理が必要となる麻薬や劇薬も含まれている．したがって麻酔科医はそれらの管理について周知しておくべきである．
- さらに，1症例あたりに短時間で複数の薬剤を投与することから，残念ながら誤投薬（誤薬，誤投与量，投与忘れなど）も発生している．ここでは，それらについて概説する．

★1
麻薬の管理・保管は「麻薬および向精神薬取締法」の第34条に規定されており，向精神薬に関しては第50条に規定されている．

麻薬保管用金庫は施錠のうえ人目につかない場所に設置する

1 麻薬・劇薬の管理

- 薬剤は普通薬，劇薬，毒薬，向精神薬，麻薬，覚せい剤原料，特定生物由来製剤に分類されていて，それぞれの保管方法が存在する★1．
- 規制医薬品（麻薬，覚せい剤原料，向精神薬〈第1種，第2種〉，毒薬・劇薬，血液製剤，血液製剤扱いの医薬品）は，法令（医薬品，医療機器等の品質，有効性及び安全性の確保等に関する法律〈医薬品医療機器等法，旧薬事法〉），麻薬及び向精神薬取締法あるいは厚生労働省通知医薬発418号等の関係法規に従い保管・管理しなければならない．
- 手術部内に薬剤師が常駐し，すべての薬剤を薬剤師が管理する施設もあるが，手術部内に薬剤師が常駐せず麻酔科医が管理しなければならない施設がほとんどであると思われる．

a. 麻薬の管理

麻薬の保管

- 麻薬は，他の医薬品と区別し，麻薬専用の施錠できる金庫に保管しなければならない（図1）．さらにその設置場所は，人目につかず関係者以外の出入りがない場所にすべきである．当然のことであるが，麻薬の出し入れ時以外は必ず施錠し，その鍵は部署の麻薬管理責任者を決めて管理する．
- 実際には，勤務時間帯には当日の麻酔責任者（スーパーバイザー）が管理し，当直帯には当直医あるいは当直看護師が管理することになる．
- 当院では，麻薬の補充は手術部担当薬剤師が毎朝巡回し，定数の確認を行うと同時に，使用済みのバイアル・アンプルを回収・補充するというシステムを用いている．

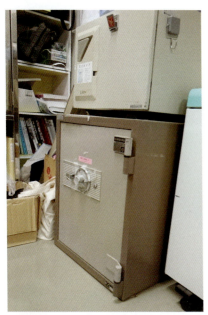

図1 麻薬保管用金庫の一例
常時施錠されており，外部者には見えない場所に設置されている．薬剤の出し入れは2名以上で行っている．間違いが起こりやすいと思われる緊急手術や時間外手術の際の出し入れは必ず2名で行っている．

■ 麻薬の払い出しおよび帳票管理

- 麻薬は医療施設ごとに（すなわち薬剤部での）帳簿管理が必要で，帳簿には処方量のみならず施用量や残薬等について記載し，国へ報告する義務がある．
- 手術部門における帳簿管理は法的には必須ではないが，施用量の正確な管理のためには帳簿の作成を行うことは管理上有用であろう．
- 当院の麻薬帳簿には，払い出し時に患者氏名，ID番号，数量ならびに払い出した者と受取った者がサインをしている．さらに，施用後の麻薬返却時には，施用アンプル（バイアル）数，不施用アンプル（バイアル）数，実使用量，残液量，施用者名そして受けた者がサインしている（図2）．
- 麻薬は紛失，破損あるいは盗難などが判明した場合，すみやかに保健所に届け出なければならないため，取り扱いには十分注意しなければならない．

> 手術部門においても，麻薬の正確な管理のため帳簿作成は有用である

b. 毒薬・劇薬の管理

■ 毒薬の保管および帳票管理

- われわれ麻酔科医が使用する毒薬は筋弛緩薬である．他の毒薬を使用することはほぼないと考えられるため，本項では筋弛緩薬の保管使用に関して記載する．

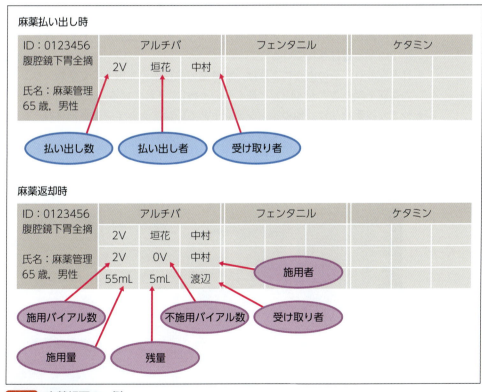

図2 麻薬帳票の一例
すべての症例において払い出し・返却ともに2名の医師により確認するシステム．

- 毒薬も,他の医薬品と区別し,専用の施錠できる保管庫に保管しなければならない.
- 毒薬に関しても施用量の正確な管理のためには帳簿の作成を部門で行うことは管理上有用であろう.
- さらに毒薬に関しては厚生労働省により適正管理の徹底についての通知が存在するが,紛失等に関する条文は存在しない.しかしながら,紛失あるいは盗難が疑われる場合には警察への届け出を考慮しなければならない[★2].
- 当院では毒薬は麻薬に準じた保管と施用を行っている.

> 毒薬も専用の施錠できる保管庫に保管し帳簿管理を行う

★2
紛失盗難時の対応は各施設で異なるため,薬剤部に確認しておく.

> 劇薬は他の薬剤と,保管場所を分ける必要はないが明確に区別する必要がある

■ 劇薬の保管および管理

- 麻酔科が使用する薬剤のほとんどは劇薬に分類され,その管理・使用には注意を要する.とくに手術室に常備する劇薬は他の薬剤と保管場所を分ける必要はないが,他の薬剤と明確に区別する必要がある(図3).
- 当院では夜間手術がないときに施錠できる独立した薬剤室に,すべての劇薬を保管している.また,薬剤部との薬品搬送カートも施錠できるカートを使用している.

❷ 誤投薬防止対策と工夫

- 手術中の投薬のほとんどは麻酔科医が担当しているが,とくに高度低血圧や高度徐脈などの緊急時には誤投薬となる可能性が高くなる.
- 術中の誤投薬の内訳は,誤投与量が36.5%,誤薬が25.0%,そして投与忘れが19.2%と報告されている[1].
- 日本麻酔科学会の調査によれば,麻酔薬の誤投薬の原因として薬物シリンジの選別を誤ることが44.2%と最も多いと報告[2]されている.
- つまり誤薬投与は,他のインシデントあるいはアクシデントと同様に,ヒューマンエラーがかかわっており,完全にそれを防止することはできないと考

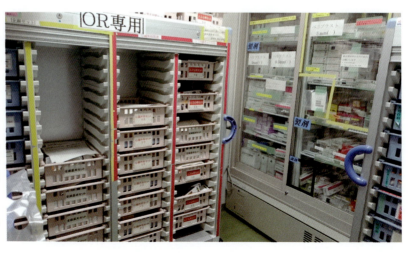

図3 劇薬の管理
手術室内の薬剤管理庫では麻酔科が使用する薬品カートは劇薬であるため薬品庫内の施錠できる棚(写真右)に保管している.また,薬品庫管理の薬剤は劇薬をマークし,他の薬剤と明確に区別している(写真左).

えられる．したがって，それを防止するには薬剤自体への工夫（シリンジのラベリングやプレフィルドシリンジの開発）やそれぞれの病院における医療安全システムの構築に加え，麻酔科医に対するさまざまな啓発が必要となる．

a. 薬剤の工夫

■ シリンジへのラベリング

- 日本麻酔科学会の「周術期の誤薬・誤投与防止対策—薬剤シリンジラベルに関する提言」[3]の中では薬剤シリンジにおいて標準化されたラベリングを使用することを推奨している．

> 標準化されたラベルを使用することが望ましい

- 具体的には，貼付するラベルは，①シリンジに貼付できる視認性のよい大きさで，②耐水・耐アルコール性のテープを使用し，③薬剤名と濃度が，④見やすいフォントと文字の大きさで，⑤標準化された背景色（薬効別カラーコード：図4）となって印刷されていることが望ましい[★3]．

> ★3
> 当院では印刷されたテープ（メディラベ®〈ヒラサワ〉）を使用しているが，セーフラベルシステム™（CODONICS, Inc, OH, USA）のように，薬剤調整時にラベルを自動作成・発行するシステムも存在する．

- 薬効別カラーコードの認知度はまだまだ低く，今後周知が必要であると考えられる．
- カラーコードでは作動薬が単色，拮抗薬が白とのストライプとなっている．
- 当院では麻酔導入時に使用する薬剤（静脈麻酔薬，筋弛緩薬，麻薬）と緊急時に使用する薬剤（昇圧薬）に関しては標準化されたラベルを採用している．
- 手書きの薬剤ラベルは読み間違えなどの可能性もあり，誤投与を生じることが考えられるため，避けることが望ましい．しかしながら，現状では多くの施設で手書きラベルが廃止できない現状がある．
- 少なくともシリンジに直接書き込むのではなく，薬剤内容などをわかりやすく記載した大きめのラベルを作成し，見える場所に貼付する．

> 手書きラベルは大きめのラベルにわかりやすく記載し，見える場所に貼付する

■ プレフィルドシリンジ

- アトロピン（アトロピン注）やアドレナリン（アドレナリン注）をはじめとして全国的にも，蘇生薬に関してはプレフィルドシリンジが積極的に採用されている．
- プレフィルドシリンジは，①調剤におけるミスを減らし，②清潔な薬剤を③より素早く，投与できるため，蘇生薬以外にも多くの薬剤のプレフィルド化が進んでいる．
- これらのプレフィルドシリンジを活用することは医療安全の点からも利点は大きいと考えられる．

> プレフィルドシリンジを活用することは医療安全面からも利点は大きい

- 一例としては，レミフェンタニルの調整に生理食塩水プレフィルドシリンジを利用することでレミフェンタニル溶解忘れの頻度を低下させる可能性がある．

b. 医療安全システムの工夫

■ インシデント報告

- 多くの麻酔科医は何らかの投薬過誤の経験をもっていると考えられる．とく

a：薬効別カラーコード

薬効分類	Pantone® Color による色指定（RGB による近似値）
導入薬	Yellow（RGB 255.255.0）
ベンゾジアゼピン	Orange 151（RGB 255.102.0）
ベンゾジアゼピン拮抗薬	Orange 151（RGB 255.102.0）と White の対角ストライプ
筋弛緩薬	Warm Red（RGB 245.64.41）
筋弛緩拮抗薬	Warm Red（RGB 245.64.41）と White の対角ストライプ
オピオイド	Blue 297（RGB 133.199.227）
オピオイド拮抗薬	Blue 297（RGB 133.199.227）と White の対角ストライプ
昇圧薬	Violet 256（RGB 222.191.217）
降圧薬	Violet 256（RGB 222.191.217）と White の対角ストライプ
局所麻酔薬	Grey 401（RGB 194.184.171）
抗コリン薬	Green 367（RGB 163.217.99）
メジャートランキライザー/制吐薬	Salmon 156（237.194.130）
その他の薬剤	White（RGB 255.255.255）

注1：印刷時の色指定は Pantone® で行うこと．
注2：表記の RGB 値は Pantone® の近似色であり，あくまでも参考にすること．

b：背景色の参考

Yellow	Orange 151	Warm Red	Blue 297	Violet 256	Grey 401	Green 367	Salmon 156	White

注：印刷機や用紙の素材により，発色が異なる場合があるため，本表の色は参考に留めること．

図4　薬効別カラーコード
（日本麻酔科学会．指針・ガイドライン．周術期の誤薬・誤投与防止対策—薬剤シリンジラベルに関する提言．http://www.anesth.or.jp/guide/pdf/guideline_0604.pdf[3] より）

に麻酔業務においては，手術室内での薬物準備と確認，そして投与に至るまでのすべての行為を，麻酔科医単独で行う特殊な状況が存在する．そのような状況でも投薬過誤を防ぎうるシステムの構築が重要である．

- しかしながら投薬過誤の実態を把握することがきわめて困難であることもまた判明しており，まずインシデント報告が容易に行える院内システムを構築することが急務である．
- 近年の医療安全対策では PDCA サイクル（Plan-Do-Check-Act）を積極的に活用していくことが推奨されている．そのため今後は施設ごとに投薬過誤の頻度等に関して検討（Check）を行い，対策を立て（Plan），実施し（Do），またそれを評価し（Check），改善（Act）していかなければならない．

> 施設ごとに投薬過誤の頻度等に関して PDCA サイクルを積極的に活用していく必要がある

プレフィルドシリンジ取り違えによるインシデント

　本文中でも述べたように，プレフィルドシリンジには多くの利点がありその活用を推進していくことは言うまでもない．しかしながら，当院では硬膜外腔にキシロカイン®シリンジ 10 mL（図5下）を接続・投与するはずが，ヘパリン生食 10 mL（図5上）を硬膜外注入してしまったという「プレフィルドシリンジ取り違え」によるインシデントも発生している．プレフィルドシリンジでは誤薬・誤投与を防ぐことはできないという教訓となった症例であった．とくにプレフィルドシリンジには多くの情報が記載されており，製品によっては似通ったものもあるため手術室内への配置には十分な配慮と教育が必要である．インシデント以降当院手術室には 10 mL のプレフィルドシリンジはキシロカイン®シリンジのみが薬剤庫に常備されている．ヘパリン生食シリンジあるいは他の 10 mL プレフィルドシリンジは手術室に配置薬がなく，必要な症例ごとに薬剤部より払い出している．

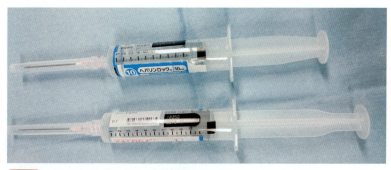

図5 プレフィルドシリンジの表示
プレフィルドシリンジには多くの情報が記載されており，一見するだけでは薬剤の判別が難しい（下：キシロカイン®シリンジ，上：ヘパリンシリンジ）．

- 当院での例をあげると，①リカバリー室でメトクロプラミドとノルアドレナリンの取り違えが発生したため（Check），②メトクロプラミドを薬品庫での管理とし（Plan），③薬品カート内のメトクロプラミドを薬品カートより撤去した（Do）．その後現在まで検討を継続中（Check & Do）であるが，メトクロプラミドと他剤の取り違えは発生していない．

ダブルチェック
- 前項でも述べたが，多くの施設で麻酔業務における薬剤の準備と投与を麻酔科医単独で行っている．
- 近年多くの施設で取り入れられている「WHO 安全な手術のためのガイドライン 2009」[4]にある「WHO 手術安全チェックリスト（2009年改訂版）」においても，使用する薬剤のダブルチェックを推奨している．
- 可能であれば2名以上の麻酔科医で薬剤の調整を行うことが望ましい．施設によっては，麻薬を含む麻酔導入時に使用する薬剤を2名の看護師がダブルチェックをしながら調整している．

可能であれば2名以上の麻酔科医で薬剤の調整を行う

麻酔科医への啓発

- これまで誤投薬防止についていくつかのことを示してきた．しかし，患者への薬物投与の"まさにそのとき"に誤投薬防止策を講じなければその効力を発揮することはできない．つまり，シリンジで薬物を投与するときに，そのシリンジに含まれる薬剤を認識でき同時に薬物投与量を確認できることが最も重要である．

> まさに投与するときにシリンジに含まれる薬剤と投与量が同時に確認できることが重要

- 薬物を投与する際，その"まさにそのとき"にわれわれは例外なくシリンジの目盛を視界に入れながら投与する．図6は，当附属病院の病院実習学生に依頼し，シリンジに薬物名を手書きで明記してもらった例である．シリンジに薬物名を手書きする場合，ほぼ例外なくシリンジの目盛の裏側に記載する（図6上）．また，カラーシリンジラベルに関しても，意識しなければほぼ例外なくシリンジの目盛の裏に貼付してしまう（図6下）．これでは，薬物を"まさに投与する"ときには，シリンジの目盛側を上に向けているため（図7），そのシリンジの薬物を投与直前に目視で確認することが不可能である．

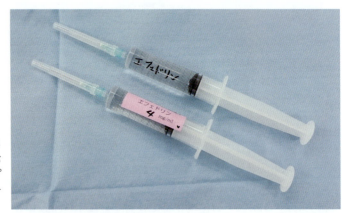

図6 薬剤のラベリング（教育前の例）
昇圧薬（エフェドリン）シリンジを作成させるとシリンジ裏面に直接薬剤名のみを書き込む（上）．さらに濃度の記載もない．ラベルテープを使用するよう指摘するとシリンジ裏面にテープを貼付する（下）．

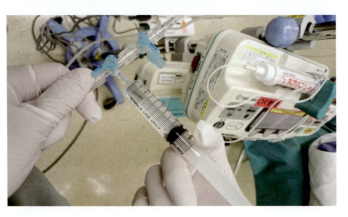

図7 誤投薬（誤ったラベリングが行われたシリンジでの一例）
シリンジ裏面に薬剤名を記入あるいはラベルテープを貼付すると，注入時には薬剤の確認ができない．

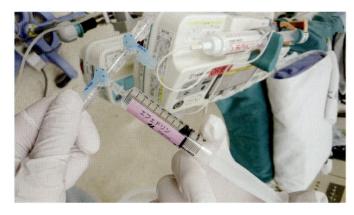

図8 薬剤が容易に確認できるラベリングの一例
薬剤投与時に投与している薬剤の確認が可能である.

- このことから当院の手術室では,シリンジラベルの貼付部位を「シリンジ目盛を半分覆う場所」と定め,初期臨床研修医に対してもそれを教育している(図8).このような工夫と啓発により,当院手術室における麻酔薬関連の調整済みシリンジ取り違えに起因する誤投薬は激減したことから,この工夫は他の何よりも徹底しなければいけないことであると信じている.

(神里興太,垣花 学)

文献

1) Cooper L, et al. Influences observed on incidence and reporting of medication errors in anesthesia. Can J Anaesth 2012; 59: 562-70.
2) 津崎晃一.麻酔中の誤薬・誤投与.臨床麻酔 2009; 33: 1903-9.
3) 日本麻酔科学会.周術期の誤薬・誤投与防止対策―薬剤シリンジラベルに関する提言.http://www.anesth.or.jp/guide/pdf/guideline_0604.pdf
4) WHO 安全な手術のためのガイドライン 2009. http://www.anesth.or.jp/guide/pdf/20150526guideline.pdf

1章 周術期の安全対策・危機管理の基本

1-8 災害時対応

麻酔科医は，手術患者の安全を守るために常に準備と訓練を怠ってはならない

- 日本は災害大国といっても過言ではなく，地震，津波，火山の噴火，台風，豪雨などさまざまな災害がいつどこであっても不思議ではない（図1）．
- 手術患者の安全を守るのが使命である麻酔科医は，これらの災害時にどのように対応するか，常に準備と訓練を怠ってはならない．
- ここでは，2011年3月11日に発生した東日本大震災時の経験をもとに，震災時対策を中心として災害時における麻酔科医の対応について解説する[1-4]．

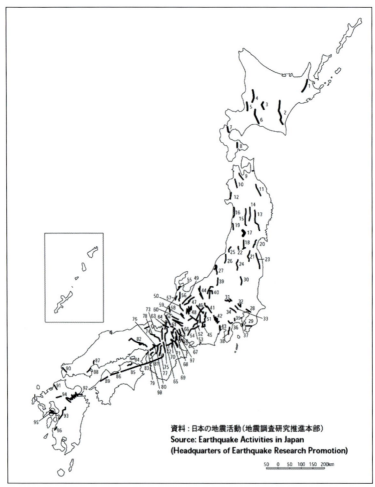

図1 日本の活断層の分布
（内閣府 防災情報のページ．http://www.bousai.go.jp/jishin/pdf/hassei-jishin.pdf[5]より）

Topics 日本で発生する地震のタイプ

地震は，断層運動によって起こり，①プレート境界で発生する地震，②プレート内部で発生する地震，③内陸部の活断層を震源とする地震，の3つのタイプに分類される．太平洋で海洋側の太平洋・フィリピン海プレートが陸側の北米・ユーラシアプレートの下に沈み込んでいるため，日本列島には東-西方向ないし南東-北西方向に強い圧縮力がかかっており，限界に達したときに陸側のプレートが跳ね上がる．1923年の関東大震災，2011年の東日本大震災がこのタイプの地震である．一方，1995年の阪神淡路大震災のような内陸部の活断層の活動による地震では，震源が地表面に近いため，甚大な被害になることがある[5]．

1 震災時対策：手術中に地震が起きたら

a. 患者の安全管理

- 揺れによる誤動作を防止するため，まず手術を中断する．
- 落下による損傷を避けるため，患者を支える．
- 無影灯，顕微鏡などを術野からはずし，生体情報モニター，電子カルテ用ディスプレイ，内視鏡モニターなどを押さえる．
- 天井からの落埃に備え，術野や器械台に覆布をかける．
- 転倒や回路の離脱を防止するため，麻酔器，生体情報モニターなどのキャスターをロックする．電気メス類などの周辺機器も固定する★1．
- 医療ガスの供給，電源供給をチェックする．

b. 避難準備

- 避難経路を確保するため，手術室の入り口ドア等各部屋のドアを開放する．
- 移動に備えてストレッチャー，バッグバルブマスク，酸素ボンベ，鎮静薬，循環作動薬などを部屋ごとに準備する．
- 地震の規模，余震の頻度などの情報を収集するとともに，症例ごとに手術続行の可否を検討し，移動先を確保する．
- 緊急避難の可否を検討する★2．

c. 医療ガス（酸素）供給（表1）[6,7]

- 麻酔器，人工呼吸器，吸引が停止していないかチェックする．
- 医療ガスが途絶，噴出していないかチェックし，噴出している場合は，爆発，火災の危険性を避ける．
- 酸素供給が途絶した場合，予備酸素ボンベを直ちに使用する．配管やアウトレットの破損部から噴出している場合は，緊急時シャットオフバル

★1
病院そのものは現在の耐震基準をクリアしていれば震度7までの揺れで倒壊する可能性は低いが，手術部内でも，物品の転倒，転落などから患者，職員を守る必要がある．倒れる可能性のある棚や手術器械は十分な転倒防止策をし，切創や裂創回避のため，ガラス製のボトルは極力廃止し，薬品棚，内視鏡のラックなどは戸が閉まるものにすべきである．

★2
エレベーターは通常震度5以上で自動停止し，再稼働には安全点検を必要とする．そのため，稼働に長時間を要する場合や津波などを避けるために緊急避難を要する場合は，担架などを担いで移動することになる．

表1 医療ガスの災害時対応（日本医療ガス学会）

1. 医療ガスを使用している患者の安全確保
2. 医療ガス供給設備の緊急点検の実施
3. 病院内の酸素備蓄量の確認
4. 予想酸素使用量の把握
5. 酸素供給見込みの確認
6. 酸素の節約
7. 酸素途絶時の対応
8. 集団災害用酸素吸入器
9. 緊急時シャットオフバルブの閉鎖，開放

Advice 緊急時酸素逆走システム

　手術室，ICUなどの部署にはシャットオフバルブが設置されている．通常レバーを手前に引けば，その区域へのガスの供給が停止される．災害時にその区域外で供給配管が破損した場合，このバルブを閉鎖し，区域内のアウトレットにボンベの酸素を接続すると，逆走で酸素を供給できる（図2）．緊急導入口付きのシャットオフバルブもある．

　このシステムを安全に作動させるためには，酸素ボンベ，スパナ，ホース，圧力調整器は一緒に保管しておき，シャットオフバルブの供給領域，接続手順，役割分担，交換手順，酸素ボンベの備蓄量を確認し，訓練を行っておく必要がある．また，逆走時は常時圧力を監視し，ボンベ交換時の酸素遮断を防ぐために2本以上の酸素ボンベを接続することが望ましい．

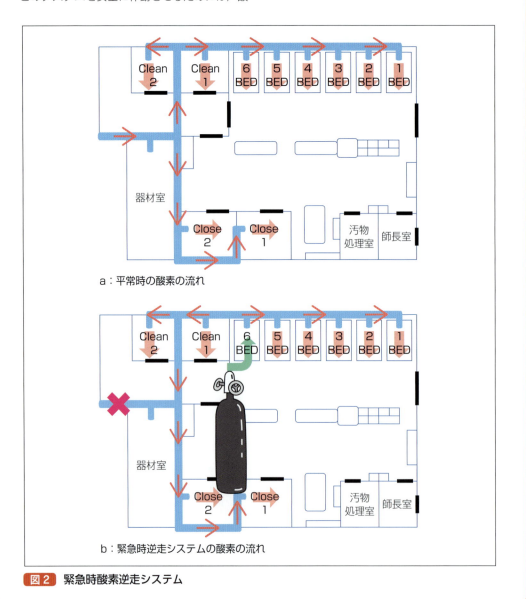

a：平常時の酸素の流れ

b：緊急時逆走システムの酸素の流れ

図2　緊急時酸素逆走システム

表2 非常用電源の種類：JIS T 1022「病院電気設備の安全基準」

区分	電源の種類	起動時間 （電圧確立時間）	連続稼働時間	用途・適応	コンセントの色
非常用電源	一般非常電源	40秒以内	10時間以上	重要ME機器	赤色
	特別非常電源	10秒以内	10時間以上	生命維持装置など	赤色
	瞬時特別非常電源	0.5秒以内	10分以上	手術灯など	緑色または赤色
商用電源	—	—	—	—	白色

ブ★3 を閉鎖し，区域内のアウトレットに酸素ボンベを接続する逆走システムで酸素を供給する（図2）．
- 供給源の倒壊，配管の断裂，アウトレットの損傷がないかなど，医療ガス供給設備の緊急点検を実施する．
- 病院内の酸素備蓄量を確認し★4，今後の酸素使用量を把握するとともに，酸素供給見込みを確認する．
- できる限り酸素使用を節約する．

d. 電力供給

- 麻酔器や生態情報モニターが作動しているかを確認する．
- 手術室では，通常，非常用電源（表2）が設置されているが，停電が発生した場合，自家発電機からの電力供給に切り替わったか確認する必要がある．
- 停電時でも，麻酔器や人工呼吸器はバッテリーで一定時間稼働する．
- 自家発電の燃料には限度があるので，どれだけの備蓄があるかを確認し，なるべく短時間のうちに手術操作を中止する．
- 開心術など，途中で操作を中止できない手術が行われている場合はそちらへの電力供給を優先する．

e. 火災対応[8]

- 大規模な火災が手術室で発生することは可能性が低いと考えられるが，揺れに伴って術野火災が発生する可能性はある．
- 高濃度酸素環境での発火源使用は危険であり，酸素配管などの破損をチェックするとともに，状況把握が十分にできるまで，電気メス，レーザーなどの使用は避ける．
- 皮膚消毒直後であれば，可燃性消毒剤が十分乾燥するまで発火源は使用しない．
- 火災発生時は，まず生食を使用して消火に努める．初期消火ができない場合は，二酸化炭素消火器を使用する．
- 初期消火ができず，火災が拡大した場合，

★3 シャットオフバルブ
酸素供給配管の各部署への入り口に設置されている，ガス供給を区域ごとに遮断するためのバルブ．

★4
医療ガス配管設備のJIS T 7101規格では，酸素の供給設備は少なくとも2つ以上の供給装置で構成されなければならず，超低温液化ガス貯留による供給装置（CE）の場合は，満量の2/3が10日分，予備供給（大型ボンベ）が1日分以上になるように算出することとされている．CEでない2つの供給装置がある場合は，それぞれが7日分とされている．

Advice 気化器

揮発性吸入麻酔薬の気化器は，15°の傾斜でも正常に働くように設計されているが，酸素などのアナログの流量計は，傾斜するとチューブと浮子の隙間がいびつになり，流量の読みが不正確となる．また，地震では，一定の傾斜ではなく，揺れがあるため，業務継続可能な場合も，吸入麻酔薬濃度のチェックが必要であろう．

火災報知機を作動させ，患者の避難を行う．手術室のドアを閉鎖し，ガスの供給遮断を行う．

f. その他

- 空調機能をチェックする．とくに，清浄度の高い人工関節置換術などの手術では，空調機能が維持されているかをチェックする．
- 空調からの層流が停止した場合，浮遊塵埃が増加するため，ドアの開閉を極力抑え，入室者を最小限にするなど乱流防止を行い，創部の洗浄を頻回に行う．

❷ 施設での麻酔科医の役割

- 麻酔科医は手術室のみならず，施設における危機管理の要としての役割を担うべきである．
- 手術中の災害対応は，施設内で最も入念な対策と迅速な対処が必要な重症患者への対応に適応することができ，他の患者への対応の基礎となるものである．

> 麻酔科医は施設における危機管理の要としての役割を担うべきである

a. マニュアル作成と災害時訓練

- 災害時の指揮命令系統，状況報告法を定める．
- 種々の災害に対して，最悪の事態を想定して対策を定める．
- 各職種の役割分担，相互補完のルールを定める．
- 災害発生時刻等に応じたマンパワーの想定，職員の招集案を定める．
- マニュアルの検証訓練を定期的に行い，問題点を修正する．

> 災害に対して，最悪の事態を想定して対策を定める

> マニュアルの検証訓練を定期的に行い，問題点を修正する

b. 備蓄

医療ガス

- 施設の日常使用で何日分に相当する酸素および医療ガスの備蓄量があるのかを検証する．
- 酸素などのボンベは揺れで倒れないようチェーンで固定する．
- 供給業者と緊急時の供給について協議しておく．
- 広範囲大規模災害では，供給業者の生産工場等も損害を受ける可能性があることも念頭に入れておく．そのような場合の節約対策も定めておく．

> 施設の日常使用酸素および医療ガスの備蓄量を検証する

> 供給業者の生産工場等も被災する可能性を念頭に入れ，節約対策を定めておく

電源，燃料

- 施設の日常使用電気量，供給経路を把握しておく．
- 自家発電とそのための燃料の備蓄量，燃料供給元を把握しておく．
- 停電対策では，エレベーターの停止に備えて，患者を搬送する手段も考慮しておく．手術室と同じフロアに術後患者を収容できる設備があれば搬送は容易である．

> 施設の日常使用電気量，供給経路を把握しておく

> 停電の際のエレベーター停止に備えて，患者の搬送手段を考慮しておく

Topics 大震災の発生日時

　地震の規模を示すマグニチュードが6以上であった近年の日本で起こった地震は，1995年の阪神淡路大震災，2004年の新潟県中越地震，2007年の新潟県中越沖地震，2011年の東日本大震災，および2016年の熊本地震である．それぞれのマグニチュードと最大震度はそれぞれ7.3と7，6.8と7，6.8と6強，9.0と7，7.3と7であった．

　発生曜日，時刻をみると，前3つは火曜日午前5時46分，土曜日17時56分，祝日月曜日午前10時13分で，休日や診療前の早朝に発生していた．また熊本地震は金曜日午後9時26分から震度6以上を観測したのは日曜日午前9時48分までである．ところが，東日本大震災は金曜日14時45分と近代日本で初めて平日の就業中に発生した大規模地震であった．多くの施設で手術が行われていたが，地震による直接の死亡はなかったようであり，未曽有の大事態にもかかわらず，麻酔科，外科医，手術室スタッフなどにより適切な対応がなされたものと考えられる．賞賛に値するものであろう．

■ 給水
- 日常使用量の何日分に相当する貯水槽の容量があるのかを検証する．
- 断水に備えて，井戸や湧水槽，浄水装置があればよい．
- 断水時の手術は，貯水時間の長期化で手洗いや手術器具の洗浄に悪影響が出る可能性もあり，ウォッシャー・ディスインフェクターも使用できなくなるので，器械洗浄が不十分な水洗いとなり，感染防止の面からは好ましくない．断水時には，予定手術は制限せざるをえない．

> 貯水槽の容量が日常使用量の何日分あるかを検証する

■ 薬品，試薬
- 災害時の供給見込みを立て，日常使用量の何日分を備蓄するかを検討する．
- 一般的には，3日分あれば，その後の緊急供給が可能となるといわれているが，通常7日分程度は備蓄されている．
- 生産工場の被災などによって供給不足になることも考えられる．

> 薬品・試薬を日常使用量の何日分備蓄するかを検討する

■ 食糧，宿泊施設など
- 患者用の食糧の備蓄はもちろんであるが，職員用の食糧にも配慮する．流通機能が麻痺すれば，職員も容易に調達できるものでない．
- 医療従事者の被災，交通インフラ破壊に備えて，職員の滞在場所も確保する．
- 自家用車両を使用する場合のガソリンなど，職員の通勤手段の確保も不可欠である．

> 患者用だけでなく職員用の食糧確保や，職員の滞在場所・通勤手段の確保にも配慮する

c. 災害医療体制
- 広域災害における被災地からの膨大な手術必要患者の搬送や医師派遣要請の可能性がある．
- 地域の病院群での対応可能状況を把握し，連携を取って効率よく受け入れや

> **Topics 病院間連携と移送手段の確保**
>
> 東日本大震災では，福島県内でも建物の接続部が崩壊して，酸素供給も途絶し，手術中患者のみならず，多くの重症患者を転院させざるをえない施設があり，重症患者は新築まもない近隣病院に移送された．その際，救急車で移送された患者はごく一部で，バスやトラックなどを使用したとのことである[9]．病院間の連携を日常的に保つことだけでなく，移送手段の確保も重要である．

派遣を行う．

- 自施設の受け入れ可能状況を判断し，手術室の準備，それに対応できるだけの麻酔科医，手術部のスタッフ，臨床工学技士などを待機させる．
- 被災地や関連施設の状況を把握し，連携を取るには，通信手段の整備が必要である．災害時の混雑にも影響を受けにくい衛星回線電話網などの整備が望まれる．

> 自施設の受け入れ可能状況を判断し，地域の病院群の対応可能状況を把握したうえで，連携に努める

（村川雅洋）

文献

1) 村川雅洋. 後方支援病院の経験から. 医学のあゆみ 2011; 239: 1107-11.
2) 五十州 剛, 村川雅洋. 手術室緊急事態発生時の対応：東日本大震災の経験—手術室マネージメント. 麻酔 2012; 61: 245-51.
3) Murakawa M. Anesthesia department preparedness for a multiple-casualty incident Lessons learned from the Fukushima earthquake and the Japanese nuclear power disaster. Anesthesiol Clin 2013; 31: 117-25.
4) 福田幾夫, ほか. 東日本大震災における手術室：東北外科集談会からの報告—将来の激甚災害にそなえるために. 日外会誌 2012; 113: 241-51.
5) 内閣府. 防災情報のページ. http://www.bousai.go.jp/jishin/pdf/hassei-jishin.pdf.
6) 西野京子. 医療ガスに及ぼす震災の実態と対策. Medical Gases 2014; 16: 23-34.
7) 村川雅洋. 東日本大震災から学ぶ医療ガスの危機管理. Medical Gases 2015; 17: 14-7.
8) 植木隆介, ほか. 手術室火災の対応経験と今後の課題. 日臨麻会誌 2013; 33: 131-6.
9) 武藤ひろみ, ほか. 東日本大震災を振り返って—問題点と対策. Medical Gases 2012; 14: 37-41.

1-9 針刺し切創事故の予防と対処

① 周術期の針刺し切創事故の分類

- 周術期には使用する鋭利器具により針刺し切創事故が発生しうるが，ここでは原因となる鋭利器具により分類する．

a. 薬剤準備時に使用する注射針

- 麻酔中に使用する薬剤をアンプルやバイアルから注射器へ吸引するときに使用する注射針による．
- これには，バイアル穿刺時やアンプル内容吸引時の誤穿刺によるものと，薬剤準備，調整後リキャップした注射針を注射器に付けておくことにより，その後の注射器使用時に発生するものがある．

b. 患者へ使用する静脈留置針，注射針

- 患者への末梢，中枢静脈路確保目的で使用する穿刺針，静脈留置針や翼状針によるものと，脊髄くも膜下麻酔，硬膜外麻酔やその他の神経ブロック時に使用する注射針，スパイナル針や硬膜外針によるものがある．

c. カテーテル固定時に使用する縫合針

- 中心静脈カテーテルなどのカテーテルやチューブを患者皮膚に固定する際に使用する縫合針による．

d. 術中に使用する鋭利器具

- メスや縫合針など鋭利器具による．
- これには，器具操作中の事故と器具受け渡し時の事故がある．

② 針刺し切創事故による被害

- 針刺し切創事故により，受傷者は組織損傷による一次被害を被る．損傷の程度により，損傷部の保護・縫合処置が必要となり，サージカルグラブ装着困難など業務に支障をきたす場合もある．
- より重大かつ深刻なのは，二次被害の血液媒介感染症である．

a. 針刺し切創事故の疫学

- 日本での全国規模調査報告[1]によると，病床数100ベッドあたりで年間約6件発生している．
- 病室が全体の30％を占め，手術室が27％でこれに続く．勤務医療スタッフ

数あたりの発生率では，手術室が圧倒的に高い．
- 看護師が全体の52％と半数以上の事故で受傷している．医師が34％で2番目に多い．

b. 血液媒介感染症

- 針刺し切創事故により感染リスクがある主な感染症を示す．

◾ ウイルス性肝炎

B型肝炎

▶HBV：hepatitis B virus

- B型肝炎ウイルス（HBV）は，DNAウイルスである．感染源は血液，血液製剤や血液で汚染された器具で非経口感染である．
- 抗体をもたない者が感染した場合，思春期以降の健常者ならば感染は一過性でウイルスは完全に排除されるため通常慢性化しない．一方，出生時の母児間感染や免疫機能低下状態での感染では，ウイルスは排除されずに肝細胞内に存在，増殖する．この状態をB型肝炎ウイルス・キャリア（保有者）という．キャリアの免疫力が発達，改善した場合，ウイルス排除を始めるため，肝細胞の破壊（肝炎）を発症し，炎症を繰り返す場合には，慢性肝炎から肝硬変，肝細胞がんに至る場合もある．
- HBVキャリアはアジアとアフリカに集中しており，日本のキャリアは約100万人と推定される．

HBVはワクチンによる感染予防や曝露事故発生後のHBグロブリンによる感染防止が可能

- ワクチンによる感染予防や曝露事故発生後の抗HBグロブリン投与による感染防止が可能である．

C型肝炎

▶HCV：hepatitis C virus

- C型肝炎ウイルス（HCV）はRNAウイルスである．感染者の血液を感染源として感染するが，感染者の半数以上で感染源は確認されていない．考えられる主な肝炎経路には，以前の輸血・血液製剤投与，汚染された注射針使用やタトゥー，ピアスなどがある．
- 感染後早期（3か月以内）に急性肝炎を発症する場合もあるが，大半は不顕性感染で60％以上が慢性化する．20年以上の経過で慢性肝炎から肝硬変，肝細胞がんに移行する場合も多い．
- ワクチンによる感染予防や曝露事故後の免疫グロブリン投与による感染防止はいずれも実現されていない．
- 日本の抗体陽性率は約1.5％で，HCV感染者数は150万～200万人と推定される．

持続的なHCV陰性化が可能となりつつある

- 従来，インターフェロンを中心とした抗HCV治療が主流で難治例や再発例も多かったが，2015年に抗ウイルス薬であるソホスブビルとレジパスビルの合剤が導入され，持続的なHCV陰性化が可能となりつつある．

◾ ヒト免疫不全ウイルス感染症

▶HIV：human immunodeficiency virus

- ヒト免疫不全ウイルス（HIV）はRNAウイルスであり，遺伝子構造からHIV-1とHIV-2に分類される．主な感染源は血液と精液で，主な感染経路

には，性的接触，母子感染（経胎盤，経産道，経母乳）や血液によるもの（輸血，臓器移植，針刺し事故）がある．
- HIV 感染未治療者の自然経過は，感染初期（急性期），無症候期，後天性免疫不全症候群（AIDS）発症期へ進む．
- 2013 年の時点で HIV 累計感染者は世界中で 7,800 万人と推定されるが，新規感染者は減少傾向にある．日本では，新規感染者は約 1,500 人/年でこの数年間は横ばいであるが，累計感染者は 2 万人を超えた．
- 近年，3 剤以上の抗 HIV 薬を組み合わせて服用する多剤併用療法が導入され，HIV 感染者で AIDS 発症の長期間抑制が可能となっているが，HIV の完全排除には至っていない．

▶AIDS：
acquired immunodeficiency syndrome

HIV 感染者で AIDS 発症の長期間抑制が可能となっている

■ ヒト T 細胞白血病ウイルス 1 型（HTLV-1）感染症
- HTLV-1 は，RNA ウイルスで，精液，母乳や血液内に存在するウイルス感染した白血球が感染源となり，主な感染経路は，性的接触，母子感染（経母乳）や血液によるもの（輸血，臓器移植）である．針刺し事故での感染率は，血液内にウイルスが存在する HIV に比べてはるかに低いと考えられるが，詳細なデータはまだなく，今後の報告が待たれる．
- HTLV-1 感染者の大部分は生涯キャリアのまま経過するが，数％の者が成人 T 細胞白血病・リンパ腫（ATL），HTLV-1 関連脊髄症（HAM）や HTLV-1 ぶどう膜炎（HU）を発症する．
- 日本での HTLV-1 キャリアは約 100 万人と推定され，先進国では唯一の浸淫国である．
- 現時点では，感染後の発症を予防する方法は確立されていない．

▶HTLV-1：
human T-cell leukemia virus type 1

▶ATL：
adult T-cell leukemia

▶HAM：
HTLV-1 associated myelopathy

▶HU：
HTLV-1 uveitis

現時点では HTLV-1 感染後の発症を予防する方法は確立されていない

■ 梅毒
- 梅毒トレポネーマというスピロヘータ（グラム陰性らせん菌）による感染症である．感染者の唾液，精液，腟液，血液や皮膚病変の浸出液が感染源となり，性的接触を介して感染する．
- 未治療患者の血液は，針刺し切創事故での感染源となりうるが，報告例はない．現在では，有効な抗菌薬治療普及★1 により感染性の高い患者は非常に少ないため，術前検査や針刺し切創事故時検査の対象疾患から除外している医療機関が増えている．

★1
経口合成ペニシリンの出現で激減したが，近年若年層を中心に患者が漸増している．

c. 主な血液媒介病原体の感染経路と感染確率
- HIV，HCV および HBV の感染経路と感染確率を示す（**表 1**）．
- 針刺し切創事故時には HBV は 3 回に 1 回，HCV は 50 回に 1 回，HIV は 300 回に 1 回程度の確率で感染すると考えられる．
- 鋭利器具先端の形状では，注射針は患者穿刺後に中空である内側に血液が貯留し，針刺し事故時にはその血液が受傷者へ注入されるため，縫合針やメスに比べて感染率が高くなる．

注射針は，縫合針やメスに比べて感染率が高くなる

表1 血液媒介病原体による感染経路と感染確率

ウイルス	感染経路				感染の可能性があるもの		
	感染するリスク	針刺し切創での感染率	粘膜・損傷皮膚	咬傷	報告あり	可能性あり	可能性小
HIV	300回に1回	0.2〜0.5%（約0.3%）	○	○	血液 血液製剤 血性体液	髄液 母乳 精液 膣液分泌	唾液 尿 便
HCV	50回に1回	1.8%	△	—	血液 血液製剤	髄液 精液 膣液分泌	唾液 尿 便
HBV	3回に1回	6〜30%	○	○	血液 血液製剤	髄液 精液 膣液分泌	尿 便

○：報告がある，△：報告はないが可能性はある，—：報告がない．
（地方公務員災害補償基金．病院等における災害防止対策研修ハンドブック―針刺し切創防止版．2010．p. 84 より）

❸ 針刺し切創事故の予防

- "To error is human" とあるように人は必ずミスをするため，人の注意や行動に依存する予防策のみでは効果は低い．しかし，事故防止の観点から医療スタッフとして遵守すべき基本ルールがある．
- ここでは，まず，医療スタッフが守るべき基本ルールを解説し，次に針刺し切創事故発生状況別の予防策を示す．

a. 医療スタッフが守るべき基本ルール

①標準予防策（standard precautions）を遵守する．
  - 患者の血液・体液は感染源の危険性があると認識して行動する．
  - 血液・体液に接触する可能性がある状況では，必ず手袋を装着する．
②目的医療行為開始前に必要な機材を準備し，作業環境を整える．
③鋭利器具を持って，目的医療行為以外の動作をしない．
④手に持った鋭利器具を他者に直接手渡さない．
⑤使用後の注射針は原則リキャップしない．
⑥HBV 抗体検査，ワクチン接種を受けておく．

b. 薬剤準備時に使用する注射針に対する予防策

> プラスチック製の薬剤調整用専用針を使用する

- 金属製注射針を使用せずに，プラスチック製の薬剤調整用専用針を使用する．

> 金属製注射針を使用する場合は，注射器先端にルアキャップを付けておく

- 金属製注射針を使用する場合は，調整業務完了後注射針はリキャップせずに専用廃棄ボックスに捨てて，注射器先端にはルアキャップを付けておく（図1）．

c. 患者に使用する静脈留置針，注射針に対する予防策

①静脈留置針は，安全装置付き器具を正しく使用する（図2）．
- 安全装置には，能動作動型と受動作動型がある★2．後者のほうが予防効果はより高い．
- 安全装置付き器具を初めて使用する際は，必ず操作方法を事前に確認する．
- 安全装置機構の異なる器具を複数配備するのは，誤認，誤操作による事故の原因となるので避ける．

②使用後の器具は，使用者がその場で専用廃棄ボックスに捨てる．

③使用後のスパイナル針，硬膜外針や中心静脈穿刺針は，キット付属の針受け器具がある場合はそれに刺し，ない場合はリキャップせずにトレイに戻し，トレイごと耐貫通性廃棄容器に捨てる．決して，トレイ上の針を拾い上げたり，まとめたりしない．

d. カテーテル固定時に使用する縫合針に対する予防策

- カテーテル被覆・保護材など縫合固定以外の固定法を用いる．
- 縫合針操作時は，必ず持針器を使用する．実施時に介助者がいる場合は，縫合針・持針器を直接手渡さずに，「ハンズフリーテクニック」を用いる（Topics参照）．
- 一部で実施されている注射針内腔に縫合糸を通して縫合針の代用使用することは，針刺し事故のリスクが高いため厳禁である（専用製品使用は除く）．

e. 術中に使用する鋭利器具に対する予防策

- サージカルグラブは，二重装着を原則とする．二重装着によりグラブを穿通して受傷者に到達する鋭利器具（メス，縫合糸など非中空構造）付着血液量が有意に減少することが示されている[3]．
- 糸付き縫合針を積極的に使用する．とくに，筋層など内部組織縫合時には糸付き縫合用鈍針を使用する．

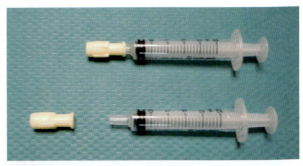

図1 ルアーロック
注射器先端に金属製注射針の代わりにルアキャップを付けておく．

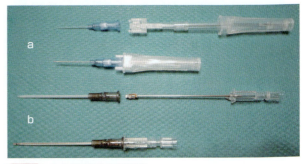

図2 安全装置付き留置針
a：内針（金属針）は，本体内部に収納されるタイプ．
b：内針（金属針）先端を保護具が覆うタイプ．

> **Topics** ハンズフリーテクニック
>
> 手術中，メスや持針器を医療スタッフ間で直接手渡す際に針刺し切創事故が起こりやすい．これを回避するために，直接手渡す代わりに，いったん器械台上のトレイなどをいわゆるニュートラルゾーンと決めて，そこに一方が置いたものを他方が拾い上げる．欧米では，この方法の普及により手術中の針刺し切創事故が減少した[2]．

★2
能動作動型は操作者がマニュアルで安全装置を作動させる必要があるが，受動型は内針の抜去操作に伴って自動的に安全装置が作動する．

静脈留置針は安全装置付き器具を正しく使用する

> **Advice** 安全なリキャップ方法
>
> 使用後の注射針はリキャップしないのが大原則であるが，局所麻酔薬など薬剤を分割使用する場合などにはやむをえずリキャップする必要がある．この場合には，①片手すくい上げ法（図1a），②両手「へ」の字法（図1b），のいずれかを用いることで針刺し事故のリスクを軽減できる．
>
>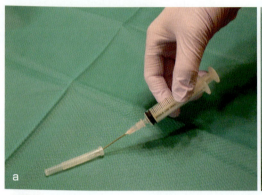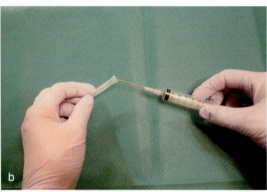
>
> 図3　安全なリキャップ法
> a：片手すくい上げ法．
> b：両手「へ」の字法．

- 鋭利器具の受け渡しは，「ハンズフリーテクニック」を用いる．

> 縫合針操作時に介助者がいる場合や鋭利器具の受け渡しは，ハンズフリーテクニックを用いる

④ 針刺し切創事故発生時の対処

- 針刺し切創事故発生時は，原因器具の他者血液，体液による汚染の有無を確認しつつ，迅速かつ適切に対応する．

a．初期対応

- 著者所属施設の感染制御部作成対応マニュアルを参考にした針刺し切創事故発生時初期対応の流れを示す（図4）．
- 床などに放置されていた鋭利器具で受傷した場合のように感染源（患者）が特定できない場合は，感染源不明時マニュアルに進む．（表2）
- 感染源（患者）が特定できる場合は，感染源（患者）の感染症検査結果と受傷者感染症検査結果に従って対応する．

> 感染源が特定できる場合は，感染源の感染症検査結果と受傷者感染症検査結果に従って対応する

b．感染源（患者）HIV 抗体陽性の場合

- 感染源（患者）の感染症検査結果でHIV抗体が陽性（既知の場合を含む）の場合は，針刺し切創事故後1時間以内の予防的治療薬服用開始が必要とされているため[★3]，迅速に対応する（図5）．

> ★3
> 曝露後1〜2時間以内に服用開始すれば感染のリスクを約80％低下させる．24時間以上経過後の服用開始では効果が減弱する可能性がある．

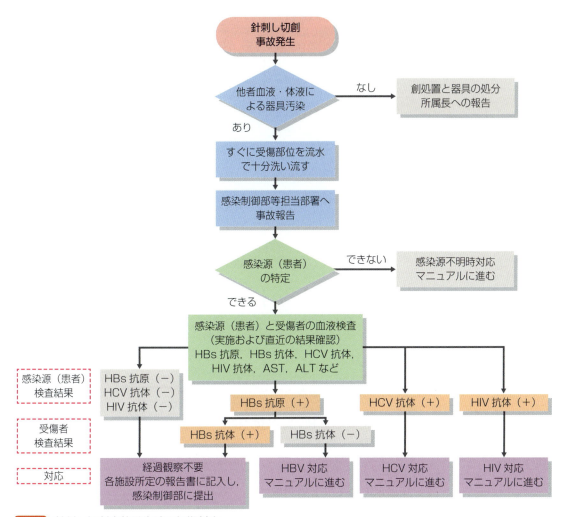

図4 針刺し切創事故発生時の初期対応

表2 感染源不明（対象患者特定不能）時の対応

受傷者検査結果	検査結果に対する対応	以降扱い
HBs抗体（+）	診察医指示の下で経過観察（1, 3, 6, 12か月後）	労働災害
HBs抗体（−）	診察医指示の下で，抗HBグロブリンの48時間以内投与およびHBワクチン接種開始を検討．経過観察（1, 3, 6, 12か月後）	労働災害
HCV抗体（−）	診察医指示の下で経過観察（1, 3, 6, 12か月後）	労働災害
HIV抗体（−）	診察医指示の下で経過観察（1, 3, 6, 12か月後）	労働災害
HBs抗原，HCV抗体，HIV抗体いずれかが（+）	HBs抗原，HCV抗体のいずれかが（+）の場合は肝臓疾患専門医の，HIV抗体が（+）の場合は血液疾患専門医の診察をそれぞれ考慮する	通常の保険診療

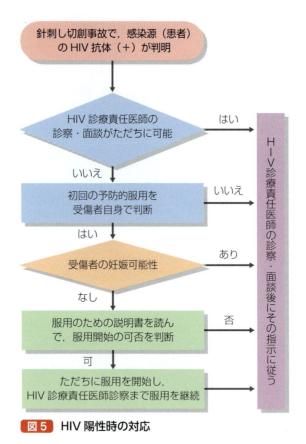

図5 HIV陽性時の対応

> **Advice** エピネット日本版
>
> 　エピネット日本版は，職業感染制御研究会から発行されている血液・体液曝露報告書式である．米国バージニア大学 Janine Jagger 教授により開発された EPINet™ (Exposure Prevention Information Network) を基に作成され，無償で公開されている．2013年9月には，手術部用のエピネット日本版/手術部版 Ver1.0 が公開された (http://jrgoicp.umin.ac.jp/index_epinetjp.html)．

c. その他の必要事項

- 針刺し切創事故は業務中の災害であるため，労働災害（公務員の場合は公務災害）を申請し，認定を受ける．
- 当該医療機関の感染管理担当部署への報告も必要であり，所定の報告書に記入して提出する．エピネット日本版を活用している施設も多い（Advice参照）．

（水本一弘）

文献

1) Yoshikawa T, et al. Incidence rate of needlestick and sharps injuries in 67 Japanese hospitals: A national surveillance study. PLoS One 2013; 8: e77524.
2) Stringer B, et al. Effectiveness of the hands-free technique in reducing operating theatre injuries. Occup Environ Med 2002; 59: 703-7.
3) Childs T, Use of double gloving to reduce surgical personnel's risk of exposure to bloodborne pathogens: An integrative review. AORN J 2013; 98: 585-93.

1-10 医療事故が発生したら

1 医療事故の定義

- 医療事故発生時の対応を述べるにあたり，まずはじめに「医療事故」の定義を示す．一口に「医療事故」といっても，医療者，患者やその家族，司法関係者のあいだでその概念は異なっている．また，医療者間においても同様のことがいえる．

a. 国立大学附属病院医療安全管理協議会の定義[1]

- 医療を通じて，患者に一定程度以上の傷害が発生したものを「医療事故」と定義し，過失の有無を問わない．
- 合併症，偶発症，医薬品による副作用等や医療材料，医療機器の不具合によって引き起こされた事象，不可抗力によって生じた事象も含む．
- 医療事故のうち医療行為に過失があり，患者に一定程度以上の傷害を与え，傷害と医療行為とのあいだに因果関係があるものを「医療過誤」と定義する[★1]．
- 患者の診療・ケアにおいて発生した，好ましくない事象，本来のあるべき姿から外れた事態・行為が発生したものを「インシデント」と定義する．医療現場において，患者には実施されなかったが，ヒヤリとした，ハッとした事象もこの中に含まれる．
- インシデントの中に医療事故が含まれ，医療事故の一部に医療過誤がある（図1）．
- インシデントの患者への影響度を表1のように分類している．

b. 厚生労働省による定義

- リスクマネージメントスタンダードマニュアル作成委員会によるリスクマネージメントマニュアル作成指針[2]では，以下のように定義されている．

> **医療事故**
> - 医療に関わる場所で，医療の全過程において発生するすべての人身事故で，以下の場合を含む．なお，医療従事者の過誤，過失の有無を問わない．
>   ア．死亡，生命の危険，病状の悪化等の身体的被害及び苦痛，不安等の精神的被害が生じた場合．
>   イ．患者が廊下で転倒し，負傷した事例のように，医療行為とは直接関係しない場合．

★1
一般的には「医療事故」＝「医療過誤」と誤解されていることが多い．患者や家族，あるいは報道機関に「医療事故」があったことを説明するときに，相手が「医療事故」に対してどのような概念をもっているか，確かめる必要がある．状況によっては，病院側の意図している定義を説明する必要がある．

インシデントの中に医療事故が含まれ，医療事故の一部に医療過誤がある

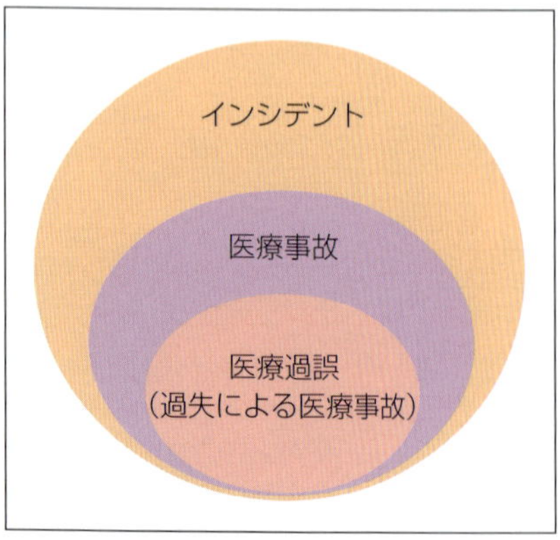

図1 用語の定義
（国立大学附属病院医療安全管理協議会. http://square.umin.ac.jp/anzenhc/medical/index02.html[1]より引用，一部改変）

表1 インシデントによる患者への影響レベル

影響レベル	傷害の継続性	傷害の程度	
0			エラーや医薬品・医療用具の不具合がみられたが，患者には実施されなかった
1	なし		患者への実害はなかった（何らかの影響を与えた可能性は否定できない）
2	一過性	軽度	処置や治療は行わなかった（患者観察の強化，バイタルサインの軽度変化，安全確認のための検査の必要性は生じた）
3a	一過性	中等度	簡単な処置や治療を要した（消毒，湿布，皮膚の縫合，鎮痛剤の投与など）
3b	一過性	高度	濃厚な処置や治療を要した（バイタルサインの高度変化，人工呼吸器の装着，手術，入院日数の延長，外来患者の入院，骨折など）
4a	永続的	軽度〜中等度	永続的な障害や後遺症が残ったが，有意な機能障害や美容上の問題は伴わない
4b	永続的	中等度〜高度	永続的な障害や後遺症が残り，有意な機能障害や美容上の問題を伴う
5	死亡		死亡（原疾患の自然経過によるものを除く）
その他			患者からの苦情，施設上の問題，医薬品の紛失や破損，医療従事者に発生した事態など

（国立大学附属病院医療安全管理協議会が定めた「インシデント影響度分類」〈一部加筆〉）

> ウ．患者についてだけでなく，注射針の誤刺のように，医療従事者に被害が生じた場合．
>
> **医療過誤**
> - 医療事故の一類型であって，医療従事者が，医療の遂行において，医療的準則に違反して患者に被害を発生させた行為．

- これらは，a．の国立大学附属病院医療安全管理協議会の定義の基になっており，概念はほぼ同じである．

c. 医療法の定義

- 医療法第三章医療の安全の確保，第一節医療の安全の確保のための措置，第六条の十において，医療事故を厚生労働省令で定めるところの「当該病院等に勤務する医療従事者が提供した医療に起因し，又は起因すると疑われる死亡又は死産であって，当該管理者が当該死亡又は死産を予期しなかったもの」と定義している．
- 2014年6月18日の医療法改正に基づく「医療事故調査制度」が2015年10月1日に施行されたため，この狭義の「医療事故」と国立大学附属病院医療安全管理協議会の定義する「医療事故」を区別しておく必要がある．

d. 留意点

- これから述べる「医療事故」は，基本的には国立大学附属病院医療安全管理協議会の定義に基づく概念とし，死亡だけでなく，患者に傷害を生じた事象も含むものとする．医療事故調査制度に関する記述のところでは，狭義の医療事故の概念を用いる．
- また，それぞれの対応については，ここでは一般的な事項を解説するが，実際には勤務している病院の医療安全管理マニュアルに従い，医療安全管理部門と連携して，対応していくべきである．普段から麻酔科スタッフ，外科系診療科医師，手術部スタッフ，集中治療部スタッフなどと連携について話し合っていることが望ましい．

❷ 医療事故発生直後の対応

a. 現場での初期対応

- 第1発見者は他の医療スタッフへ連絡する．院内緊急応援要請体制を利用して，人員を確保することも考慮する．
- 患者に対する最善の処置（心肺蘇生法を含む）を行う．
- 発見者や関与者は，記憶が新しい間に情報を収集，整理しておく．事後検証のために可能な限り事実関係を明らかにしておく．

> 事後検証のために可能な限り事実関係を明らかにしておく

b. 病院内の連絡体制

- 部署の管理者やリスクマネジャー（病棟医長，看護師長など）にすみやかに報告する．
- 院内の報告システム（インシデントレポートなど）を用いて報告する．
- 重大事故の場合は，直接医療安全管理部に報告する．
- 事例によっては，部門長に報告し，部門長が直接病院長へ報告する．重大な医療事故発生の情報がすみやかに病院長まで届けられる体制を構築しておく．

> 情報がすみやかに届けられるよう病院内の連絡体制を構築しておく

c. 関連物品の保全・状況の記録

- 患者に使用した薬剤や器具を保管する．チューブや輸液ルート，薬剤の空アンプル，注射器などの医療材料は破棄せずにすべて保管しておく．
- ゴミも最終的な調査が終了するまで捨てずに置いておく．保管が不可能なものは，画像や写真を撮って保存しておく．
- 心電図モニターなどから事故発生時の記録を呼び出して描記しておく．時計機能を有している医療機器は，機器それぞれの時刻のずれに注意し，基準時計との差を把握し，記録しておく．
- 発生した事象の内容，実施処置，治療などを経時的に診療録へ記録しておく．

> 患者に使用した薬剤や器具などはすべて保管しておく

> 発生した事象の内容，実施処置・治療などを記録しておく

d. 家族への連絡・説明

- 医療事故発生後，可能な限り早い時期に家族へ状況を説明する．
- 発生した事実を伝え，救命処置や治療を行っていることを説明する．
- 家族に連絡がつかない場合は，連絡した時刻，連絡先，状況を記録しておく．その後も連絡をとり続け，とり続けた状況も記録しておく．
- 患者や家族への説明者を決め，以後の説明は同一の説明者が行う．説明は，複数人で実施する．患者や家族等にも複数人の同席を求める．後に「言った」「聞いていない」などの紛争を避けるためである．
- 説明は事実に基づき，誠意をもって，状況，経過，現在の状態を説明する．事故原因の判断や見解について説明を求められたときは，医療安全の調査システムで検証を行い，後日説明することを伝える．
- 当初予定していた治療計画と異なった状況になったこと，残念な結果になったことに対してのみ遺憾の意や謝罪を表明する．過失を認める謝罪と誤解されないように注意する．

> 患者や家族への説明は，常に同一の説明者が，複数人で行う

e. 医療側当事者への配慮

- 事故の当事者をできるだけ現場から離し，誰かを付き添わせ，一人にはさせないようにする．
- 状況に応じて，当事者の家族にも連絡を行い，部署の長や医療安全管理部職員が一緒にサポートする．
- 精神的サポートのために精神科医の介入も考慮する．

> 事故の当事者への精神的なサポートに努める

❸ 医療事故発生後の医療安全管理部門の対応

a. 迅速な対応

- 医療事故，とくに患者への影響度が重大な事例発生時は，初動対応によって結果が大きく異なるので，迅速に対応する．
- 部署から報告を受けた後は，General Risk Manager（GRM）が迅速に現場へ赴き，事例の経緯の確認と正確な記録に努める．

> 医療事故発生時の迅速な初動対応は重要である

b. 組織的な対応（事例の検証体制）

- 事例を検証する組織的な仕組みの一例として，筆者の所属する病院では図2に示すような流れで，「インシデント審議委員会」や「インシデント調査委員会」を開催している．

■ インシデント審議委員会（内部委員のみによる事故検証の委員会）

- 病院内部の第三者的立場の委員で構成され，インシデント（医療事故）の事実経過を詳細に審議し，まずはその医療事故が医療過誤か否かの判定をする．その判定が困難な場合は，インシデント調査委員会を開催する．

> インシデント審議委員会は病院内部委員から成り，医療過誤か否かを判定する

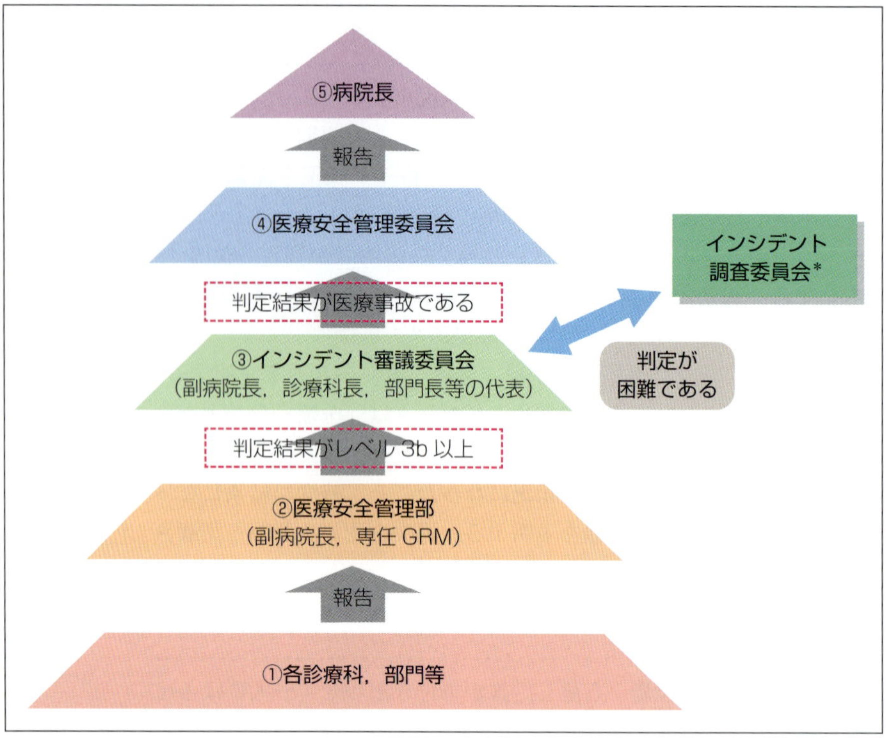

図2 インシデント報告・分析の流れ

ピラミッド図（下から上へ）:
- ①各診療科，部門等
- ↑報告
- ②医療安全管理部（副病院長，専任GRM）
- 判定結果がレベル3b以上
- ③インシデント審議委員会（副病院長，診療科長，部門長等の代表）
- 判定結果が医療事故である
- ④医療安全管理委員会
- ↑報告
- ⑤病院長

右側: インシデント調査委員会*（判定が困難である場合）

*おおむね外部委員：内部委員＝1：1
GRM：General Risk Manager

(愛媛大学医学部附属病院医療安全管理マニュアルを参照し作成)

- この審議委員会では，医療事故再発予防のための方策も提言してもらう．その提言をもとに医療安全管理部門が，具体的な改善策を立案する．

■ インシデント調査委員会（外部委員を交えた事故検証の委員会）

> インシデント調査委員会は外部委員を交え医療事故を検証する

- 発生した医療事故の診療内容に関連した領域の外部の医療専門家や法律の専門家を内部委員とほぼ同数加えた形で構成される．外部委員を加えることで，公平性や透明性を高め，医療過誤の有無や事故発生の背景要因や改善策を提言してもらう．

■ 医療安全管理委員会

> 医療安全管理委員会は病院の最終的見解を決定する

- 医療安全に関する事案を最終的に決定する委員会である．インシデント審議委員会やインシデント調査委員会の結論をふまえ，発生した医療事故に関する病院の最終的見解を決定する．
- 結論に対し，「誰が，なぜそのように判断したか」を患者や社会に対して，また院内の職員に対して説明できなければならない．病院長などの個人的判断ではなく，「組織」が判断を下し，最終的に病院長が結論を発表しなければならない．

c. 透明性

- 「医療過誤」があったと判定された場合は，「能動的公表」や「情報公開」などで，医療の透明性を高め，社会に対する説明責任を果たす．

d. 病院としての再発防止策の検討

- 医療安全管理部門は，上記委員会で提言された医療事故の再発防止策を検討し，具体的な対応方法やシステム変更を提案する．その提案を医療安全管理委員会に諮り，審議され，決定する．新たに打ち出された再発防止策が，他の診療システムに不具合を生じることがないかどうか，注意深く検討しておく．

> 再発防止策を，他の診療システムと照らして問題がないか，入念に検討する

e. 患者・家族への検証経過の説明

- 審議委員会や調査委員会の検証結果や医療安全管理委員会の最終結論が出るまでは，説明担当となる医療者は，医療安全管理部門職員（GRM など）と連携し，適宜その進捗状況を伝える．
- 患者に行っている治療やその効果，状態の説明を毎日行う．
- 検証結果が出た後は，患者と家族へ連絡し，日時を決めて，説明の場を設ける．改めて事故発生の経緯から結果まで説明を行った後，調査で判明した事実，会議の結果などを説明する．
- 公表を行うことを検討している事例では，患者や家族の同意を得る．

> 検証経過の進捗状況は患者と家族に適宜伝え，検証結果が出た後は，説明の場を設ける

f. 患者に後遺障害が残った場合の対応

- 明らかな医療過誤があると判断された事例で，患者に後遺障害が残った場合は，病院の担当部門と連携して，保険会社を交えて補償交渉を行う．

④ 医療事故調査制度[3]

a. 新制度の施行

- 2015 年 10 月 1 日より医療法改正に基づく「医療事故調査制度」が施行された★2．
- 「医療事故」（この場合の医療事故は，① c．で述べた医療法による定義に基づく）が発生した医療機関では，原因を明らかにするために院内調査を行う．

> ★2
> 本書発刊時にはまだ制度が定着していないと考えられ，その後の制度見直しの可能性もあるので，随時情報を収集することが望ましい．

b. 医療事故調査・支援センター

- 第三者機関である「医療事故調査・支援センター」が，この調査結果を受け，収集・分析することにより，医療事故の再発防止に繋げようとする試みである．

1章 周術期の安全対策・危機管理の基本

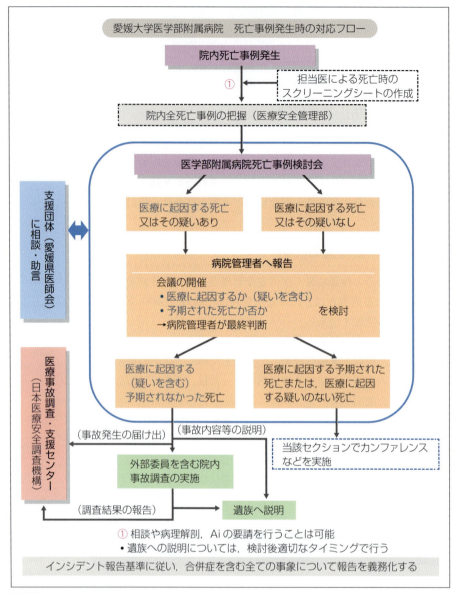

図3 死亡事例発生時の対応フロー例
Ai：Autopsy imaging

(愛媛大学医学部附属病院医療安全管理部作成の図を引用)

c. 医療事故調査の流れ（図3）

医療法の定義に基づく医療事故をもれなく収集する必要がある

- まず，「医療従事者が提供した医療に起因し，又は起因すると疑われる死亡又は死産であって，当該管理者が当該死亡又は死産を予期しなかったもの」で定義される「医療事故」をもれなく収集する．
- 筆者の病院では，図3に示すような院内死亡事例発生時の対応フローを作成した．「医療事故」に該当しない通常の死亡事例も含めて，スクリーニングするために「死亡事例検討会」を開催している．

表2 公表する医療上の事故等の範囲及び方法

原因等 \ 患者重症度	死亡又は重篤な障害残存事例（恒久）	濃厚な処置・治療を要した事例（一過性）	軽微な処置・治療を要した事例又は影響の認められなかった事例
1．「明らかに誤った医療行為又は管理」に起因して，患者が死亡し，若しくは患者に障害が残った事例又は濃厚な処置若しくは治療を要した事例	・発生後又は覚知後，可及的速やかに公表 ・調査後に，自院のホームページに掲載する等により公表	・調査後に，自院のホームページに掲載する等により公表	
2．「明らかに誤った医療行為又は管理」は認められないが，医療行為又は管理上の問題に起因して，患者が死亡し，若しくは患者に障害が残った事例又は濃厚な処置若しくは治療を要した事例（医療行為又は管理上の問題に起因すると疑われるものを含み，当該事例の発生を予期しなかったものに限る）	・公益財団法人日本医療機能評価機構への報告を通じて公表		
3．上記1，2のほか，医療に係る事故の発生の予防及び再発の防止に資すると考えられる警鐘的な事例（ヒヤリハット事例に該当する事例も含まれる）			

（国立大学附属病院における医療上の事故等の公表に関する指針（改訂版）．http://www.univ-hosp.net/guide_cat_04_15.pdf[4]より）

- 医療に起因する死亡又はその疑いのある事例で，かつ予期しなかった事例があれば，病院長の最終決断の後，この調査制度に則って，「医療事故調査・支援センター」に報告し，医療事故調査を開始し，患者家族へ説明する，というプロセスをたどる．

❺ 情報の開示・公表

a．公表の基準

- 国立大学附属病院における医療上の事故等の公表に関する指針（改訂版）[4]に，医療事故が発生した場合の社会に対する公表の基準が示されている（表2）．
- 「明らかに誤った医療行為又は管理」（すなわち医療過誤）に起因して，患者死亡又は重篤で恒久的な障害が残存した事例については，事故発生後又は覚知後，可及的速やかに公表するように決められている．さらに院内事故調査委員会などで事故原因等を調査した後，その概要，原因および改善策を自院のホームページに掲載する等により公表することとなっている．
- 一過性に濃厚な処置又は治療を要した事例で，最終的には後遺症を残さなかったものは，院内事故調査委員会などで事故原因等を調査した後，その概要，原因および改善策を自院のホームページに掲載する等により公表することのみでよい．
- 「明らかに誤った医療行為又は管理」（すなわち医療過誤）に起因していても，軽微な処置のみを要した事例や影響がなかった事例では，公益財団法人

- 日本医療機能評価機構への報告を通じて公表する.
- 「明らかに誤った医療行為又は管理」（すなわち医療過誤）は認められないが，患者死亡又は重篤で恒久的な障害が残存した事例，若しくは一過性に濃厚な処置又は治療を要したもので，最終的には後遺症を残さなかった事例（医療行為又は管理上の問題に起因すると疑われるものを含み，当該事例の発生を予期しなかったものに限る）については，公益財団法人日本医療機能評価機構への報告を通じて公表すると決められている.

b. 報道機関等への公表の流れ

- 「明らかに誤った医療行為又は管理」（すなわち医療過誤）に起因して，患者死亡又は重篤で恒久的な障害が残存した事例が発生し，その公表が決定した場合は，国立大学附属病院における医療上の事故等の公表に関する指針（改訂版）[4]にある「公表にあたっての留意点」を遵守する.
- 公表にあたっては，患者や家族のプライバシーに十分配慮し，公表内容から患者や家族が特定されないように個人情報保護に努めるとともに，医療者側の個人情報の取り扱いにも十分配慮する. <!-- 公表にあたっては，患者や家族のプライバシーに十分配慮し，個人情報保護に努める -->
- 患者や家族から公表することのみならず，公表の内容を十分に説明したうえで同意を得なければならない.
- 報道機関への情報伝達，ポジションペーパーの作成，記者会見，その後の問い合わせの対応窓口など，報道機関への対応については，所属する各病院のマニュアルに従う.
- 公表の前に医療安全管理委員会などの各診療科長，各診療部門の長が構成員である委員会を招集し，公表を行うことを伝達し，病院職員全体の情報共有を形成しておく．報道が先行し，職員に混乱が生じないように配慮する. <!-- 公表の前に病院職員全体の情報共有を形成しておく -->

6 おわりに

- 麻酔科医にとって，手術室内の麻酔管理や集中治療室内の重症患者管理が主要な業務であるため，いったん医療事故が発生した場合，患者が死亡又は重篤な後遺障害を残す事例に遭遇する可能性が大いにある．また，病院内の患者急変に対する心肺蘇生処置のために一般病棟へ駆けつけ，医療事故の間接的な当事者になる可能性もある.
- 本項で記述した内容は，管理的立場にある麻酔科医だけでなく，若手麻酔科医もその概略を理解しておき，実際に医療事故が発生したときに，医療安全管理部門職員と協力して，所属する病院の医療事故発生時の対応マニュアルに沿って，迅速に適切に対応できる能力を身につけておくべきである.

（萬家俊博）

文献

1) 国立大学附属病院医療安全管理協議会. http://square.umin.ac.jp/anzenhc/medical/index02.html

2) リスクマネージメントスタンダードマニュアル作成委員会. リスクマネージメントマニュアル作成指針. http://www1.mhlw.go.jp/topics/sisin/tp1102-1_12.html
3) 厚生労働省. 医療事故調査制度について. http://www.mhlw.go.jp/stf/seisakunitsuite/bunya/0000061201.html
4) 国立大学附属病院長会議常置委員会医療安全管理体制担当校. 国立大学附属病院における医療上の事故等の公表に関する指針（改訂版）. http://www.univ-hosp.net/guide_cat_04_15.pdf

2

周術期の合併症・偶発症への対応

2章 周術期の合併症・偶発症への対応

2-1 データから考える周術期の合併症・偶発症の現状

- 現在，世界中で年間2億件以上の手術が行われており，そのうち700万人に周術期合併症が発生し，100万人が死亡していると推定されている．
- 麻酔は，医学のめざましい進歩により調節性の良い麻酔薬の開発やモニターの進歩，気道確保のためのデバイスや超音波装置の使用の普及などによって，格段に安全に行えるようになった．また，腹腔鏡手術やロボット手術など手術手技の低侵襲化も進んでいる．一方，患者の高年齢化や術前合併症の高リスク化に伴って慎重な周術期管理を強いられることも多くなっている．
- 周術期合併症を減らすことは世界的な関心事になっており，さまざまな周術期合併症に対する調査・研究が行われ，合併症・死亡を減らすための取り組みが行われている．

① 周術期合併症・偶発症のデータ

a. 日本における偶発症例調査

> 日本における偶発症例調査によると，2004年から2008年に比較して2009年から2011年までの調査では，偶発症例による死亡率は有意に低下している

- 日本では日本麻酔科学会が偶発症例調査を継続して行っている．これによると，2009年から2011年までの調査では440万症例が登録され，すべての危機的偶発症例は5,353症例，術後30日以内の偶発症例による死亡率は3.93/1万例であることが示されている．また，2004年から2008年に行われた調査時は5.56/1万例であり，有意に低下していることが示されている[1]．

b. 周術期死亡

> 世界における周術期全体の死亡率は，1970年代以前に比べて1970～1980年代，さらに1990～2000年代と徐々に低下している

- 世界における，麻酔に関連した死亡率報告3,162の要約から最終的に87論文を抽出して研究対象としたメタ解析では，全身麻酔症例における麻酔関連死亡率は1970年代以前は3.57/1万例，1970～1980年代には0.52/1万例，1990～2000年代には0.34/1万例と有意に低下していた．周術期全体の死亡率は1970年代以前には106.03/1万例，1970～1980年代には45.33/1万例，1990～2000年代には11.76/1万例と低下していた[2]．
- ヨーロッパ28か国で1週間のあいだに行われた心臓手術以外の予定手術の入院中の死亡率を調べたコホート研究では，死亡率は4％であった[3]．
- フランスにおいて2010年の1年間に行われた550万例の手術を解析した結果，入院中の死亡率は0.47～0.54％であった[4]．Le Manchらは，これらのデータより周術期の入院中の死亡率を予測するPreoperative Score to Predict Postoperative Mortality (POSPOM) を提唱している．

c. 大量出血

- アメリカの the Anesthesia Closed Claim Project において，1995～2011 年のあいだで大量出血が原因の訴訟は医療訴訟全体の 4％であった[5]．とくに産科と胸・腰椎の手術で多い．大量出血以外の原因の訴訟と比較して，死亡率は高く，麻酔管理は不適切と判断されることが多く，賠償額も高かった．

d. 心停止

- The National Anesthesia Clinical Outcomes Registry（NACOR）データベースからのデータでは，心停止は 5.6/1 万例に起こっていた[6]．心停止を起こした患者の死亡率は 58.4％であった．年齢や ASA physical status が上がるほど，心停止を起こす頻度が高くなっている．

▶ASA：American Society of Anesthesiologists

年齢や ASA physical status が上がるほど，心停止を起こす頻度が高い

e. 肺梗塞

- 日本麻酔科学会では肺血栓塞栓症の調査を実施している．2013 年の報告では 1 万症例あたり 3.16 例であった．死亡率は 11.6％であった[7]．
- ヨーロッパにおいて人口 4 億 5,000 万人あたりの静脈血栓塞栓症（venous thromboembolism：VTE）に関連した死亡は 31 万例と推定されるとした報告がある[8]．

f. 悪性高熱症

- 悪性高熱症の発生率は 1 万～25 万例に 1 例と推定されている．MHAUS の The North American Malignant Hyperthermia Registry からの報告によると，悪性高熱症による死亡率は 2007～2012 年は 9.5％であったが，1987～2006 年の 1.4％と比較して有意に高くなっている[9]．
- この原因として，深部温をモニタリングしないなど，不適切な体温モニタリングがあげられるとしている[10]．

▶MHAUS：Malignant Hyperthermia Association of the United States

g. アナフィラキシー

- 周術期のアナフィラキシーの発生率は 3,500～2 万例に 1 例と推定され，周術期の合併症の 9～19％，周術期の死亡の 5～7％を占める．アナフィラキシーを起こす患者は増加しており，死亡率は低下してきている．
- スガマデクスの使用が増えてきていることもあり，周術期のアナフィラキシーの発生率も増加していく可能性が考えられる．

スガマデクスの使用が増えてきていることから，周術期のアナフィラキシーの発生率も増加していく可能性がある

h. 輸血による合併症

- TRALI（transfusion-related acute lung injury）は輸血による合併症のなかで最も死亡率が高い．血液製剤 5,000 単位に 1 例の割合で発症すると推定されている．

TRALI は輸血による合併症のなかで最も死亡率が高い

i. 心筋虚血

- 非心臓手術を受けた患者において，術後に測定したトロポニンTと術後30日以内の死亡率の関連を調べた研究ではトロポニンTが基準値より高値であった患者は30日以内の死亡率が有意に高かった．トロポニンTが高値であった患者は全体の11.6％であった[11]．

j. 空気塞栓症

> 空気塞栓症は脳神経外科領域などの座位手術において重大な合併症

- 脳神経外科領域などの座位手術において空気塞栓症（venous air embolism：VAE）は重大な合併症である．報告によってさまざまであるが，静脈内に空気が入る確率は7〜76％である．血行動態の破綻を認めるほどの症状を呈するVAEは1.9〜3.3％の患者に起こるとされている．

k. 神経学的合併症

■ せん妄

> せん妄は高齢者にとくに多い合併症

- せん妄は高齢者にとくに多い合併症で，60歳以上の手術を受けた患者の70％に起きたという報告があるほどである．

■ 認知機能障害

> 術後の認知機能障害は高齢者でとくに問題となる合併症

- 術後の認知機能障害は高齢者においてとくに問題となる合併症で，心臓手術・非心臓手術にかかわらず50％の高齢者の患者に起こると報告されている．

■ 脳卒中

- 周術期の脳梗塞や脳出血の発症率は心臓手術や内頚動脈内膜剥離術で高くなり，4〜5％と報告されている．一方，これら以外の手術における発症率は0.1％とする報告がある．ただこれらの報告は症状のある脳卒中が対象であり，症状のない脳梗塞を含めると非心臓手術を受けた心血管系のリスクのある患者では発症率は10％というpilot studyがあり，今後の報告が待たれる[12]．

■ 脊髄虚血

> 脊髄虚血は胸腹部大動脈瘤の手術における重大な合併症

- 脊髄虚血は胸腹部大動脈瘤の手術における重大な合併症である．近年の報告では発生率は10％以下とする報告が多い．

■ 術後視機能障害

- 術後視機能障害は0.02％の頻度で起こるとされている．心臓手術（0.09％）や脊椎手術では頻度が高くなると報告されている．

❷ 合併症に対する取り組み

- WHO は Surgical Safety Checklist を発表し，これを使用することによって死亡率が 1.5％ から 0.8％，合併症の発生率が 11％ から 7％ へと有意に低下したと発表した[14]．しかし，カナダにおいて強制的に Surgical Safety Checklist を導入しても死亡率や合併症発生率の低下を認めなかったとする報告がなされた[15]．
- 「麻酔科学における患者安全のヘルシンキ宣言」が 2010 年にヨーロッパ麻酔科学会（ESA）において採択された．宣言において麻酔科学が安全な周術期管理を促進するうえで重要な役割を担うことが強調されている．また主要必須要件として WHO の Surgical Safety Checklist を支持することや，術前評価と準備，設備と薬品のチェック，シリンジのラベリング，気道確保困難対策，大量出血，感染管理，疼痛緩和を含む術後ケア，悪性高熱症，アナフィラキシー，局所麻酔中毒に対するプロトコールをもつことなどがあげられている[16]．
- 日本麻酔科学会も 2015 年にこの宣言に調印している．
- 宣言の内容は ESA のホームページ上においても閲覧できる（https://www.esahq.org/patient-safety/patient-safety/helsinki-declaration）．
- Gawande らは Surgical Crisis Checklist を開発し，危機的偶発症のシミュレーション中にチェックリストが手元にある場合のほうがない場合と比較して，その偶発症に対する対応を失敗することが少ないと報告した[17]．このチェックリストはホームページ上で公開されている（図1～図4）[13]．

▶ESA：
European Society of Anaesthesiology

2010 年に ESA で採択された「麻酔科学における患者安全のヘルシンキ宣言」では，WHO の Surgical Safety Checklist を支持することが主要必須要件とされている

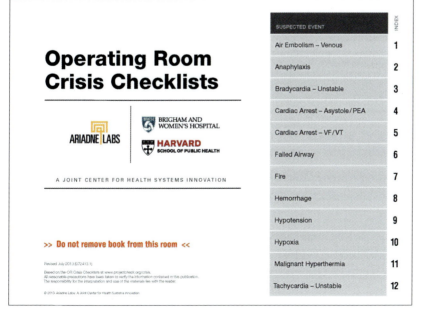

図1　Surgical Crisis Checklist

(http://www.projectcheck.org/crisis.html[13] より)

2章 周術期の合併症・偶発症への対応

1 空気塞栓—静脈

E_TCO_2 の低下，酸素飽和度の低下，低血圧

開始

1. 助けを求める，救急カートを取り寄せる
   ▶指揮者（crisis manager）を決定する
2. 吸入酸素濃度を100%にする
3. 笑気の使用を中止する
4. 空気の血管内への流入を防ぐ
   ▶創部を洗浄水で覆う
   ▶可能であれば手術部位を心臓より低い位置に下げる
   ▶空気の流入部位を探す（静脈ラインの解放部を含めて）
5. 考慮すること
   ▶患者の体位を左下になるようにする
   ▶体位変換の途中も適切なモニタリングを続ける
   ▶骨端をボーンワックスやセメントで覆う
   ▶診断がはっきりしない場合：経食道心エコー（TEE）の挿入
   ▶E_TCO_2 を使用し塞栓症の進行や塞栓子の溶解をモニターする．
   十分な心拍出量が得られているか評価する

危機的な変化
PEAへ移行した場合　▷チェックリスト4へ

図2 Surgical Crisis Checklist（チェックリスト1　空気塞栓症）

(http://www.projectcheck.org/crisis.html[13]より)

2 アナフィラキシー

低血圧，気管支痙攣，高い最高気道内圧，呼吸音の減弱・消失，頻脈，膨疹

開始

1. 助けを求める，救急カートを取り寄せる
   ▶指揮者（crisis manager）を決定する
2. エピネフリンのボーラス投与（おそらく繰り返すことになる）
3. 輸液を全開にする．または輸液のボーラス投与
4. 原因となりうる物質の使用を中止・除去する
5. 吸入酸素濃度を100%にする
6. 気道を確保する
7. 考慮すべきこと
   ▶患者の状態が不安定なままの場合：吸入麻酔薬の使用を中止する
   ▶バソプレッシンの使用（頻回のエピネフリンの投与にもかかわらず低血圧が続く場合）
   ▶エピネフリンの持続投与（初回のエピネフリンのボーラス投与に反応したが症状が続く場合）
   ▶ジフェンヒドラミンの投与
   ▶H2ブロッカーの投与
   ▶トリプターゼの血中濃度の測定．発症から1時間以内に測定し，発症から4時間後と18～24時間後に測定する
   ▶手術の中止

治療に使用する薬剤の投与量
エピネフリン：ボーラス：10～100 mcg
　　　　　　　必要に応じて反復
　　　　　　　持続投与：1～10 mcg/分
バソプレッシン：1～2単位静注
ジフェンヒドラミン：25～50 mg静注
H2ブロッカー：ラニチジン：50 mg静注
　　　　　　　シメチジン：300 mg静注
ヒドロコルチゾン：100 mg静注

頻度高く誘因となる物質
・筋弛緩薬
・抗菌薬
・ラテックス製品
・造影剤

危機的な変化
心停止になったとき
　▷チェックリスト4（心静止，PEA），
　　チェックリスト5（VF/VT）へ

図3 Surgical Crisis Checklist（チェックリスト2　アナフィラキシー）

(http://www.projectcheck.org/crisis.html[13]より)

3 徐脈―不安定な

低血圧，急な精神状態の変化，ショック，胸部不快感，急性心不全を伴う心拍数が50以下

開始
1. 助けを求める，救急カートを取り寄せる
   ▶指揮者（crisis manager）を決定する
2. 吸入酸素濃度を100％にする
   ▶酸素化・換気が適切か確認する
3. アトロピンを投与する
4. 外科的な刺激を中止する（腹腔鏡手術のときは気腹を中止する）
5. アトロピンが無効の場合
   ▶エピネフリンまたはドーパミンの持続静注を開始する
   または
   ▶経皮ペーシングを開始する
6. 考慮すること
   ▶患者の状態が不安定なままのとき吸入麻酔薬の使用を中止する
   ▶専門医へコンサルトを行う（たとえば循環器内科医）
   ▶薬剤が誘因となっていないか評価する（たとえばβブロッカー，カルシウムブロッカー，ジゴキシン）
   ▶心電図変化などで心筋梗塞が疑われる場合，循環器内科医にコンサルトを行う

薬剤投与量と治療
アトロピン：0.5 mg 静注，合計 3 mg まで繰り返してよい
エピネフリン：2～10 mcg/分持続静注
または
ドーパミン：2～10 mcg/kg/分持続静注

過量投与の治療
βブロッカー：グルカゴン：2～4 mg 静注し後押しする
カルシウムブロッカー：塩化カルシウム：1 g 静注
ジゴキシン：ジゴキシン免疫 FAB フラグメント*
　　　　　：薬剤部に患者個別の投与量を問い合わせる

経皮ペーシング
1. ペーシング電極を患者の胸部の前後に貼る
2. ペーシング機器から出ている3点心電図モニターを接続する
3. 除細動器をペーシングモードに切り替える
4. ペーシングレートを80/分に設定する
   （ペーシングが確立されたら臨床上の反応を見て調節する）
5. 60 mA の出力でペーシングを開始し電流値が捕捉されるまで出力を上げる
6. 初めて捕捉された電流値より 10 mA 上げた値に設定する
7. 効果的な捕捉か確認する
   ・電気的に：心電図を評価する
   ・機械的に：大腿動脈を触知する（頸動脈は信頼できない）

危機的な変化
PEA に移行した場合　▷チェックリスト 4 へ

蘇生しているあいだ
気道：評価し確保する
循環：・十分な静脈路か確認し，必要があれば骨髄路確保を考慮
　　　・輸液を全開にするか考慮

図4 Surgical Crisis Checklist（チェックリスト 3 不安定な徐脈）

*訳者注：Digibind®（米国グラクソ・スミスクライン社，日本未発売）
抗原結合フラグメントがジゴキシンと結合して薬効を不活化する．38 mg/V（1V でジゴキシン約 0.6 mg を中和する）

(http://www.projectcheck.org/crisis.html[13]より)

- チェックリストは 12 の項目（空気塞栓症，アナフィラキシー，不安定な徐脈，asystol/PEA，VT/VF，気道確保困難，火災，出血，低血圧，低酸素血症，悪性高熱症，不安定な頻脈）から成り，それぞれ危機的偶発症が発生したときの手順が示されている．これを導入するにあたってはチームを作り，各施設に合ったものに改変していくことが勧められている（図1～図4）．

（萩原伸昭，西脇公俊）

> Gawande らが開発した Surgical Crisis Checklist は 12 項目から成り，それぞれに危機的偶発症が発生したときの手順が示されている

文献

1) 日本麻酔科学会. https://member.anesth.or.jp/App/datura/investigation-1.html
2) Bainbridge D, et al; Evidence-based Peri-operative Clinical Outcomes Research (EPiCOR) Group. Perioperative and anaesthetic-related mortality in developed and developing countries: A systematic review and meta-analysis. Lancet 2012; 380: 1075–81.
3) Pearse RM, et al; European Surgical Outcomes Study (EuSOS) group for the Trials groups of the European Society of Intensive Care Medicine and the European Society of Anaesthesiology. Mortality after surgery in Europe: a 7 day cohort study. Lancet 2012; 380: 1059–65.
4) Le Manach Y, et al. Preoperative Score to Predict Postoperative Mortality (POSPOM): Derivation and validation. Anesthesiology. 2016; 124: 570–9.
5) Dutton RP, et al. Massive hemorrhage: A report from the anesthesia closed claims project. Anesthesiology 2014; 121: 450–8.
6) Nunnally ME, et al. The incidence and risk factors for perioperative cardiac arrest observed in the national anesthesia clinical outcomes registry. Anesth Analg 2015; 120: 364–70.
7) 日本麻酔科学会. https://member.anesth.or.jp/App/datura/investigation-6.html#p11
8) Cohen AT, et al; VTE Impact Assessment Group in Europe (VITAE). Venous thromboembolism (VTE) in Europe. The number of VTE events and associated morbidity and mortality. Thromb Haemost 2007; 98: 756–64.
9) Larach MG, et al. Malignant hyperthermia deaths related to inadequate temperature monitoring, 2007-2012: a report from the North American malignant hyperthermia registry of the malignant hyperthermia association of the United States. Anesth Analg. 2014; 119: 1359–66.
10) Larach MG, et al. Malignant hyperthermia deaths related to inadequate temperature monitoring, 2007-2012: A report from the North American Malignant Hyperthermia Registry of the Malignant Hyperthermia Association of the United States. Anesth Analg 2014; 119: 1359–66.
11) Devereaux PJ, et al; Vascular Events In Noncardiac Surgery Patients Cohort Evaluation (VISION) Study Investigators. Association between postoperative troponin levels and 30-day mortality among patients undergoing noncardiac surgery. JAMA 2012; 307: 2295–304.
12) Mrkobrada M, et al. Abstract TMP9: the Neurovision Pilot Study: non-cardiac surgery carries a significant risk of acute covert stroke. Stroke 2013; 44: ATMP9.
13) Project Check. http://www.projectcheck.org/crisis.html
14) Haynes AB, et al. A Surgical Safety Checklist to Reduce Morbidity and Mortality in a Global Population. N Engl J Med 2009; 360: 491–9.
15) Urbach DR, et al. Introduction of surgical safety checklists in Ontario, Canada. N Engl J Med 2014; 370: 1029–38.
16) Smith AF, et al. The Helsinki Declaration on Patient Safety in Anaesthesiology. Eur J Anaesthesiol 2010; 27: 592–7.
17) Arriaga AF, et al. Simulation-based trial of surgical-crisis checklists. N Engl J Med 2013; 368: 246–53.

2-2 周術期の合併症・偶発症に対する教育

- 周術期の合併症発生率は入院手術全体の3〜22%，死亡率は0.4〜0.8%と報告されており[1,2]，そのうち約半数が回避できるとされる．麻酔関連死亡率は近年減少[*1]しているが，依然として重大な周術期死亡原因の一つである．
- 世界保健機関（WHO）によって「安全な手術のためのガイドライン2009[*2]」が作成され，すべての手術においてガイドラインの遵守が求められている．
- 麻酔中のリスクとしてあげられているものは呼吸抑制，低酸素血症，手技による損傷，誤嚥，血圧変動，心抑制，薬物反応や相互作用である．また，麻酔関連死亡の主な原因は気道確保困難と循環血液量減少であるとされ，とくに産科においてリスクが高い．
- 合併症対策の大前提はヒューマンエラーの存在を認めることであり，術前のタイムアウトやチェックリストの重要性が認識されている．また，安全な麻酔のためには教育やトレーニングが必須である．
- ここでは，麻酔危機資源管理におけるシミュレーション教育と，新しい輸液ガイドライン・気道管理ガイドラインに基づいた侵襲的手技に対する教育について解説する．

★1 麻酔機器システムの改良とモニタリングの必須化により，麻酔関連死亡率は5,000件に1件から20万件に1件と大幅に減少した．

★2 日本麻酔科学会により，2015年に日本語版に翻訳された．http://www.anesth.or.jp/guide/pdf/20150526guideline.pdf

> 麻酔関連死亡の主な原因は気道確保困難と循環血液量減少である

① 麻酔科学領域におけるシミュレーション教育

- 元来，シミュレーターは航空機操縦の基礎訓練を行う目的で使用されてきたが，近年麻酔科学でも使用が広がっている．パイロットが危機的状況を想定した訓練を受けてから実際の操縦をするように，麻酔科医も同様の訓練が必要である．初期にトレーニングを受け，さらに継続的な教育を受けることで，麻酔科医の危機的状況に対処する能力が向上することがわかってきている[3]．
- Crisis Management in Anesthesiology（日本語版『麻酔の危機管理』）[3]は，麻酔の危機管理に関する包括的な教科書であり，麻酔危機資源管理（anesthesia crisis resource management：ACRM）の基本原則が解説されている[*3]．ACRMにおける教育のキーポイントを**表1**に示す．各国でACRM類似シミュレーション訓練が開発されている．

表1 麻酔危機資源管理（ACRM）中のキーポイント

- 周囲の状況の把握
- 予想と計画
- 早期の支援要請
- リーダーシップとフェローシップの訓練
- 作業の分担
- 利用可能な資源の動員
- 効率的な情報交換と情報の有効利用
- いつも起こるエラーの防止と管理
- 相互チェック，ダブルチェック
- 認識の援助
- 再評価の繰り返し
- よいチームワーク
- 注意の適切な振り分け
- 優先事項の決定

（武田純三，監修．稲田英一，ほか監訳．ミラー麻酔科学．原著第6版．メディカル・サイエンス・インターナショナル；2007．p. 2383[4]より）

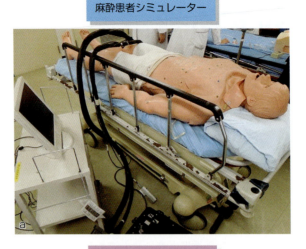
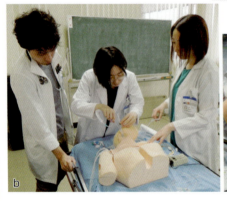
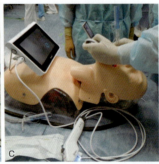
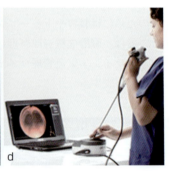

図1 シミュレーターの分類
a：マネキン・ベース・シミュレーター．
b：CVC（central venous catheter）穿刺挿入シミュレーター．
c：DAM（difficult airway management）シミュレーター．
d：気管支鏡シミュレーター．

（d：日本ライトサービスより許可を得て転載）

★3
基本原則以外にも，急性大量出血や挿管困難症をはじめ83項目の具体的な危機事象に対する予防や管理について解説されている．

❷ シミュレーターの分類

- 患者を不必要な危険にさらすことなく訓練を行うにはシミュレーターが有用である．
- シミュレーターにはさまざまな種類が存在するため分類は困難であるが，大きく分けると患者を総合的に再現できるような麻酔患者シミュレーターと，血管穿刺や気管支ファイバーなどの技術的訓練を目的とした手技シミュレーターに大別される[4]（図1）．
- 患者シミュレーターとは，手術室などの臨床環境と患者の状態を提供するシ

> **Column** スキルクリニック
>
> 筆者らの施設では，スキルクリニックに各種手技シミュレーターをはじめマネキン・ベース・シミュレーターである高機能患者シミュレーターが常備され，申請すればいつでも使用可能である（図2）．
>
>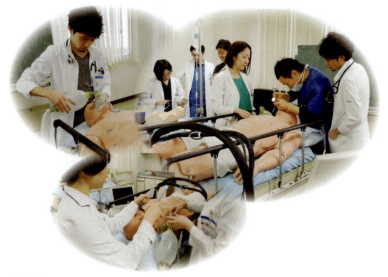
>
> 図2　スキルクリニック

ステムであり，物理的な現実感のあるマネキン・ベース・シミュレーター，コンピュータースクリーンのみのスクリーン・ベース・シミュレーター，バーチャル・リアリティー・シミュレーターがある．

3 侵襲的手技に対する教育

a．静脈留置カテーテル

- 医療事故の中で最多とされるのは，注射・投薬に関するものである．しかし，これまで日本では科学的根拠に基づいたガイドラインが存在していなかった．
- 2016年2月，輸液ガイドライン作成ワーキンググループ（Japanese Vascular Access Device Working Group：JVADWG[★4]）は「輸液カテーテル管理の実践基準―輸液治療の穿刺部位・デバイス選択とカテーテル管理ガイドライン」[5]を作成し，血管アクセスデバイス使用の臨床指針をまとめた[★5]．
- これまでの指針は欧米の根拠や情報に依存していたが，このガイドラインは

[★4]
2014年4月に発足した有志医療者グループ．看護，外科，麻酔科など幅広い領域をカバーしたメンバーで構成される．指針の発表とともに，より幅広く自由な参加と議論を目指した日本VADコンソーシアムとして再出発した．

[★5]
教育，感染管理，カテーテル選択，挿入部位の選択などのさまざまな推奨基準が一覧になっており，末梢静脈カテーテルも含めカテーテル管理の基準が明確化されている．

表2 輸液治療に必要な能力・教育基準

1	医師，看護師および薬剤師は，輸液治療の提供に際し，専門職としての責任を理解し，患者に対する安全の確保に努める	Ⅲ 〉〉〉 Ⓐ
2	医師，看護師および薬剤師は自らの業務範囲内で安全な輸液治療または補助を行える能力を取得し維持する	Ⅲ 〉〉〉 Ⓑ
3	病院長は，輸液治療にかかわる医療従事者に対して，安全な輸液治療の実施と維持管理に必要な知識と技術の教育を継続して行う体制をつくる	Ⅰ 〉〉〉 Ⓐ
4	病院長は，輸液治療にかかわる患者の侵襲と医療従事者のリスクを最小限にする措置を講ずる責任がある	Ⅲ 〉〉〉 Ⓐ
5	病院長は，輸液に関する教育の責任者として医師，看護師および薬剤師をそれぞれ配置する	Ⅲ 〉〉〉 Ⓐ
6	輸液に関する教育の責任者は，院内で輸液治療にかかわる医療従事者すべてに対して，輸液治療の知識と院内手順の遵守状態を定期的に評価する	Ⅰ 〉〉〉 Ⓐ
7	輸液治療に必要な知識と技術を有すると施設が認めた者が輸液に関連する業務に従事する	Ⅱ 〉〉〉 Ⓐ
8	血管内留置カテーテルの挿入に関する技術認定を各施設で行うことが望ましい．その場合，それぞれのカテーテルの種類に応じて認定を行い，基準に満たないものが単独で手技を行わない	Ⅰ 〉〉〉 Ⓐ
9	挿入技術の認定基準および評価方法は院内手順に具体的に定める	Ⅲ 〉〉〉 Ⓐ
10	挿入技術の評価は定期的に行い，技術向上に向けた教育を継続して行う	Ⅲ 〉〉〉 Ⓐ
11	血管内留置カテーテルの技術演習は解剖モデルやシミュレーション機材を用いて行う．侵襲的な技術の演習を医療従事者同士で行わない	Ⅲ 〉〉〉 Ⓐ
12	各施設の院内手順などで，インフォームド・コンセントの必要性，および各職種の役割，業務範囲，責任を明確に規定する．各医療従事者は規定を遵守し，医療チーム内で情報を共有する	Ⅲ 〉〉〉 Ⓐ

エビデンスレベル：
Ⅰ：最低1つのRCTやメタアナリシスによる実証，Ⅱ：RCTではない比較試験，コホート研究による実証，Ⅲ：症例集積研究や専門家の意見．
推奨度：
Ⓐ：強く推奨する，Ⓑ：推奨する，Ⓒ：推奨しない．
(日本VADコンソーシアム，編．輸液カテーテル管理の実践基準—輸液治療の穿刺部位・デバイス選択とカテーテル管理ガイドライン．南山堂；2016. p.4[5]より)

日本特有の医療チームや医療事情を考慮したものとなった．患者への侵襲を最小化し，安全性と確実性を高めることを目指している．

■ カテーテル留置に関する教育

- 実践基準[5]でまとめられている輸液治療に必要な能力・教育基準を**表2**に示す．技術認定の必要性や継続した教育，シミュレーション機材を用いた実技演習の重要性などが明言されている．
- 日本麻酔科学会安全委員会も2009年に「安全な中心静脈カテーテル挿入・管理のための手引き」を作成しホームページ上で公開している．医療安全の

表3 穿刺部位と合併症

穿刺部位	感染	血胸・気胸	動脈穿刺時の止血
内頸静脈	中	＋	容易
鎖骨下静脈	低	＋＋	困難
大腿静脈	高	－	容易

穿刺部位により合併症発生率が異なるため，留置の目的や患者の病態に応じて部位を選択する必要がある．
(日本麻酔科学会・安全委員会．安全な中心静脈カテーテル挿入・管理のための手引き 2009. http://www.anesth.or.jp/guide/pdf/kateteru_20090323150433.pdf. p. 3 より)

キーワードとして「標準化」，「シミュレーション」，「教育」が掲げられており，エコーガイド下穿刺の有用性とシミュレーターによる教育の重要性がここでも記されている．

- 中心静脈カテーテル（central venous catheter：CVC）留置時の一般的な注意事項として，「安全な麻酔のためのモニター指針」[★6]に準じたモニタリング，緊急時に備えた酸素マスクや薬品・器具の準備，エコー装置の使用が推奨されている．また，患者状態の評価や感染予防も重要である．

★6
http://www.anesth.or.jp/guide/pdf/monitor3.pdf

カテーテル挿入に関する合併症

- CVCに関する合併症は約5〜10%に存在し[6,7]，適切な処置を行えば大事に至ることはまれであるが，なかには重篤化し死に至る例も報告されている．

CVCに関する合併症は約5〜10%に存在し，なかには重篤化し死に至る例も報告されている

- 主な合併症は①ガイドワイヤー，カテーテル塞栓，②頸・鎖骨下動脈誤穿刺，③血胸，④気胸であり[7]，穿刺部位により機械的合併症やカテーテル関連感染の発生率は異なる（表3）．
- 実践基準[5]では，安全性を考慮し，原則として末梢挿入型中心静脈カテーテル（peripherally inserted central venous catheter：PICC）を第一選択とすることが推奨されている．非トンネル型CVCを選択する場合は，リスクとメリットを考慮し挿入部位を選択するよう求めている．大腿静脈の使用は，血栓や血流感染症のリスクが高いため原則として避けることも記されている．

「輸液カテーテル管理の実践基準」では，原則としてPICCを第一選択とすることが推奨されている

- 穿刺器材が原因の合併症もあり，器材の特性を十分に理解することも重要である[8]．
- 穿刺針は複数回穿刺により切れが悪くなり穿刺力が大きくなる．さらに刃先のダメージにより穿刺部位の深部まで挫滅が大きくなり，合併症の頻度が高まる．エコーを使用することで穿刺回数が減少し，合併症の減少が期待できる．

複数回穿刺により合併症の頻度が高まる

- ガイドワイヤートラブルとして，ロッキング現象[★7]がある．針先の固定が不十分なためにガイドワイヤーが血管外で屈曲することが原因である．ガイドワイヤーが送り込めない場合には，ガイドワイヤーのみを無理に引き戻す

★7
挿入したガイドワイヤーを進めることも戻すこともできなくなる現象．

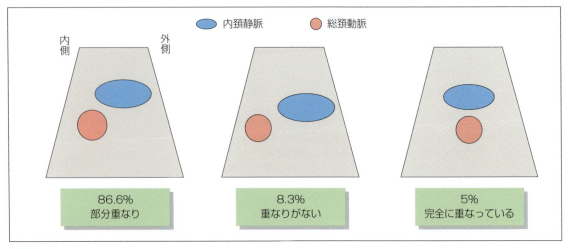

図3 内頚静脈と総頚動脈の解剖学的関係（右側）
部分重なりが最も多く，完全に重なっている例も数％みられるため，ランドマーク法では動脈誤穿刺の危険性が高くなる．
（松田光正，ほか．超音波診断装置を用いた内頚静脈の左右差についての検討．日臨麻会誌 2005; 25: 331-7 より作成）

> ロッキングした場合には，穿刺針とガイドワイヤーを一緒に抜去することが重要

とワイヤーに巻かれているスプリングが断裂する危険性がある．対策として，穿刺針とガイドワイヤーを一緒に抜去することが重要である．

■ エコーガイド下中心静脈穿刺

> エコーガイド下穿刺は血管の同定が容易なため合併症の減少が期待できる

- エコーガイド下穿刺は，ランドマーク法による盲目的穿刺と比べて血管の同定が容易であり，挿入時間の短縮，成功率上昇に加え，動脈誤穿刺，血気胸などの合併症発生率が低下する．
- 英国の NICE（National Institute for Health and Care Excellence）は CVC 挿入時に常にエコーガイドで行うことと，トレーニングを行うことを推奨するガイドラインを発表している[9]．実践基準[5]の中でも静脈の確認にはエコー等を使用すること，挿入時にもエコー等を用いることが望ましいとされている．
- エコーを使用すれば①動静脈の位置関係（図3），②皮膚からの距離，③静脈径，④穿刺側（左右）の選択が可能であり，最適な刺入部からのリアルタイム穿刺が可能である[8]．

> 血管走行を十分に確認することと穿刺針の刺入角度，刺入軸が重要となる

- リアルタイムエコーガイド下穿刺では，血管走行を十分確認することと穿刺針の刺入角度，刺入軸が重要となる（図4）．

■ カテーテル挿入方法

- カテーテルの挿入方法には経皮的な直接穿刺法とセルジンガー法，皮膚を切開する静脈切開法がある．
- 直接穿刺法はスルーザカニューラ法ともよばれ，金属針や留置針外套に直接カテーテルを挿入するため，血管に対する侵襲が大きく，留置できるカテーテルの太さが制限される．

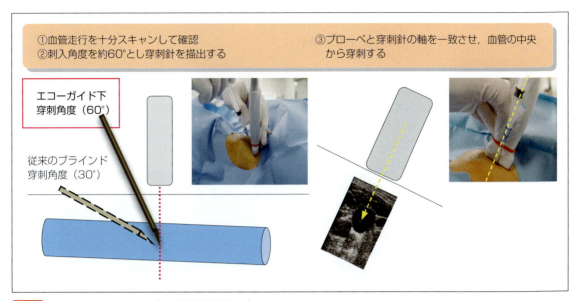

図4 リアルタイムエコーガイド下穿刺時のポイント
(鈴木利保. エコーガイド下の穿刺法 内頸静脈. 森脇龍太郎, 中田一之, 編. ビジュアル基本手技5 必ず上手くなる! 中心静脈穿刺. 羊土社;2007. p. 68-73 より作成)

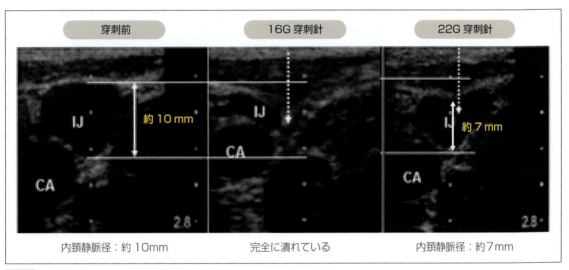

図5 穿刺針の太さによる血管侵襲の違い
・太い穿刺針(16〜18G):穿刺力が大きいため静脈を圧迫し血管内腔を狭める.そのまま穿刺針を進めるのは非常に危険.
・細い穿刺針(22G):血管に対する侵襲が少なく静脈はわずかにへこむ程度.容易に血管確保が可能.
(鈴木利保. 中心静脈穿刺(各論) 穿刺器材からみた血管穿刺の安全性. LiSA 2006; 13: 1094-100 より作成)

- セルジンガー法は穿刺針や留置針からガイドワイヤーを挿入し,ダイレーターなどで拡張した後にガイドワイヤーをガイドにカテーテルを挿入する方法である.
- 原則として,穿刺針が細く血管への侵襲が少ない(図5)セルジンガー法が

原則として,穿刺針が細く血管への侵襲が少ないセルジンガー法が推奨されている

> **Column** 安全な穿刺針
>
> 　血管に対する侵襲が少なく，1回の穿刺でガイドワイヤーを挿入できる細い穿刺針が理想的である．筆者らはセーフガイドとよばれる，イントロデューサーを兼ねた22G穿刺キットを開発し内頚静脈穿刺に使用している．初回穿刺をそのまま利用することができ，サイドポートから直接ガイドワイヤーの挿入が可能である（図6）．
>
>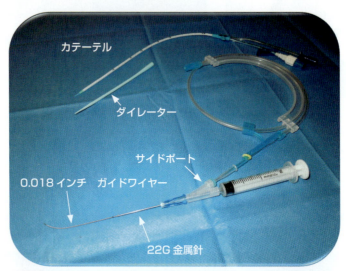
>
> 図6　SMAC™プラス マイクロニードルタイプ（セーフガイド）

推奨されている．

- 挿入後は胸部X線で気胸や血胸がないことと，カテーテル先端の位置確認を行う[5]．カテーテル先端が上大静脈内で血管壁とほぼ平行に走行し，鎖骨下縁より尾側で気管分岐部より頭側にあることを常に確認する．

> 挿入後の胸部X線は必須．気胸，血胸の有無，先端の位置確認を行う

b. 気道管理

- 麻酔管理が原因の心停止・死亡の主要な原因の一つは，導入時の挿管困難による低酸素血症である．
- 日本麻酔科学会は2014年，「気道管理ガイドライン2014（日本語訳）」[10]を発表した．その目的は，麻酔科医が日々の臨床麻酔において，すべての患者に安全な気道管理を施行することにある．
- マスク換気と喉頭展開の両方が困難であることを予測するには，12の危険因子を用いた予測モデル（表4）が有用である可能性がある．危険因子が多いほど発生頻度は高くなる．
- 麻酔導入時の日本麻酔科学会気道管理アルゴリズム（JSA-AMA）[★8]は安全領域（緑），準緊急領域（黄），緊急領域（赤）の3つの領域に区別されている．それぞれのゾーンにおいて換気状態を評価し，換気が不十分または不可

★8
日本麻酔科学会（JSA）気道管理アルゴリズム（JSA-AMA）の詳細については，「気道管理ガイドライン2014（日本語訳）」のp. 5図2，p. 9本文を参照のこと．

表4 マスク換気困難と挿管困難を予測する12の術前評価項目

a. 12の危険因子

- Mallampati: Ⅲ or Ⅳ
- 頸部放射線治療後，頸部腫瘍
- 男性
- 短い甲状オトガイ間距離
- 歯牙の存在
- body mass index: 30kg/m² 以上
- 46 歳以上
- アゴひげの存在
- 太い首
- 睡眠時無呼吸の診断
- 頸椎の不安定性や可動制限
- 下顎の前方移動制限

b. マスク換気困難と直視型喉頭鏡による喉頭展開困難が同時に発生する可能性

術前予測危険クラス		発生頻度
Ⅰ	危険因子数 0〜3	0.18%
Ⅱ	4	0.47%
Ⅲ	5	0.77%
Ⅳ	6	1.69%
Ⅴ	7〜11	3.31%

（日本麻酔科学会．気道管理ガイドライン 2014（日本語訳）．http://www.anesth.or.jp/guide/pdf/20150427-2guidelin.pdf. p. 7 より）

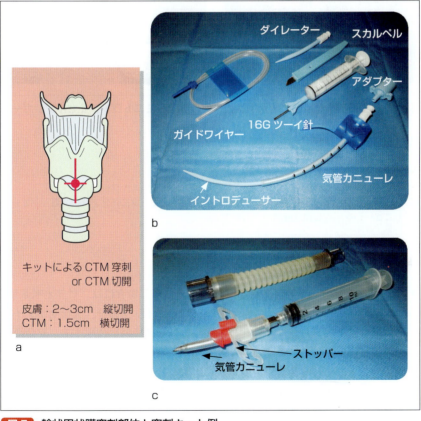

図7 輪状甲状膜穿刺部位と穿刺キット例

a：輪状甲状膜（cricothyroid membrane：CTM）からの気道確保．
b：ミニトラックⅡセルジンガーキット．
c：クイックトラック．
（a：日本麻酔科学会．気道管理ガイドライン 2014（日本語訳）．http://www.anesth.or.jp/guide/pdf/20150427-2guidelin.pdf. p. 5，JSA-AMA より抜粋）

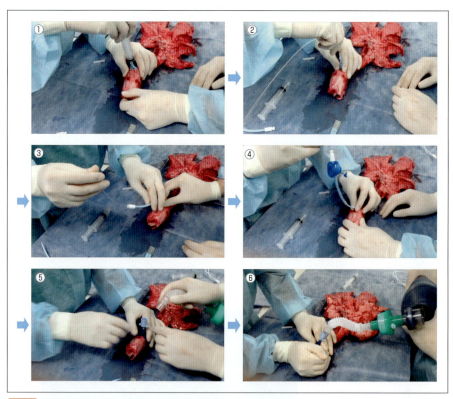

図8 ブタ気道モデルを用いた輪状甲状膜穿刺の実際（ミニトラックⅡセルジンガーキット）

①：輪状甲状膜を穿刺．シリンジでairの吸引を確認．
②：シリンジを外し，ガイドワイヤー挿入．
③：ガイドワイヤーを通してダイレーター挿入．
④：ダイレーターのみ抜去．気管カニューレを装着したイントロデューサー挿入．
⑤：イントロデューサーとガイドワイヤーを抜去し，気管カニューレにアダプター装着．
⑥：気管カニューレを固定し換気確認．

能である場合には次のゾーンに移行する．

- 直視型喉頭鏡による気管挿管が困難と予想される場合には，ビデオ喉頭鏡，ガムエラスティックブジー，声門上器具，光ガイド下挿管，気管支ファイバー挿管など，実施可能な各種代替方法や器具を積極的に使用する．救命のための気道確保器具は，可能な限り近くに準備しておく必要がある．
- 最終手段として行う輪状甲状膜穿刺（切開）は，キットの内容を理解するとともに，気道モデルやマネキンを用いた練習を重ねることでその使用方法に習熟しておく必要がある（図7，図8）．
- 気管支ファイバー挿管も，すべての麻酔科医に必要とされる技術である．ファイバー挿管は困難気道の患者に明らかに有用であるが，急性の気道閉塞，非協力的な患者，気道内の大量の分泌物や出血など相対的な禁忌に注意が必要である．さらに，その成功率は操作者の技術にも依存しているため日々のトレーニングが重要となる．

挿管困難が予想される場合には，各種代替方法や器具を積極的に使用する

輪状甲状膜穿刺は，穿刺キットの内容を理解し，その使用方法に習熟しておく

気管支ファイバー挿管は困難気道に有用であるが，相対的な禁忌に注意が必要である

- 最近ではコンピューターと連動した気管支鏡トレーニングシミュレーター（図1）も発売されている．通常のトレーニングはもちろんのこと，喉頭蓋炎や腫瘍などの挿管困難症例も疑似体験でき，難易度の異なるトレーニングが可能となっている．
- 日々の臨床業務内でイエローゾーンやレッドゾーンの経験をすることはまれであるため，気道確保困難に関するワークショップ，DAM の実践に関する講演，シミュレーションなどに積極的に参加する姿勢を身につけたい．

（山崎花衣，鈴木利保）

文献

1) Gawande AA, et al. The incidence and nature of surgical adverse events in Colorado and Utah in 1992.Surgery 1999; 126: 66-75.
2) Kable AK, et al. Adverse events in surgical patients in Australia. Int J Qual in Health Care 2002; 14: 269-76.
3) Gaba, DM et al. Crisis Management in Anesthesiology. New York: Churchill Livingstone; 1994. 宮坂勝之，訳．麻酔の危機管理．東京：克誠堂出版；1995.
4) Rall M, Gaba DM. Patient Simulation. Miller RD, ed. Miller's Anesthesia. 6th ed. Philadelphia: Elsevier, Churchill Livingstone; 2005. 武田純三，監修．稲田英一，ほか監訳．ミラー麻酔科学．原著第6版．東京：メディカル・サイエンス・インターナショナル；2007. p. 2375-99.
5) 宮坂勝之，ほか．本VADコンソーシアム，編．輸液カテーテル管理の実践基準―輸液治療の穿刺部位・デバイス選択とカテーテル管理ガイドライン．東京：南山堂；2016.
6) McGee DC, Gould MK. Preventing complications of central venous catheterization. N Engl J Med 2003; 348: 1123-33.
7) Domino KB, et al. Injuries and liability related to central vascular catheters: A closed claims analysis. Anesthesiology 2004; 100: 1411-8.
8) 鈴木利保．中心静脈カテーテル挿入の安全対策―穿刺器材からみた血管穿刺の安全性．臨床麻酔 2007; 31（臨時増刊）: 355-69.
9) National Institute for Health and Care Excellence. Technology Appraisal Guidance No. 49 Guidance on the use of ultrasound locating devices for placing central venous catheters. http://www.nice.org.uk/guidance/ta49
10) Japanese Society of Anesthesiologists. JSA airway management guideline 2014: To improve the safety of induction of anesthesia. J Anesth 2014; 28: 482-93.

3. 術中の合併症・偶発症への対応

2-3-1 危機的大量出血

★1
成人の場合，概算で体重 (kg)×70 mL：70 kgの成人で約5,000 mLとなる．

- "大量出血"とは一般的に「24時間以内に循環血液量★1と同等以上の出血」と定義されるが，出血の速度としては遅いものも含まれており，周術期の急速な出血のみを表す概念としては合致しない面もある．
- これに対し，"危機的出血"は，「心停止，永久的脳合併症，死亡などの重大な永続的後遺症が起こりうる出血」または「（成人の場合）150 mL/分以上もしくは3時間以内の循環血液量の50%の出血[1]」と定義され，より急速な出血を表す．
- 大量出血時の治療目標としては，①組織の酸素化および灌流を維持すること，②外科的に止血を得ること，③血液製剤を正しく使用して凝固障害を是正することである[2]．
- 日本麻酔科学会が行った麻酔関連偶発症調査によると，大出血は手術死亡の50%以上に関係し，手術室における心停止の原因の約1/3を占めていた[3]．また，2005年時点での厚生労働省による「血液製剤の使用指針」には危機的出血に関する記載はなかった．上記の状況を受けて，2007年に日本麻酔科学会と日本輸血・細胞治療学会より「危機的出血への対応ガイドライン」が作成された．本項ではこれに準じて危機的出血時の対応を解説する．

❶ 危機的出血への対応ガイドライン

★2
ほかに参照すべきガイドラインには，厚生労働省による「血液製剤の使用指針」，「輸血療法の実施に関する指針」，日本麻酔科学会，日本産科婦人科学会などによる「産科危機的出血への対応ガイドライン」がある．

- 各施設の状況に合わせて，「危機的出血への対応ガイドライン」（図1）[4]など★2を参考に，危機的状況における救命を最優先とした院内輸血体制の整備や指揮命令系統の確立をしておくことが望ましい．また，各施設でのマニュアル作成や，それに沿った院内シミュレーションの実施も推奨されている．

a. コマンダー

- 危機的出血の起きている状況においては，救命のために現場における麻酔科医，外科医師，看護師，臨床工学技士および，輸血部，検査部，血液センターなどのスタッフが，チームとなって対応することが求められる．ガイドラインではコマンダー（統括指揮者）をすみやかに決定し，非常事態発生の宣言（マンパワーの召集や輸血管理部門への「非常事態発生」の連絡）を行うこととされる．
- コマンダーは，チームとして円滑に動けるように，役割分担の指示や，出血の状況や血液供給の状況を把握し，外科医や輸血部門との連携を密に行い，危機的状況をコントロールすることが求められる．具体的には止血状況，血行動態，検査データ，血液製剤の供給体制などを総合的に評価し，手術方針を術者と協議のうえ，立案する．状況によっては縮小手術やガーゼパッキン

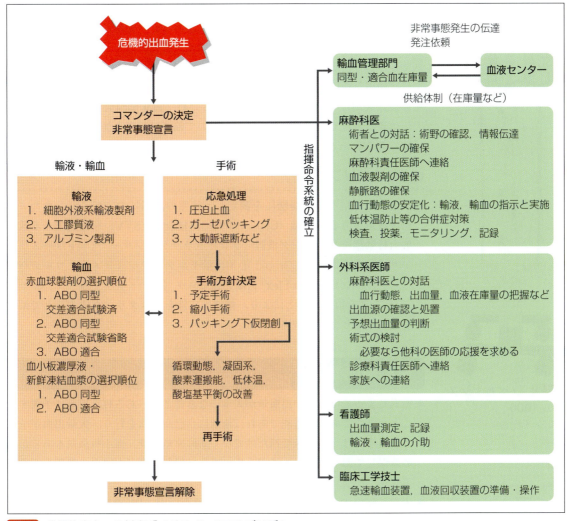

図1 危機的出血への対応ガイドラインのアルゴリズム
(日本麻酔科学会，ほか．危機的出血への対応ガイドライン．2007．http://www.anesth.or.jp/guide/pdf/kikitekiGL2.pdf[4] より)

グ閉創などに方針を変更する．
- コマンダーは担当麻酔科医や麻酔科上級医が担当することが多いが，外科上級医などが担当することもある．

b. 急速輸液・輸血の準備・装置

- 急速輸液・輸血を行うためには十分な径をもった静脈路を確保する必要がある．Poiseuilleの法則[★3]からはなるべく内径が太く，短いものが有利である．循環虚脱してしまうと静脈路確保の難易度が上がるため，14Gまでの大径の末梢静脈路（可能な限り上肢に留置するのが望ましい）や中心静脈路（9Frシースなど）を早めに確保する．
- マンパワーの観点から急速輸液装置が必要となる場面は多い．日本で現在市

★3
一定の径の管内を流れる流体の量Qは，管の半径rの4乗と，圧力勾配Δpに比例し，$Q=\pi r^4 \Delta p/8\mu l$で与えられる（$\mu$は流体の粘性率，$l$は管の長さ）．

販されているものとしては加圧式輸血装置であるレベル1システム1000（スミスメディカル・ジャパン〈図2〉）があるが，使用前に輸液・輸血バッグから空気を送り込まないように取り除く．各種装置を適正に用いることができるようにそれぞれの取り扱いに習熟しておく．また，血小板濃厚液などには使用しない．

- 赤血球製剤は4〜6℃で保存されているため，適宜加温装置（急速輸液装置には装備されていることが多い）を用いて輸液・輸血を加温し，低体温の予防に努める．

c. モニタリング

- 観血的動脈圧や中心静脈圧を測定し，状態の評価に役立てる[★4]．また，動脈圧波形より心拍出量（CO）や1回拍出量変化（SVV）を測定できる低侵襲血行動態モニタリング機器（フロートラックセンサー®〈エドワーズライフサイエンス〉，LiDCOrapid 心拍出量モニタ〈アルゴンメディカルデバイスズジャパン〉，PulsioFlex®循環動態モニタ〈ゲティンゲグループ・ジャパン〉）などを用いることにより，輸液反応性をモニタリングすることで循環管理の一助となる可能性がある．

2 輸血準備

- 術式によっては術中の出血量が大量になることを，ある程度事前に予測することが可能である．可能であれば術前に自己血貯血を行う．大量出血が予想される場合は，赤血球製剤だけでなく新鮮凍結血漿，血小板製剤もあらかじめ確保しておく．また，清潔手術の場合は回収式自己血輸血の準備も考慮する．
- 赤血球輸血のトリガーに決まった数値はないが，Hb濃度を7〜8 g/dL，または循環血液量20〜30％の出血量で輸血の開始が考慮されることが多い．英国のガイドラインではHb濃度を8 g/dLに保つように推奨されている．

a. 最大手術血液準備量（MSBOS）

- 確実に輸血が行われると予想される待機手術例では，術式別の輸血量（T）と準備血液量（C）を調べ，両者の比（C/T）が1.5以下に，可能な限り1に近くなるような量の血液を交差適合試験を行って事前に準備する．これは各医療機関で異なるため，各施設にて過去の手術症例から算出しておき，術式ごとに必要量を決めておくとよい．

b. Type & Screen（T&S）法

- 一方，予想出血量が少なく（500 mL前後以下）輸血の可能性が低い（30％以下）手術で，かつ輸血使用量の予想も2単位程度のときに交差適合試験や血液製剤の確保を行わず，患者のABO血液型，Rho（D）型と不規則抗体のスクリーニングのみを行う方法がT&S法である．これにより，血液製剤

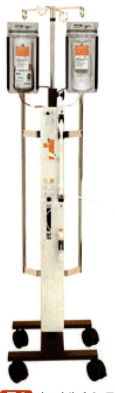

図2 レベル1システム1000
（スミスメディカル・ジャパンウェブサイトより）

[★4]
動脈圧ライン確保は血行動態が不安定な状況では困難になるため，可及的早期に行うのが望ましい．

▶SVV：
stroke volume variance

▶MSBOS：
maximal surgical blood order schedule

表1　緊急時の適合血の選択

患者の血液型	赤血球濃厚液	新鮮凍結血漿	血小板濃厚液
A	A＞O	A＞AB＞B	A＞AB＞B
B	A＞O	B＞AB＞A	B＞AB＞A
AB	AB＞A＝B＞O	AB＞A＝B	AB＞A＝B
O	Oのみ	全型適合	全型適合

異型適合血を使用した場合，投与後の溶血反応に注意する

患者血液型別の優先度順を示す．
（日本麻酔科学会，ほか．危機的出血への対応ガイドライン．2007. http://www.anesth.or.jp/guide/pdf/kikitekiGL2.pdf[4]より）

の有効利用化，業務の簡便化などが得られる．術中に出血量が増加し，輸血が必要となった場合は交差適合試験を追加する場合が多い．

❸ 異型適合輸血

- 危機的出血時には救命および循環血漿量の確保（組織への酸素運搬の確保）が優先され，異型輸血は許容されるが，不適合輸血[★5]を避けるための最大限の注意は払わねばならない．
- 交差適合試験を行う時間的余裕がない場合は試験を省略し，ABO同型血を投与する．血液型が不明の場合には赤血球製剤はO型を，血小板と新鮮凍結血漿はAB型を用いる．
- 同型適合血が不足している場合はABO異型適合血を投与する．患者血液型と選択する血液製剤，およびその優先順位について表1に示す．
- 患者がRhD陰性の場合でも，抗D抗体がなければ同型RhD陽性血を輸血することは許容される．
- 遅発性溶血性副作用は，輸血後数時間から数週間後に発症する可能性がある．溶血が生じた場合は，ガイドライン上では輸液，利尿薬による強制利尿を行うとされる．
- 異型輸血後，患者のABO同型血を輸血する場合は新たに交差適合試験を行い，主試験が適合する血液を用いる．

❹ 大量出血時の生理学的変化および合併症

- 現在，大量出血時の生理学的変化における知見は主に，外傷患者から得られたものである．外傷患者では受傷後早期凝固障害（ETIC）が惹起されるが，これは晶質液輸液，赤血球輸血，低体温などの要因が複合的に関連していると考えられていたが，外傷単独でも24〜56％の患者に凝固障害が起こったとされ[5]，予後の悪化に繋がる．ETICは全身的な凝固障害，線溶亢進と関連する．

▶本章「2-3-9　異型輸血」も参照

[★5]
不適合輸血は患者血液と輸血血液間の抗原抗体反応によって溶血反応が生じる輸血行為のことであり，異型輸血とは異なる概念である（不適合輸血＝異型輸血ではない）．

血液型が不明の場合，赤血球製剤はO型を，血小板と新鮮凍結血漿はAB型を用いる

▶ETIC：
early trauma-induced coagulopathy

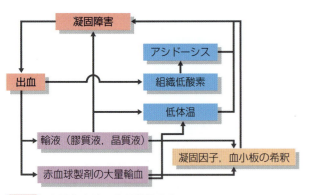

図3 大量出血時の生理学的変化のシェーマ
出血による凝固障害がさらなる出血を招く．
(Pham HP, et al. Br J Anaesth 2013; 111(S1) : i71-82[6])より）

- 大量出血に伴う貧血，輸液や輸血製剤の投与はさらなる凝固障害や線溶亢進を引き起こす．また，貧血によって一次止血（血小板の凝集・粘着）が障害される．凝固因子や血小板を投与せずに赤血球製剤のみを投与した場合は，凝固因子・血小板の希釈や低体温，保存液中のキレートによる低カルシウム血症やアシドーシスなどからさらなる止血機能の低下をもたらす[6]．
- これらの複合的な因子が絡み合って凝固機能の低下をきたす．そして凝固機能の低下からさらなる出血をきたす，という負のスパイラル★6が形成される（図3）ため，このスパイラルを早期に断ち切るための介入が危機的出血時に求められる．
- 大量輸血による主な合併症を以下にあげる．

  低体温：通常，血液製剤は低温で保存されている（①b. 参照）．急速輸血に伴う体温低下によって，止血機能は障害される．これは血管反応性低下，血小板凝集抑制が主な原因と考えられている．輸液・輸血の加温および，温風式加温装置（3Mベアーハガー®ペーシェントウォーミング〈スリーエムジャパン〉，ウォームタッチ®〈コヴィディエンジャパン〉など）を用いて積極的に体温保持に努める．

  低カルシウム血症：輸血製剤中には製剤の凝固を防ぐためにカルシウムのキレートを目的としてクエン酸が添加されているが，一般に一過性のことが多く，肝不全，腎不全がない場合はカルシウム製剤を必要とすることは少ない[7]．

  高カリウム血症：赤血球製剤中には高濃度のカリウムが含まれている．血行動態が不安定な状態や腎不全を有する患者では腎からのカリウム排泄が低下しているため，大量輸血時に高カリウム血症をきたすことがあり，血液ガスなどによりモニタリングを適宜行う．

  その他：即時的なものとしては発熱，アレルギー反応，溶血，TRALIなどといった免疫学的機序によるものがある．

❺ 凝固止血管理

- 出血が持続している時点では新鮮凍結血漿や血小板製剤の投与は無効であるため，まずは外科的な活動性出血の制御を目標とする．凝固因子は一般に正常の30％程度であれば止血機能を果たすとされている．血中フィブリノゲン濃度100 mg/dLを目指して投与を行うとされるが，至適なフィブリノゲンの目標値については議論の余地がある．厚生労働省のガイドラインではPT-INR＞2，APTTが2倍を新鮮凍結血漿製剤使用の適応としている．また，英国のガイドラインではPT-INR，APTTを1.5倍未満に保つことを推

★6
低体温・アシドーシス・凝固障害を外傷外科において「死の三徴」とよぶ．

輸液・輸血の加温，温風式加温装置を用いた積極的な体温保持に努める

血液ガスなどによりモニタリングを適宜行う

▶TRALI：
transfusion-related acute lung injury

▶PT-INR：
prothrombin time-international normalized ratio

▶APTT：
activated partial thromboplastin time

奨されている．手術中に迅速かつ簡便に血中フィブリノゲン値をモニタリングするためのPOCT[★7]対応機器として，血液凝固分析装置CG02N（A＆T）がある（図4）．

- 体重を60 kgとした場合，新鮮凍結血漿240 mLの投与でフィブリノゲン値は約15 mg/dL上昇する．新鮮凍結血漿の投与で必要な止血機能を得るためには投与量が12〜15 mL/kgと比較的大量になりやすいため，容量負荷に伴う心不全，赤血球や血小板の希釈，ナトリウム負荷などに留意する．容量負荷を減らし，効率のよい凝固因子の補充法としては，ほかにクリオプレシピテートや乾燥人フィブリノゲン製剤があげられるが，前者は各施設内での調剤が必要であり，後者は日本では保険適用ではない．クリオプレシピテートは新鮮凍結血漿を4℃で融解させ，析出した沈殿を遠心分離して得られる．作成に2〜4日を要するため，あらかじめ精製し院内に保存しておく必要がある．

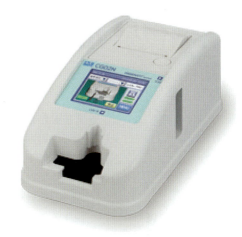

図4　CG02N

（A＆T ウェブサイトより）

- 血小板は一般に50,000/μLを保つように輸血を行われることが多い（外科的止血の確認後）．血小板製剤10単位には約$2×10^{11}$個の血小板が含まれているため，体重60 kgとすると約25,000/μLの上昇が見込まれる．また，英国のガイドラインでは75,000/μL以上を，また多発外傷や中枢神経系への外傷がある場合，血小板機能に異常がある場合は100,000/μL以上を保つように推奨されている．

- 術前に抗血小板薬を内服していると，血小板機能が低下している場合があるため，血小板数に対して止血機能が低下していることがある．血小板機能を手術中にモニタリングする目的で近年POCTが注目されている[★8]．血小板機能をモニタリングするPOCT対応機器にはTEG®（ヘモネティクスジャパン），ソノクロット®血液凝固／血小板機能分析装置（アイ・エム・アイ），ROTEM®（アムコ）などがあげられる．

（安楽和樹，澤村成史）

[★7]
POCT（Point Of Care Testing）とは，検査室ではなく，診療の現場，つまり被検者の傍らで行われる臨床検査である．

[★8]
POCT対応機器は血小板機能，凝固線溶機能など（機器によって異なる）の検査結果を最大30分程度で得ることができ，これを用いることで不要な輸血を減少させたという報告がある．

文献

1) Hamilton PJ, et al. Guidelines on the management of massive blood loss. Br J Haematol 2006; 135: 634-41.
2) Stainsby D, et al. Management of massive blood loss: A template guideline. Br J Anaesth 2000; 85: 487-91.
3) 入田和男，ほか．「麻酔関連偶発症例調査2002」および「麻酔関連偶発症例調査1999-2002」について—総論．麻酔 2004; 53: 320-35.
4) 日本麻酔科学会，ほか．危機的出血への対応ガイドライン．2007. http://www.anesth.or.jp/guide/pdf/kikitekiGL2.pdf
5) Brohi K, et al. Acute traumatic coagulopathy. J Trauma 2003; 54: 1127-30.
6) Pham HP, Shaz BH. Update on massive transfusion. Br J Anaesth 2013; 111(S1): i71-82.
7) Marino PL, ed. Marino's The ICU Book. 4th ed. Philadelphia: Wolters Kluwer Health/Lippincott Williams & Wilkins; 2014. p. 704.

2-3-2 心停止・致死的不整脈

3. 術中の合併症・偶発症への対応

- 術中心停止の起こる頻度は日本麻酔科学会の調査によると，手術や出血等すべての原因を含めた場合は1万例あたり6.4件，麻酔管理が原因の場合だけに限れば1万例あたり0.52件となっている．
- 本項では前半は心停止の定義に始まりその対処法等について実例を呈示しながら論を進める．致死的不整脈は随時心停止の項目の中に織り交ぜながら解説することとする．内容的に2015年10月に改訂された「AHA心肺蘇生と救急心血管治療のためのガイドライン2015（以下G2015）」に準拠していることは，あらかじめ了承いただきたい．

▶ACC：
American College of Cardiology

▶AHA：
American Heart Association

1 心停止の定義

心停止とは，反応なし，呼吸なし，脈なしの3つを満たす場合をいう

- 心停止の定義はさまざまであるがここでは以下の3つの条件，①反応がない，②正常な呼吸がない，③脈がない，を満たす場合とする．つまり心停止は心電図診断ではないことに留意する．しかしながら，術中とくに気管挿管下全身麻酔中は上記の①②，意識・呼吸がないので，③の脈（血圧）がないことだけで判断することになる．
- 心停止が起きた場合の最初の対処（初動）は直ちに助けを呼び，除細動器を要請し，同時に少しでも早く胸骨圧迫から始まる心肺蘇生（CPR）を行うのは術中でも同じである．G2015では胸骨圧迫の速さは100〜120回/分が推奨されている．

▶CPR：
cardiopulmonary resuscitation

2 心停止の識別

- 心停止を呈する心電図には以下の4つがある．①心室細動（VF），②脈の触れない心室頻拍（脈なしVT〔pVT〕），③心静止，④脈なし電気活動（PEA）である．それぞれについて解説する．

▶VF：
ventricular fibrillation

▶pVT：
pulseless ventricular tachycardia

▶PEA：
pulseless electrical activity

a．VF

- VFは致死的不整脈の代表である（図1）．心臓血管外科手術以外で術中にVFとなることは頻度としては低いと思われる．
- 麻酔中にVFが起こりやすい誘因として特徴的なものに，挿管刺激や浅い麻酔深度による交感神経緊張，術中の大量出血などによる貧血や電解質異常，低体温，換気不全・呼吸不全による低酸素血症，冠動脈スパズムや低血圧による心筋虚血，電気メスによる電気刺激や術中操作，カテーテル・ガイドワイヤーによる機械的刺激などがある．

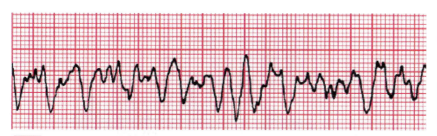

図1 VFの心電図

b. 脈なしVT（pVT）

- 脈なしVTも致死的不整脈の一つであるが，循環器に基質的疾患のある患者の周術期に発症しやすい．加えて透析患者や腎不全患者の術中に高カリウム血症が伴った際には比較的経験する．
- VTに遭遇したとき注意すべきは以下の2点である．
    ① 最初意識や脈があったり，血圧が保たれていたりしていても非常に不安定な血行動態を呈することが多く，早晩脈なしVTつまり心停止に移行する可能性が高い．
    ② VTは心電図学的にはQRS幅の広い頻脈（wide QRS tachycardia）に分類されるが，この分類の中には必ずしも心室起源ではない頻脈，たとえば完全脚ブロック患者の上室性頻拍や変更伝導を伴う心房細動などが含まれる．しかしながらこの鑑別は12誘導心電図をもってしても困難なことが多く，しかも頻度は10%以下とVTの場合に比べて低いのでVTとして判断・対処したほうが安全であると筆者は考えている．

> VTは最初脈があっても心停止に移行する可能性が高い

> QRS幅の広い頻脈はVTとして判断・対処したほうが安全

c. 心静止

- 狭義の意味での心静止（全電気的活動の半永久的停止）が術中に引き起こされることは，極端な低体温や電解質異常，長時間の蘇生にもかかわらず反応しなくなった心臓や心臓手術中の場合を除いて，まずほとんどないと考えてよい．
- しかしながら，強い迷走神経刺激などの自律神経系のアンバランスが麻酔中に引き起こされた結果，数秒から数十秒に及ぶ洞停止が起こり心電図上心静止と診断される場合がありうる．この場合も静止時間が長い場合には心停止として対処する．

> 洞停止でも静止時間が長い場合には対処する必要がある

d. PEA

- PEAは文字どおり脈なしのあらゆる電気活動を指し，言い換えるとどのような心電図波形でもPEAとなりうる．
- 術中に比較的ありうるPEAの原因には大量出血，緊張性気胸，冠動脈スパズム等の突然の心筋虚血，完全房室ブロックなどがあげられる．

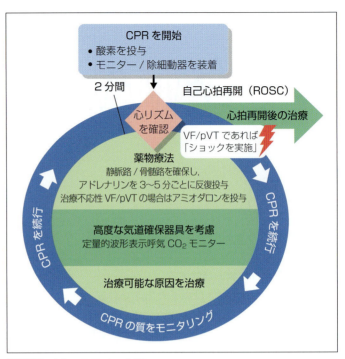

図2 成人の心停止の対処

(American Heart Association. Web-based Integrated Guidelines for Cardiopulmonary Resuscitation and Emergency Cardiovascular Care – Part 7: Adult Advanced Cardiovascular Life Support. ECCguidelines.heart.org[1] より)

❸ 心停止の対処

- 心停止の起きた場合の初動については前述した．図2に示すように，CPRを続けながら原因治療を同時に行う必要がある．心停止を4つの場合に分けて，それぞれ説明を加えることとする．

a．VF

- VFは致死的不整脈の代表格であり，VFの対処の核心は迅速な除細動を中心にした質の高いCPRである．
- 院外心停止や病棟でのVF時には自動除細動器（AED）が装着されることが多いが，術中には手動除細動器が標準的に使用されるはずである．また手動式のほうがCPRの中断時間を少なくすることができるので推奨される．
- 現在の除細動器は二相性がほとんどであるため初回のエネルギー量は120～200Jのメーカ推奨値に設定，不明な場合は最大値に設定する．2回目以降のエネルギー量は初回と同等または増加を考慮してもよい．
- 術野が清潔野で術前心室性不整脈が頻発していたり，再心臓手術であらかじめVFの可能性が高い場合には除細動のパッドを貼っておくことを勧める．また何度もVFを繰り返したり，難治性であったりする場合にも，パドルよ

▶AED：
automated external defibrillator

術中は手動式の除細動器が，CPRの中断時間が少ないため推奨される

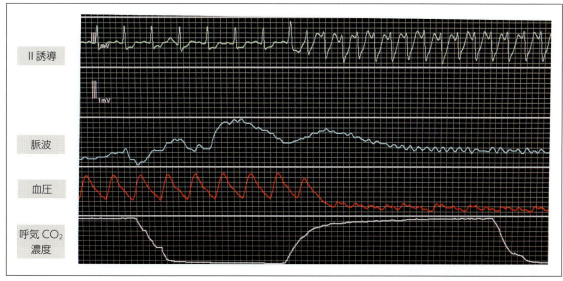

図3 脈なしVT（血圧波形がみられない）：症例①

りもパッドのほうが便利である．
- 1回目の除細動で洞調律に復帰する場合が多いと思われるが，そうではない難治性の場合はCPRを続けながら約2分ごとに除細動を繰り返す．その間，CPRは胸骨圧迫の深さを成人の場合5～6 cm，圧迫の速さを100～120回/分，呼気終末 CO_2 濃度を10 mmHg以上，動脈圧がモニターされていれば拡張期圧20 mmHg以上になるように質を高く維持する．
- 薬物治療も同時に考慮されるべきである．代表的な薬物としてはアドレナリン1 mgを3～5分ごとに投与する．またアミオダロン300 mg初回投与（2回目以降は150 mg）を考慮する[★1]．

> **Column** リドカインの致死的不整脈における使用
>
> リドカインはエビデンスレベルや推奨レベルはアミオダロンほど高くはないが，使用は禁忌ではない．安定した心室頻拍には1.0 mg/kg未満が投与され，VF/脈なしVT時には1.0～1.5 mg/kgが使用されうる．

b. 脈なしVT（pVT）

- 脈なしVTはVFと並んで電気的除細動がその治療の核となる．除細動のエネルギーや薬物治療を含めたCPRの手順はVFと同じである（図2）．

症例①　（脈なしVT）腹部大動脈瘤に対するステントグラフト予定患者

- 麻酔を導入して気管挿管後，心室性不整脈を契機（R on T）として，VTを発症（図3）．動脈血圧がほとんど平坦であったため，脈なしVTと判断し，直ちに胸骨圧迫（CPR）を開始，続いて電気的除細動を行い洞調律に復帰した．その後無事ステントグラフトを挿入，ICUに入室となった．

アドレナリン1 mgを3～5分ごと投与，またアミオダロン300 mg初回投与を考慮

★1
世界的エビデンスには欠けるが，日本独自の薬物としてニフェカラント0.3 mg/kg投与も行われることがある．

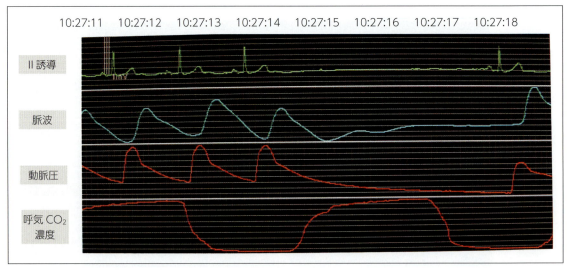

図4 洞停止（5秒間）：症例②

c. 心静止

- 心静止が術中に起きることは前述したようにまれである．極端な低体温や高カリウム血症のため，もし心静止が起きた場合は，是正しながらCPRを続行する．薬物としてはアドレナリン1mgを3〜5分おきに投与する．
- 術中心電図モニターの感度が低く設定されていた場合に，一見心静止様にみえるが実はVFが隠れていることがあるので注意する．心電図の感度や誘導を適正に戻しVFが判明した場合は，直ちに除細動を中心とした蘇生のプロトコールに切り替えて実行する．
- 心静止ではないが挿管刺激や手術操作などで極端な迷走神経刺激が起こり数十秒に及ぶ洞停止に至ることがある．この場合は，まずは原因となっている迷走神経刺激操作を中断し，あまりに停止期間が長いときには胸骨圧迫を開始する．

> 心電図モニターの感度が低く設定されている場合にVFが隠れていることがあるので注意する

> あまりに洞停止時間が長いときには胸骨圧迫を開始する

■ 症例② 脳神経外科手術中の洞停止

- 脳腫瘍摘出術中，硬膜切開の刺激とともに数秒に及ぶ洞停止が生じた（図4）．直ちに操作を中止してもらうと洞調律に復帰した．

d. PEA

- PEAは文字どおり，脈が触れない場合でVF・脈なしVTを除くすべての電気活動が当てはまる．その対処の根幹は質の高いCPRを続けつつ，治療可能なPEAの原因検索と原因に特化した治療である．
- 5H5Tは原因の頭文字をとった有名な記憶法である．
  循環血液量減少（Hypovolemia），低酸素血症（Hypoxia），水素イオンまたはアシドーシス（Hydrogen ion），低／高カリウム血症（Hypo/Hyper-

> 質の高いCPRを続けつつ，PEAの原因検索と原因に特化した治療

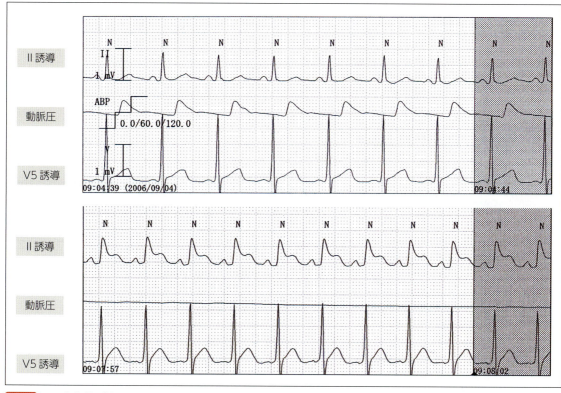

図5 ST変化前（血圧115/69 mmHg）（上段）とST上昇時（血圧 -/- : PEA）（下段）：症例③

kalemia），低体温（Hypothermia），緊張性気胸（Tension pneumothorax），心タンポナーデ（Tamponade cardiac），毒物（Toxins），肺動脈血栓症（Thrombosis pulmonary），冠動脈血栓症（Thrombosis cardiac）．
- 上述した原因が特定され適正に治療されるとPEAは即座に解除され脈が出現する可能性が高い．逆に原因究明が実行されなかったり，遅れてしまうとPEAは継続しやがて全活動停止すなわち不可逆的心静止に移行してしまうことがあるので注意する．

■ 症例③　腹腔鏡下大腸切除術予定患者のPEA
- 腹腔鏡下大腸切除術予定患者．麻酔導入，気管挿管後体位のテストをしている途中心電図が変化し（Ⅱ誘導でのST上昇），観血的動脈圧モニター波形が平坦となった（図5）．
- 頸動脈も触れず，PEAと判断しCPRを開始．アドレナリンおよび，Ⅱ誘導でのST上昇から，冠動脈閉塞を疑い，ニトログリセリンを静注した．
- まもなくST部分は正常化し動脈血圧波形・血圧ともに正常に復帰した．手術は中止された．緊急心臓カテーテルが施行されたが有意狭窄はなく，PEAの原因は冠動脈スパスムであろうとの診断がついた．

> 原因究明に至らないか治療が遅れると不可逆的心静止に移行することがあるので注意する

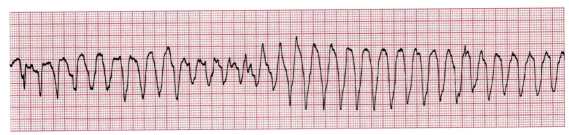

図6 Torsades de pointes の心電図

 Column　妊婦の心停止

妊婦の心停止の蘇生には通常，成人のCPRに加えて以下の二つに注意する必要がある．
1. 子宮の左方移動（left uterine displacement：LUD）を行いながらCPRを施行し静脈還流を保つこと．
2. CPR開始から4分以上経過した場合には帝王切開を考慮すること．

❹ その他の重篤な不整脈とその対処

a. トルサードポアン（Torsades de pointes）

- 多型性心室頻拍に分類される重篤な不整脈の一つで，致死的になりうる可能性がある（図6）．直ちに対処を必要とする．
- 治療は大きく二つあげられ，一つは迅速な電気ショック（エネルギー量はVFと同じ），もう一つはマグネシウム製剤の静注（2 gをゆっくり）である．
- この不整脈は，術前にある種の抗不整脈薬や抗うつ薬等の内服患者などでQTが延長している症例に起こりやすいともいわれている．

> 迅速な電気ショックとマグネシウム製剤静注の2つの治療がある

b. 発作性上室性頻拍（PSVT）

- QRS幅の狭い規則的な頻拍（narrow QRS tachycardia）に分類される不整脈で，安定した頻拍の血行動態を呈することが多いが，術中はとくに心室レートが速かったり，全身麻酔下だったり，循環血液量減少があると血圧低下が顕著となり不安定な頻拍の血行動態を呈することがあるので注意する．
- 対応としては頸動脈マッサージ（若年者のみ）や息こらえ（Valsalva手技）などの迷走神経刺激，アデノシン 6 mg（日本ではアデノシン三リン酸〈ATP〉10 mg）急速静注などの薬物治療，不安定化したら同期電気ショック（エネルギー量は50〜100J）が推奨される．同時に12誘導心電図を施行することも大切である．

▶PSVT：paroxysmal supraventricular tachycardia

> 術中は不安定な頻拍の血行動態を呈することがあるので注意する

> 迷走神経刺激，薬物治療，不安定化したら同期電気ショック

▶ATP：adenosine triphosphate

■ 症例④　手術終了後，回復室でのPSVT

- 回復室で頻脈発作が起きた．心電図上QRS幅の狭い規則的な頻拍であった．血圧低下がみられ，処置が必要と判断した．迷走神経刺激（頸動脈マッサージ）を施行したところ，洞調律に復帰した（図7）．

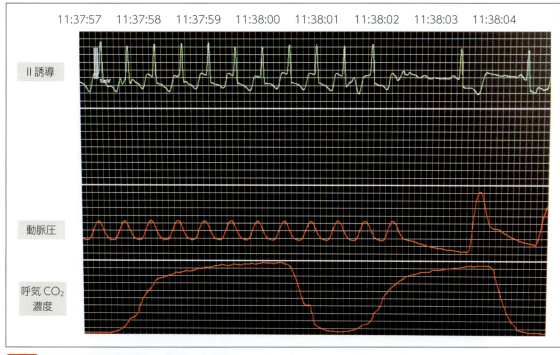

図7 PSVT発作と洞調律への復帰：症例④

c. 高度房室ブロック（II型2度房室ブロック，3度房室ブロック）

- 高度房室ブロックが引き起こされた際は高度徐脈を呈することが多く，血圧低下をきたし，時によってはPEAとなることがある．
- 迅速な対処・治療が必要で，アトロピン0.5 mgやドパミン・アドレナリンなどの薬物治療，経皮的・経静脈的ペーシングが施行されることもある．

■ 症例⑤ 手術中の高度房室ブロックの症例

- 下肢の閉塞性動脈疾患に対するバイパス手術中にMobitz II型の房室ブロックを呈した（図8上段）．
- 硫酸アトロピンなどの薬物治療にも反応しないためペーシングを選択した．経皮的ペーシングは術野の振動のために手術続行が難しいとの判断から，経静脈的ペーシングを施行した結果，血圧は安定化し，無事に手術は終了した（図8下段）．

❺ おわりに

- 術中心停止や致死的不整脈が生じた場合の対処は迅速性・適切性が要求される．日頃から最新の治療ガイドラインを熟知し，また効果的な蘇生チームが

高度徐脈を呈することが多く，時にPEAとなることがある

薬物治療，経皮的・経静脈的ペーシングを行うこともある

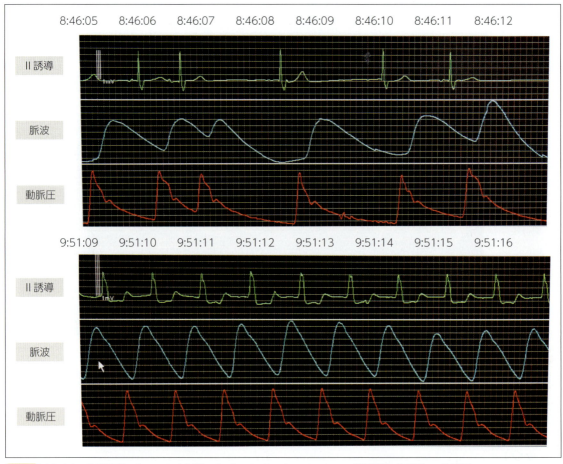

図8 Mobitz II型房室ブロック（上段）とペースメーカでペーシング施行後（下段）：症例⑤

形成され，治療プロトコールが実施できるように日頃から備えておく必要がある．

（岡本浩嗣）

文献

1) American Heart Association. Web-based Integrated Guidelines for Cardiopulmonary Resuscitation and Emergency Cardiovascular Care – Part 7: Adult Advanced Cardiovascular Life Support. ECCguidelines.heart.org https://eccguidelines.heart.org/wp-content/themes/eccstaging/dompdf-master/pdffiles/part-7-adult-advanced-cardiovascular-life-support.pdf
2) American Heart Association. ECC（救急心血管治療）ハンドブック 2015. 東京：シナジー；2016.
3) 2015 AHA Guidelines for CPR and ECC. http://www.cercp.org/images/stories/recursos/Guias%202015/Guidelines-RCP-AHA-2015-Full.pdf
4) American Heart Association 心肺蘇生と救急心血管治療のためのガイドラインアップデート 2015 ハイライト．https://eccguidelines.heart.org/wp-content/uploads/2015/10/2015-AHA-Guidelines-Highlights-Japanese.pdf

2-3-3 換気・挿管困難

3. 術中の合併症・偶発症への対応

- 日本麻酔科学会麻酔偶発症調査（2004〜2008年）によると，麻酔管理が原因の心停止169例（死亡12％，植物状態ないし中枢神経系障害6％）の中で，換気不適切26例（死亡8％，植物状態ないし中枢神経系障害12％），導入時気道操作不適切14例（死亡21％，植物状態ないし中枢神経系障害29％）と，気道管理に起因する心停止は，件数も多く予後も悪い[1]．
- 米国では麻酔に関する訴訟で気道に起因するものが上位を占めており[2]，米国麻酔科学会（ASA）は「気道確保困難に対する診療ガイドライン（ASA-DAA[3]）」を発表し，改定を重ねている．
- 日本でもJSA airway management guideline 2014: to improve the safety of induction of anesthesia[4]を基に，「日本麻酔科学会気道管理ガイドライン2014（日本語訳）：より安全な麻酔導入のために[5]」（「JSA気道管理ガイドライン2014」）が日本麻酔科学会から発表されている．
- 本項では，まず「JSA気道管理ガイドライン2014[5]★1」を概説し，次にその中心となる「日本麻酔科学会気道管理アルゴリズム（JSA-AMA）」を，想定症例に対して気道管理を行うという形で解説する．最後に周術期危機管理の観点から各施設でのJSA-AMAの活用に関して解説する．

▶ASA：
American Society of Anesthesiologists

▶DAA：
difficult airway algorithm

★1
気道確保困難は発生頻度が低いことと予期せず発生することからエビデンスを得ることは難しいため，他の気道ガイドライン[3,6,7]と同様に，主に気道管理と安全管理の専門家26人の意見を基に作成され，作成委員の賛成率も併記されている（詳細は文献5参照）．

▶JSA：
Japanese Society of Anesthesiologists

▶AMA：
airway management algorithm

① 日本麻酔科学会気道管理ガイドライン2014（日本語訳）：より安全な麻酔導入のために[5]

- JSA気道管理ガイドライン2014の骨子を以下に記す．

a. カプノグラムを換気の指標とする

- パルスオキシメータによる動脈血酸素飽和度（SpO_2）モニタリングでは，換気ができなくてもSpO_2の値は比較的長く安全域に維持されるが，いったんSpO_2が低下し始めると，心停止など危険な状態までの時間は短い．したがって，換気の状態は患者の酸素化状態を指標とするのではなく，カプノグラムの波形を指標とする．

換気の状態はカプノグラムの波形を指標とする

b. 換気状態の三段階評価：V1，V2，V3（表1）

- カプノグラムの波形は3つの位相から成る[8,9]．
  ①第Ⅲ相（プラトー相）を含んだすべての位相が確認できる場合．「換気状態は正常：換気が容易」（V1）．
  ②第Ⅲ相のプラトーが認められず，急速に立ち上がる第Ⅱ相の波形のみの場合．「換気状態は正常ではない：換気困難」（V2）．
  ③波形が認められず基線のみの状態．「換気状態は異常：換気不可能」

表1 換気状態の3段階評価分類とそれらの臨床的解釈

	麻酔施行者が最大限に努力をして換気を行った場合		
換気状態の表現方法	V1	V2	V3
換気の状態	正常	正常ではない	異常
気道確保の難易度	容易	困難	不可能
重篤な低酸素血症へ進展する可能性	なし	通常はない	あり
重篤な高二酸化炭素血症へ進展する可能性	なし	あり	あり
期待できる一回換気量	5 mL/kg 以上	2〜5 mL/kg	2 mL/kg 以下
カプノグラムの波形	第Ⅲ相まで	第Ⅲ相欠落	なし
典型的なカプノグラムの波形	(波形：第Ⅰ〜Ⅲ相あり)	(波形：第Ⅲ相欠落)	(波形：基線のみ)

この評価分類システムは，フェイスマスク，声門上器具あるいは気管チューブを通しての人工呼吸中または自発呼吸中の麻酔患者に適応可能である．INSP：吸気相
(日本麻酔科学会．日本麻酔科学会気道管理ガイドライン 2014（日本語訳）—より安全な麻酔導入のために．http://www.anesth.or.jp/guide/pdf/20150427-2guidelin.pdf[5]より)

> V1：すべての位相が確認できる，V2：第Ⅱ相の波形のみ，V3：基線のみの状態

(V3)．有効換気がまったく得られていない状態であることを示唆．

c. ガイドライン策定の基本理念：日常の麻酔業務での推奨事項と単純明快な気道管理アルゴリズム

- すべての気道確保困難を予測することは不可能である．しかし常に最初から最善の手段を選択することで，もし気道確保困難症例に遭遇したとしても早期にその状況を認識でき，対応も早くできる．
- JSA-AMA[5]（図1）はガイドラインの内容が凝縮されており，V1〜V3の換気状態とそれらの状態がどれくらい危険なのかという観点から分類されている．

> グリーンは安全領域，イエローは準危険領域，レッドは最も危険な緊急領域

- 3つの領域は，信号の色と同じく，わかりやすく区別されている．

❷ 日本麻酔科学会気道管理アルゴリズム（JSA-AMA）[5]

a. 想定症例

- 以下の症例に対する術前診察と気道戦略立案，予想される経過に対する対処法をJSA-AMA[★2]に則って解説する．

> ★2
> 各ゾーンの換気手段は，グリーンゾーン：フェイスマスク，イエローゾーン：声門上器具，レッドゾーン：輪状甲状膜切開（穿刺）である．

症例1

52歳男性，身長166 cm，体重99 kg．
予定手術：胆石症に対し腹腔鏡下胆嚢摘出術．

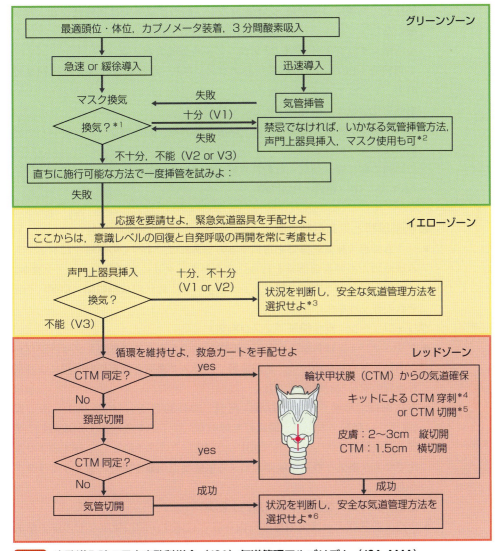

図1 麻酔導入時の日本麻酔科学会（JSA）気道管理アルゴリズム（JSA-AMA）

CTM：cricothyroid membrane（輪状甲状膜）

*¹ 表4 に記載された方法を使ってマスク換気を改善するよう試みる．
*² 同一施行者による操作あるいは同一器具を用いた操作を，とくに直視型喉頭鏡またはビデオ喉頭鏡で3回以上繰り返すことは避けるべきである．迅速導入においては誤嚥リスクを考慮する．
*³ （1）意識と自発呼吸を回復させる，（2）ファイバースコープの援助あるいはなしで声門上器具を通しての挿管，（3）声門上器具のサイズやタイプの変更，（4）外科的気道確保，（5）その他の適切な方法，などの戦略が考えられる．
*⁴ 大口径の静脈留置針による穿刺や緊急ジェット換気は避けるべきである．
*⁵ より小口径の気管チューブを挿入する．
*⁶ （1）意識と自発呼吸を回復させる，（2）気管切開，および（3）気管挿管を試みる，などの戦略が考えられる．

（日本麻酔科学会．日本麻酔科学会気道管理ガイドライン2014（日本語訳）—より安全な麻酔導入のために．http://www.anesth.or.jp/guide/pdf/20150427-2guidelin.pdf⁵⁾より）

既往歴：高血圧（未治療），手術歴なし，胆石症以外では通院歴なし，常用薬：なし．
生活歴：タバコ1日20本32年間，ビール毎晩大瓶2本．
生理検査：ECG：PVC散発，心エコー：N-P，呼吸機能検査：軽度閉塞性障害．
血液生化学検査，胸部X-P：とくに問題なし．
開口所見：3横指，歯槽周囲炎，齲歯多数あるが動揺歯なし，マランパチ分類：II．
口周囲：あご髭，頸部：可動性良好，輪状甲状膜触知可能．
ASA-PS：III（肥満：BMI 36）

■ 術前診察と気道戦略立案

- 全身麻酔導入後気管挿管を選択するのであれば，すべてのゾーンに対応できる戦略のための術前診察を行う．すなわち，グリーンゾーン：マスク換気，イエローゾーン：声門上器具，レッドゾーン：輪状甲状膜切開（穿刺）それぞれの難易度を確認する★3．

グリーンゾーン：安全領域（マスク換気）

- グリーンゾーンは日常の麻酔導入時の戦略である．気道管理をグリーンゾーン内にとどめるためには，術前診察で，マスク換気と直視型喉頭鏡による気管挿管の難易度評価をしておく（表2）[10]★4．
- 本症例は，男性，歯牙の存在，肥満（BMI 30以上），46歳以上，あご髭（前出）の存在，太い首，睡眠時無呼吸症，の7つの危険因子が該当し，術前予測危険クラスVとなり，3.31％の頻度，クラスIに対して18.4のオッズ比でマスク換気と直視型喉頭鏡による喉頭展開困難が同時に発生するリスクがある．

イエローゾーン：準緊急領域（声門上器具）

- 声門上器具挿入・換気困難の原因を表3に示す．開口制限などの解剖学的なリスクに加え，易出血性などの内科的リスクも評価しておく．
- 口腔内病変などで最初から声門上器具による換気が難しいことが明らかな場合に，実質的にグリーンゾーンで対応できない場合の次の手段はレッドゾーンということになってしまう．
- 本症例の場合は，口腔内病変は認めないが肥満により口腔周囲が腫脹していて，声門上器具挿入が難しいかもしれない．別の種類の声門上器具や，サイズを落とした声門上器具を準備しておくとよい．

レッドゾーン：緊急領域（輪状甲状膜切開〈穿刺〉）

- 輪状甲状膜切開（穿刺）の難易度を評価する．輪状甲状膜が同定できるか否か，触知できたとしても輪状甲状膜切開（穿刺）を行えるような頭位（頭部を後屈させ実際に輪状甲状膜に切開〈穿刺〉が可能なスペースを作ること）ができるか否かの2点が重要である．
- 本症例では，輪状甲状膜の触知が可能で頸部の可動性にも問題がないとあるので，緊急時の輪状甲状膜切開（穿刺）は可能であると判断できる．

★3
過去の気道確保困難の病歴，低酸素血症になりやすいか否か，誤嚥の危険性，についても評価が必要である．

★4
表2のモデルからは困難が予測されなかったとしても，明らかな上気道異常病変のある患者では，フェイスマスク換気困難かつ直視型喉頭鏡による喉頭展開困難の可能性が高い．

イエローゾーンでは，解剖学的リスクに加え内科的リスクも評価しておく

レッドゾーンでは，輪状甲状膜切開（穿刺）の難易度を評価しておく

表2 12の術前評価項目を用いて，マスク換気困難と気管挿管困難が同時に発生する可能性を予測するモデル

a. 術前に評価すべき12の危険因子

- マランパチ III or IV
- 頚部放射線後，頚部腫瘍
- 男性
- 短い甲状オトガイ間距離
- 歯牙の存在
- body mass index 30 kg/m² 以上
- 46歳以上
- あご髭の存在
- 太い首
- 睡眠時無呼吸の診断
- 頚椎の不安定性や可動制限
- 下顎の前方移動制限

b. マスク換気困難と直視型喉頭鏡による喉頭展開困難が同時に発生する可能性

術前予測危険クラス	クラス内での発生頻度	オッズ比（95%信頼区間）
I（危険因子数 0〜3個）	0.18%	1.0
II（危険因子数 4個）	0.47%	2.56 (1.83-3.58)
III（危険因子数 5個）	0.77%	4.18 (2.95-5.96)
IV（危険因子数 6個）	1.69%	9.23 (6.54-13.04)
V（危険因子数 7〜11個）	3.31%	18.4 (13.1-25.8)

(Kheterpal のモデルを一部改変：日本麻酔科学会．日本麻酔科学会気道管理ガイドライン 2014（日本語訳）—より安全な麻酔導入のために．http://www.anesth.or.jp/guide/pdf/20150427-2guidelin.pdf[5] / Kheterpal S, et al. Anesthesiology 2013; 119: 1360–9[10] より)

- しかし，担当麻酔科医が輪状甲状膜切開（穿刺）のトレーニングを受けていて，なおかつその技術を維持していることが前提である．また，本症例はBMI 36と肥満があるために痩せた人に比べれば条件は悪い．

意識下挿管の適応

- フェイスマスク換気困難が予測されるか，誤嚥の危険性が高い患者では，意識下挿管を考慮すべきとされる．しかし意識下挿管を患者がまったく苦痛を伴わずに行うことは難しい．また，意識下挿管は必ずしも安全ではなく，繰り返される操作や，患者の状態によっては（たとえばすでに気道狭窄がある場合や呼吸困難がある場合），致命的低酸素血症に至ることもある．そして何よりも麻酔科医が意識下挿管手技に熟練していることが必要である．
- 本症例では，マスク換気と直視型喉頭鏡による喉頭展開困難が同時に発生するリスクがあるため，全身麻酔導入後の気道管理ではJSA-AMAグリーンゾーンにとどめることが難しい可能性がある．そのため施設の状況や麻酔科医の技術や考え方によっては，意識下挿管と全身麻酔導入後の気管挿管どちらの選択肢があっても不思議ではない．
- もしJSA-AMAすべてのゾーンで対応することが難しいことが術前診察の

表3 声門上器具挿入・換気困難

挿入困難	換気困難
開口制限	不適切な位置
頚部可動域制限	喉頭痙攣
口腔内病変	口腔内病変
隆起性病変	易出血性
巨舌	嘔吐
	気管支攣縮（喘息発作）

麻酔科医が意識下挿管手技に熟練していることが必要

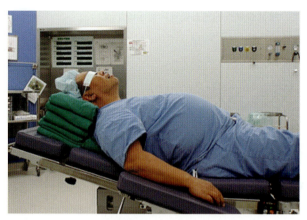

図2 ランプポジション

表4 マスク換気を改善させる手段

1. 気道内圧を増加させることができない場合
   - 両手法や他の方法でマスクフィットを改善させる
   - ガスリークを代償するために酸素の定常流量を増加させる
2. 気道内圧を適切に増加できる場合
   - 経口あるいは経鼻エアウェイを挿入する
   - 両手を用いて triple airway maneuvers を確実に行う（頭部後屈，下顎前方移動，開口）
   - 逆トレンデレンブルグ体位あるいは半座位とする
   - 麻酔器の人工呼吸器を用いて両手マスク換気を行う（PEEPを高めに設定し，PIPを制限したPCVモード）
   - CPAP または PEEP を負荷する
   - 筋弛緩薬が投与されていなければ投与する
   - 筋弛緩薬がすでに投与されていれば回復させる
   - 他の麻酔科医の援助を要請する

PCV：従圧式換気，PIP：最大気道内圧，CPAP：持続陽圧呼吸．
（日本麻酔科学会．日本麻酔科学会気道管理ガイドライン 2014（日本語訳）―より安全な麻酔導入のために. http://www.anesth.or.jp/guide/pdf/20150427-2guidelin.pdf[5])/Mort TC. Anesth Analg 2004; 99: 607–13[11])より)

体外式膜型人工肺を準備しておき，救命措置としてすぐに使用できる状態にしておく

★5
病的肥満患者の気道確保に有利とされている体位．

★6
JSA-AMAでは，肥満患者，妊婦，すでに低酸素血症をきたしている患者に推奨している．

段階で判明している場合には，意識下挿管を選択せざるをえない．また場合によっては手術自体の適応を再確認する必要もある．しかし意識下挿管を選択したとしても，繰り返された手技によって気道狭窄をきたしてしまったとすると，もはや経気道的には酸素化が不可能である．そのような症例では，体外式膜型人工肺を前もって準備し，救命措置としてすぐに使用できる状態としておく．

全身麻酔導入

グリーンゾーン
- あご髭はその程度にもよるが，剃ってから麻酔導入を行ったほうがマスク換気困難のリスクを軽減できる．
- 麻酔導入時にJSA-AMAで推奨されている以下の方法を行うことは個々に利点がある．
  ① 麻酔導入前からカプノメータを装着することにより，換気状態の持続的な評価を行うことができる．
  ② 顔面へマスクを密着させ高濃度酸素を3分間吸入させることにより，低酸素血症の発症を遅らせることができる．
  ③ 適切な頭位は，フェイスマスク換気の効率や，予定していた気道管理手技の成功率を上げることができる．
  ④ 頭部後屈，スニッフィングポジション，そしてランプポジション★5（図2）は，禁忌がなければ，いずれも気道管理を改善させる．
  ⑤ 逆Trendelenburg体位や座位は，無呼吸耐容時間が延長するとともにフェイスマスク換気効率の向上が期待できる★6．
- とくに本症例では，BMI 36の肥満患者であり，これらの準備と対策を取ったうえで麻酔導入を開始することが推奨される．
- また，マスク換気と直視型喉頭鏡による気管挿管の難易度予測危険クラスVであるため，まずはマスク換気が難しいことを考え，マスク換気を改善させる手段（表4）[5, 11]が重要となる．なかでも，両手でフェイスマスクを保持し，麻酔器の従圧式換気モードを使用して換気する方法，もしくは別の人にバッグを押してもらう方法は，片手でフェイスマスクを保持しもう片方の

手でバッグを押す方法よりも優れている．
- 気管挿管には筋弛緩薬を用いるべきで，神経筋遮断薬（脱分極性または非脱分極性）投与は，直視型喉頭鏡による気管挿管の成功率だけでなく[12]，概してフェイスマスクによる換気効率も向上させる．フェイスマスク換気が適切にできることを確認してから神経筋遮断薬を投与するべきであるというエビデンスは存在しない[13]．
- 最善の努力を行ってもフェイスマスク換気状態がV2またはV3である場合，イエローゾーンに入る前に，声門上器具の準備を開始しながら，一度だけ，最良と考えられる条件下（本症例の場合は直視型喉頭鏡が難しいことが予想されているので間接視型喉頭鏡）で気管挿管を試みてもよい．同時にCall for help（助けを呼ぶこと）とDAMカート（気道確保困難セット）の準備も忘れてはならない．この試みが失敗した場合にはイエローゾーンに進む．同時に患者の自発呼吸を再開させることも検討する．

▶DAM：difficult airway management

イエローゾーンに入る前に，声門上器具の準備開始と同時にCall for helpとDAMカートを準備

イエローゾーン

- 準備ができ次第直ちに声門上器具を挿入し，換気を試みる．本症例の場合，準備された声門上器具の挿入が難しい場合には別の種類の声門上器具（薄型）やサイズを落とした声門上器具を挿入する．声門上器具が挿入されても換気が難しい場合には，位置の修正，サイズの変更，筋弛緩薬が投与されていなければ筋弛緩薬投与などが有効である．
- 声門上器具で換気V1の状態が得られた場合には，状況に応じて，①気管挿管に移行する，②そのまま手術を行う，③患者を覚醒させる，の3つの選択肢がある．V2の場合は，①か③である．本症例の場合は，腹腔鏡下手術が予定されており，肥満もあるため，気管挿管が必要であろう．経声門上器具的に挿管を行う場合は，盲目的に行うことで声門周囲を傷つけ，状況を悪化させることが危惧されるため，気管支ファイバースコープを用いるべきである．
- もし声門上器具による気道管理で手術を行うとしても，気道確保で難渋しイエローゾーンに入った患者では，気管支ファイバースコープで声門周囲の状態を確認しておくことがその後の気道戦略を立てる観点からも望ましい．
- 筋弛緩薬が投与されていても換気が難しい場合には，患者の自発呼吸を再開させることも選択肢となる．その場合は筋弛緩薬とオピオイドやベンゾジアゼピン系薬剤の拮抗薬を投与する．ただし，筋弛緩薬投与はマスク換気や声門上器具換気を概して容易にするということを勘案すると，筋弛緩の拮抗はさらに状況を悪化させる可能性もあるため，筋弛緩薬を拮抗させるときには同時に輪状甲状膜切開（穿刺）の準備も開始するべきである．

イエローゾーンで筋弛緩薬を拮抗させる場合，輪状甲状膜切開（穿刺）の準備も開始する

レッドゾーン

- 声門上器具による換気状態がV3の場合には，重篤な低酸素血症に至る前にレッドゾーンに移行する．同時に低酸素血症と高二酸化炭素血症の結果として起こる重症不整脈や心停止に備え，輪状甲状膜切開（穿刺）の準備開始と同時に救急薬剤などを備えた緊急カートを準備する．
- レッドゾーンでは，たとえ輪状甲状膜切開（穿刺）で一時的に酸素化が得ら

レッドゾーンでは，緊急カートを要請する

れたとしても，経輪状甲状膜的気道確保では，十分な換気量を得ることができる太さのチューブを挿入することが難しい．また，太いチューブがもし入ったとしても，長時間留置することにより，チューブ抜去困難や抜去後気道狭窄などのリスクがあるため，輪状甲状膜切開（穿刺）はあくまでも「その場しのぎ」の気道確保である．
- そのため，レッドゾーンに突入したときには，経輪状甲状膜的に酸素化を得ながら改めて気管挿管を行う，外科的気管切開を行う，手術を中止し意識と自発呼吸の回復を図る，などの判断が必要となることを考慮して，麻酔科医だけでなく外科的気管切開術に慣れた医師も確保するべきである．

❸ 気道管理の安全管理上の考え方と各施設の対応

- 全身麻酔導入後に気道確保困難が発覚し，たとえば声門上器具で対処しようとしたときに，声門上器具が直ちに使用できる状況にない（手術室内にあったとしても何らかの理由で手元に届かない）場合には，実質的にイエローゾーンを遂行できないことになる．物品の不備や管理体制だけでなく，スタッフの教育も含め施設の問題であると言える．気道確保困難対策は，病院の医療安全対策の一環であるととらえるとよい[14]．

■ 手術室内またはその近傍に配備すべき救命のための気道確保器具

- 直視型喉頭鏡による気管挿管が困難と予想される場合には，ビデオ喉頭鏡や気管支ファイバー挿管など，他の挿管方法を積極的に行うべきであろう．
- 器具の到着が少し遅れただけでも，低酸素血症や心停止に進展するおそれがあるため，イエローゾーンとレッドゾーンで使用される気道確保器具は，可能な限り麻酔施行者の近くに準備しておくことが望ましい．救命的気道確保器具とその他さまざまなサイズ・種類の気道確保器具とまとめて一台のDAMカートを作り，どこからもすぐに取りに行ける場所に置いておくか，必要な気道確保器具を各手術室内に置いておく★7．

■ トレーニング

- 日々の麻酔業務で，術前気道評価，意識下挿管の技術，麻酔導入方法，さまざまな器官挿管の方法，声門上器具の使用など，グリーンゾーン内での気道管理を向上させるように努める．
- イエローゾーンやレッドゾーンの経験をすることはまれであるため，気道確保困難対策のシミュレーショントレーニングに積極的に参加し，最低限自分の施設で使用する輪状甲状膜穿刺（切開）キットはマネキンなどで習熟しておく．

❹ おわりに

- 日頃からのスタッフの教育や物品の整備や管理体制を含む組織改革にも努め

声門上器具と外科的気道確保器具は，適切に使用できるよう準備しておく

★7
JSA-AMAでは特定の気道確保器具は指定していない．その時点での施設状況で使用可能なベストな器具を選ぶことになるが，声門上器具と外科的気道確保器具は酸素化維持の基本的な救命器具であると考えられる．基本的救命器具は，すべての症例において適切に使用できる準備をしておく．

るべきである．気道確保困難対策は，麻酔科医個人の鍛錬のみを意味することではなく，病院の組織的な医療安全対策の一つであると言える[14]．

（五十嵐　寛）

気道確保困難対策は，麻酔科医個人の鍛錬に頼るのではなく，病院の医療安全対策の一つととらえる

文献

1) 日本麻酔科学会．会員専用ページ（Datura）．https://member.anesth.or.jp/App/login.aspx
2) Peterson GN, et al. Management of difficult airway: A closed claim analysis. Anesthesiology 2005; 103: 33-9.
3) Apfelbaum JL, et al. Practice guidelines for management of the difficult airway: An updated report by the American Society of Anesthesiologists Task Force on Management of the Difficult Airway. Anesthesiology 2013; 118: 251-70.
4) Japanese Society of Anesthesiologists. JSA airway management guideline 2014: To improve the safety of induction of anesthesia. J Anesth 2014; 28: 482-93.
5) 日本麻酔科学会．日本麻酔科学会気道管理ガイドライン2014（日本語訳）—より安全な麻酔導入のために．http://www.anesth.or.jp/guide/pdf/20150427-2guidelin.pdf
6) Crosby ET, et al. The unanticipated difficult airway with recommendations for management. Can J Anaesth 1998; 45: 757-76.
7) Henderson JJ, et al; Difficult Airway Society. Difficult Airway Society guidelines for management of the unanticipated difficult intubation. Anaesthesia 2004; 59: 675-94.
8) Bhavani-Shankar K, et al. Terminology and the current limitations of time capnography: A brief review. J Clin Monit 1995; 11: 175-82.
9) Bhavani-Shankar K, Philip JH. Defining segments and phases of a time capnogram. Anesth Analg 2000; 91: 973-7.
10) Kheterpal S, et al; Multicenter Perioperative Outcomes Group（MPOG）Perioperative Clinical Research Committee. Incidence, predictors, and outcome of difficult mask ventilation combined with difficult laryngoscopy: A report from the multicenter perioperative outcomes group. Anesthesiology 2013; 119: 1360-9.
11) Mort TC. Emergency tracheal intubation: Complications associated with repeated laryngoscopic attempts. Anesth Analg 2004; 99: 607-13.
12) Combes X, et al. Comparison of two induction regimens using or not using muscle relaxant: Impact on postoperative upper airway discomfort. Br J Anaesth 2007; 99: 276-81.
13) Calder I, Yentis SM. Could 'safe practice' be compromising safe practice? Should anaesthetists have to demonstrate that face mask ventilation is possible before giving a neuromuscular blocker? Anaesthesia 2008; 63: 113-5.
14) 五十嵐寛．麻酔導入後の気道確保．日本臨床麻酔学会，編．坂本篤裕，村川雅洋，臨床麻酔実践シリーズ7．麻酔科医の必要な気道確保のポイントと教育．東京：ライフメディコム：2014；p. 60-6.

3. 術中の合併症・偶発症への対応

肺塞栓症

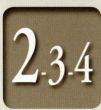

▶DVT：
deep vein thrombosis

▶PTE：
pulmonary thromboembolism

- 肺塞栓の塞栓子は，深部静脈血栓（DVT）からの遊離血栓が多く，本項では主に術中の急性肺血栓塞栓症（PTE）について詳しく述べる．
- 肺塞栓は周術期の致死的な合併症の一つであり，発症頻度としては術後が多いが，術中にも起こりうる．
- 肺塞栓の重症例では，心肺蘇生が必要になることもあり，早期診断・早期対処が重要である．
- 血栓以外の塞栓子には，脂肪・ガス・腫瘍・羊水などがあげられる．

1 病態

主な病態は，急性の肺高血圧と低酸素血症によって起こる右心不全

- 肺塞栓の主な病態は，急性の肺高血圧と低酸素血症によって起こる右心不全である．

a. 肺高血圧

- 血栓によって肺血管床の30〜50％以上が閉塞されると肺高血圧を生じるといわれている[1]．さらに，血栓によってトロンボキサン A2 やセロトニンなどの神経体液性因子が放出され，肺血管攣縮を引き起こすことも肺高血圧を生じる一因となっていると考えられている[2]．

b. 低酸素血症

- 肺血管床の減少による非閉塞血管の代償性血流増加や，気管支攣縮による，換気血流不均衡が低酸素血症の主な原因である．気管支攣縮は血流の低下した肺区域でのサーファクタントの産生低下や，セロトニンなどの神経体液性因子の関与が示唆されている[3]．

c. 右心不全

- 肺高血圧による右室の後負荷増大により，右室は拡大し，壁張力が増加する．それによって右室の酸素需要が増加し心筋虚血をきたす．その結果，右室の心拍出量が低下することで，左室の前負荷も低下し，冠血流の減少から右室への酸素供給もさらに低下するという悪循環に陥る．また，低酸素血症は肺血管攣縮を引き起こし，肺高血圧を増悪させるだけでなく，心筋虚血をもたらし心拍出量のさらなる低下を引き起こす．

早期に対処しなければ，心原性のショックから心肺停止に至る

- このように，肺高血圧と低酸素血症から右心不全をきたし，早期に対処しなければ，心原性のショックから心肺停止に至る．
- また，血栓が大きく，左右主肺動脈を閉塞するような場合は，急激な心拍出量の低下から，閉塞性ショックをきたす場合もある．

表1 肺血栓塞栓症の危険因子

	後天性因子	先天性因子
血流停滞	・長期臥床 ・肥満 ・妊娠 ・心肺疾患（うっ血性心不全，慢性肺性心など） ・全身麻酔 ・下肢麻痺 ・下肢ギプス包帯固定 ・下肢静脈瘤	
血管内皮障害	・各種手術 ・外傷，骨折 ・中心静脈カテーテル留置 ・カテーテル検査・治療 ・血管炎 ・抗リン脂質抗体症候群 ・高ホモシステイン血症	・高ホモシステイン血症
血液凝固能亢進	・悪性腫瘍 ・妊娠 ・各種手術，外傷，骨折 ・熱傷 ・薬物（経口避妊薬，エストロゲン製剤など） ・感染症 ・ネフローゼ症候群 ・炎症性腸疾患 ・骨髄増殖性疾患，多血症 ・発作性夜間血色素尿症 ・抗リン脂質抗体症候群 ・脱水	・アンチトロンビン欠乏症 ・プロテインC欠乏症 ・プロテインS欠乏症 ・プラスミノゲン異常症 ・異常フィブリノゲン血症 ・組織プラスミノゲン活性化因子インヒビター増加 ・トロンボモジュリン異常 ・活性化プロテインC抵抗性（Factor V Leiden*） ・プロトロンビン遺伝子変異（G20210A）*

*日本人には認められていない．
(循環器病ガイドシリーズ．【ダイジェスト版】肺血栓塞栓症および深部静脈血栓症の診断，治療，予防に関するガイドライン〈2009年改訂版〉．http://www.j-circ.or.jp/guideline/pdf/JCS2009_andoh_d.pdf[4]より〈2016年9月閲覧〉)

❷ 診断

a．臨床症状

- 呼吸困難，胸痛が主要な症状であるが，肺塞栓に特異的な症状はない．
- 全身麻酔中では患者の訴えはなく，バイタルサインの変化などで判断するしかない．
- 突然のバイタルサインの変動をきたしたときに，PTEのリスクファクターの有無や発症状況をもとに，PTEを疑うことが重要である．**表1**にPTEのリスクファクターを示す．**表1**では，PTEのリスクファクターがVirchowの3徴に基づいて分類されている．全身麻酔で手術を受けるだけでもリスクになりうる．術前にこれらのリスクファクターの有無を確認し，PTE発症予測の目安にする．

> バイタルサインの変化などからPTEリスクファクターをもとに判断する

表2 臨床的PTE可能性評価法

Wellsスコア	点数（簡易版）	改訂Genevaスコア	点数（簡易版）
PTEもしくはDVTの既往	1	PTEもしくはDVTの既往	1
心拍数＞100/分	1	心拍数 75〜94/分	1
1か月以内の手術，長期臥床	1	心拍数 ≧95/分	2
血痰	1	1か月以内の手術，骨折	1
癌	1	血痰	1
DVTの臨床的徴候	1	癌	1
PTE以外の可能性が低い	1	片側の下肢痛	1
		深部静脈拍動を伴う下肢の痛み・浮腫	1
		年齢＞65歳	1
臨床的可能性		臨床的可能性	
低い	0〜1	低い	0〜2
高い	≧2	高い	≧3

PTE：肺血栓塞栓症，DVT：深部静脈血栓症．
両スコアともに簡易版で示している．シンプルでわかりやすいが，Wellsスコアの「PTE以外の可能性が低い」という項目は観察者によって再現性に欠ける．これらのスコアでPTEの臨床的可能性が低いと分類された中でPTEと診断される割合は約1割程度である．

b. 診察所見

頻脈が高頻度に認められる

- 頻脈が高頻度に認められ，PTEの可能性予測項目（WellsスコアやGenevaスコア）にも含まれている（**表2**）．

SpO_2，$EtCO_2$ が低下する

- 低酸素血症をきたすため酸素飽和度（SpO_2）が低下する．手術室入室時のSpO_2の異常から，肺塞栓と診断されるケースもまれにあるため，麻酔導入前には必ずSpO_2の値を確認してから酸素を投与するよう心がけておく．

▶$EtCO_2$：
end tidal CO_2

- 換気血流不均衡に伴い，呼気終末二酸化炭素濃度（$EtCO_2$）が低下するのが特徴である．$EtCO_2$の変化から早期に診断することが予後改善につながる[5]．
- 血栓が大きければ血圧低下やショックを認めることもある．

c. 検査所見

血液ガス

- PaO_2の低下，$PaCO_2$の上昇（$EtCO_2$との乖離），肺胞気-動脈血酸素分圧較差（$AaDO_2$）の開大を認める．

ECG

- 右心負荷を反映し，V1-V4誘導でT波の陰転化，SIQⅢTⅢパターン，右脚ブロックなどの所見を認めるが，肺塞栓に特異的なECG所見ではない．

> **Column** PTE 発症時の心エコー所見

後負荷増大によって，右室の拡大が少なくとも25%の症例で認められる．

McConnell 徴候（右室心尖部は正常で，右室自由壁の収縮能が低下する）が認められればPTEの可能性が高い．

三尖弁輪収縮期移動距離（tricuspid annular plane systolic excursion：TAPSE）の測定（図1 参照）や組織ドプラーによる右室機能評価の有用性も報告されているが，非特異的であり，血行動態が安定したPTEでは正常の可能性もある．

卵円孔開存のある症例では右心系の圧負荷増大によって，右左シャントが起こり奇異性塞栓の原因となることもあるため，エコーで確認する．

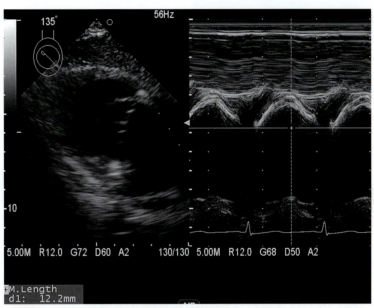

図1 TEEでのTAPSEの計測（経胃右室流入路断面：TG RV inflow view）
正常値＞16mm

Dダイマー

- フィブリン分解産物であり，血栓以外の要因（癌，炎症，出血，外傷，手術など）でも上昇するが，Dダイマーが陰性であればPTEの可能性は低くなる．ただ，検査前確率が高い場合にはDダイマー値が正常であってもPTEの否定はできない[6]．

経胸壁・経食道心エコー（TTE，TEE）（Column 参照）

- とくに血行動態が不安定な症例において有用性が高い．ショックの原因の鑑別にも有用である（心タンポナーデ，左室機能障害，大動脈解離，出血性ショックなどとの鑑別）．TEEを使用すれば，肺動脈内の血栓を描出できる場合もある．右心機能不全があると予後が悪いため，エコーで右心負荷所見を評価することは重症度や治療方針の決定に有用である．

Dダイマーが陰性であればPTEの可能性は低くなる

血行動態が不安定な症例でTTE，TEEの有用性が高い

▶TTE：transthoracic echocardiography

▶TEE：transesophageal echocardiography

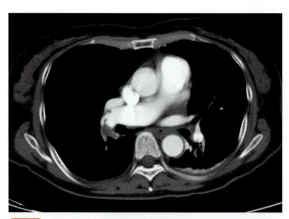

図2 周術期PTEの胸部CT画像

卵巣癌患者の試験開腹術後の胸部CT所見．手術室入室時より，SpO₂の低下（90前後）を認めたため，術後に造影CTを施行したところ右主肺動脈に大きな血栓を認め，PTEと診断された．DVTもあり，下大静脈フィルターを留置し，抗凝固療法を行った．

▶MDCTA：
multi-detector computed tomography angyography

かなり疑わしい場合を除いて，CTAで血栓を指摘できなければPTEは否定的

▶CUS：
compression venous ultrasonography

ショック・低血圧合併の有無によって診断方針が分かれる

造影CT
- 全身状態がある程度安定していれば，確定診断のため施行する（図2）．マルチスライスCT血管造影（MDCTA）を使用することで，少なくとも肺区域レベルまでなら肺動脈の描出が十分可能である．かなり疑わしい場合を除いて，CTAで血栓を指摘できなければPTEは否定的である．

圧迫超音波法（CUS）
- 近年，DVTの診断においてCUSが静脈造影に取って代わっている．PTE疑い症例においてCUSで中枢性DVTを認めた場合，PTEと診断してもよい．

肺シンチグラフィー
- 放射線被曝や造影剤アレルギーのリスクはないが，緊急検査として施行できる施設は限定される．2個以上の区域性換気-血流ミスマッチがあればPTEと診断される．

❸ PTEの診断アルゴリズム

- 臨床所見や，前述のスコアリングからPTEが疑われた場合，まずショックや低血圧（収縮期血圧＜90 mmHgもしくは，不整脈・循環血液量減少・敗血症を除いて収縮期血圧の40 mmHg以上の低下が15分以上続く場合）の有無によって方針が分かれる．

a. ショック・低血圧を合併する場合（図3）

- 全身状態が許せばCTAを施行し，PTEと診断されれば即座に再灌流療法（血栓溶解療法，手術，カテーテル治療）を行う．CTAを施行できない場合は，心エコー（TTE，TEE）を行い，右心負荷所見があれば即座に治療に移行する．なければ別の原因を検索する．

b. ショック・低血圧を合併しない場合（図4）

- WellsスコアやGenevaスコアを使用し，PTEの可能性を予測する．可能性が高ければCTAを施行する．PTEの可能性が低ければDダイマーを測定し，上昇していればCTAを施行する．CTAにてPTEと診断されれば，抗凝固療法を開始する．Dダイマーの上昇がない，もしくはCTAにてPTEと診断されなければ治療は行わず経過をみる．

❹ 急性期の治療

PTEは，早期診断・早期治療が重要

- PTEは急性期に適切な治療を行えば予後は比較的良好であるため，早期診

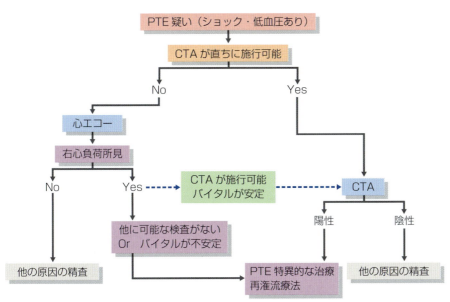

図3 PTEが疑われ，ショック・低血圧を合併する場合

低血圧とは，収縮期血圧＜90 mmHgもしくは，不整脈・循環血液量減少・敗血症を除いて収縮期血圧の40 mmHg以上の低下が15分以上続く場合と定義している．血行動態が保てればCTAを施行するが，不安定な場合はCT撮影時に急変する可能性があるため，心エコー（TTE，TEE）で判断する．CTAで血栓を指摘，もしくは心エコーで右心負荷所見を認めれば，直ちに再灌流療法を行う．

PTE：肺血栓塞栓症　CTA：CT血管造影

(Konstantinides SV, et al; Task Force for the Diagnosis and Management of Acute Pulmonary Embolism of the European Society of Cardiology (ESC). Eur Heart J 2014; 35: 3033–69, 3069a-3069k[9])より）

断・早期治療が重要である．
- 急性期治療は，呼吸循環サポート，抗血栓治療，下大静脈（IVC）フィルター留置があげられる．
- 治療のアルゴリズムの1例を示す（図5）．図5に示すように，禁忌がなければ，直ちにヘパリンを投与し，循環虚脱があれば躊躇せずPCPSを装着する．血行動態が不安定な場合はIVCフィルターを挿入し，再灌流療法を行う．その他の場合は，残存DVTがある場合にIVCフィルターを挿入し，抗血栓治療を行う．あくまで1例なので，各施設でプロトコールを作っておくことが望ましい．

▶IVC：
inferior vena cava

a. 呼吸循環サポート

- 呼吸管理
- 酸素吸入療法が第一選択である．酸素投与で対応できなければ，気管内挿管下に人工呼吸を行う．全身麻酔中ではFiO$_2$を上げ，胸腔内圧を増加させないように換気量を調節する（1回換気量7 mL/kg）[7]．

酸素吸入療法が第一選択

- 循環管理
- PTEによる右心不全への対応が予後を左右する．積極的な容量負荷は右室

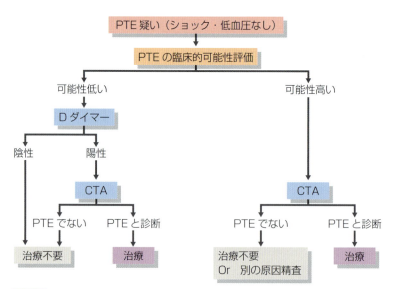

図4 PTEが疑われ，ショック・低血圧を合併しない場合

低血圧とは，収縮期血圧＜90 mmHg もしくは，不整脈・循環血液量減少・敗血症を除いて収縮期血圧の 40 mmHg 以上の低下が 15 分以上続く場合と定義している．Wells スコアや Geneva スコアで評価し，臨床的可能性が高ければ CTA を施行する．可能性が低ければ D ダイマーを測定し，上昇していれば CTA を施行する．臨床的可能性が高い場合は D ダイマーが陰性でも PTE を否定できないため，測定は不要である．
PTE：肺血栓塞栓症　CTA：CT血管造影
(Konstantinides SV, et al; Task Force for the Diagnosis and Management of Acute Pulmonary Embolism of the European Society of Cardiology (ESC). Eur Heart J 2014; 35: 3033-69, 3069a-3069k[9])より)

機能低下をきたす可能性があり，TEE などで評価しながら適切な前負荷を維持する．

血行動態を維持するために血管作動薬の使用も必要

▶ PDE：phosphodiesterase

- 肺血管床が減少しているため，容量負荷だけでは血行動態の維持は困難であり，血管作動薬の使用も必要である．ドブタミンや，ミルリノンなどのPDEⅢ阻害薬は強心作用に加え，肺血管抵抗を低下させ心拍出量を改善させるが，換気血流不均衡を増悪させる可能性も示唆されている[8]．
- 血圧低下症例ではノルアドレナリンを使用し，体血圧の維持に努める．アドレナリンは強心作用・血圧維持作用の両方が期待でき，重症例では有用である．
- 心肺停止症例や，呼吸循環サポートで安定が得られない症例ではすみやかに経皮的心肺補助装置（PCPS）を導入する．PCPS 導入時のカニューレの誘導や，残存血栓の確認に TEE が有用である．

▶ PCPS：percutaneous cardio-pulmonary support

b. 抗血栓治療

- 肺動脈内の血栓を溶解・除去し，右心系の後負荷を減少させることが病態の改善につながる．抗凝固療法，血栓溶解療法，カテーテル治療，外科的治療があるが，術中は出血性合併症のリスクが高くなるため，その選択には注意

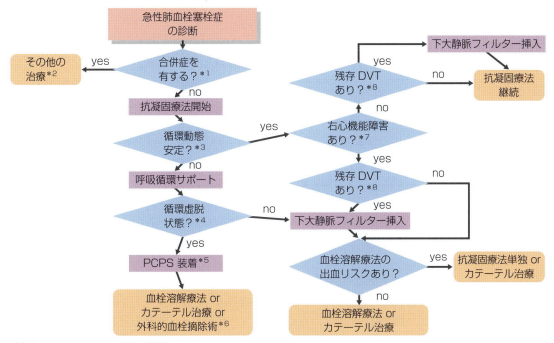

*1 高度な出血のリスクがある場合
*2 病態に応じた施行可能な治療を行う
*3 循環動態不安定とは，ショックあるいは遷延する低血圧状態を示す
*4 心肺蘇生を要する状態，あるいは高度なショックが遷延する状態
*5 施設の設備や患者の状態により，装着するか否かを検討する
*6 施設の状況や患者の状態により，治療法を選択する
*7 心エコーによる右室拡大や肺高血圧の存在により評価
*8 遊離して再塞栓を来たした場合，重篤化する危険性のある深部静脈血栓
治療のアルゴリズムを示すが，あくまでも1例であり，最終的な治療選択は各施設の医療資源に応じて決定することを，妨げるものではない．
DVT：深部静脈血栓症，PCPS：経皮的心肺補助．

図5 急性肺血栓塞栓症の治療アルゴリズムの1例
（循環器病ガイドシリーズ．【ダイジェスト版】肺血栓塞栓症および深部静脈血栓症の診断，治療，予防に関するガイドライン〈2009年改訂版〉．http://www.j-circ.or.jp/guideline/pdf/JCS2009_andoh_d.pdf[4]より〈2016年9月閲覧〉）

を要する．

抗凝固療法

- 一般的には，非経口抗凝固薬（未分画ヘパリン，低分子ヘパリン，フォンダパリヌクス）とビタミンK拮抗薬（ワルファリン）内服の併用が基本となる（PT-INRを1.5〜2.5に調節する）．最近ではワルファリンに代わって，新規経口抗凝固薬（NOAC）の併用も推奨されている[9]．
- 未分画ヘパリンはACTで簡単にモニタリングでき，プロタミンでの拮抗も可能なため，術中使用においては第一選択になる．重症度にかかわらず，禁忌がない限り診断され次第投与を開始する（まず80単位/kgもしくは5,000単位を単回静注し，以後は時間あたり18単位/kgもしくは1,300単位を持

▶NOAC：
non-vitamin K antagonist oral anti-coagulants

▶ACT：
activated coagulation time

未分画ヘパリンは，術中使用では第一選択

▶APTT：
activated partial thromboplastin time

続静注する）．PTE 疑い症例でも投与を開始してもよい（APTT をコントロールの 1.5～2.5 倍に調節する）．
- 低分子ヘパリンや，フォンダパリヌクスは 1 日 1～2 回の皮下注射ですみ，出血性合併症も少なく，未分画ヘパリンよりも優れているという報告もあるが[10]，ショックや低血圧を伴う場合は未分画ヘパリンの使用が推奨されている[8]．

■ 血栓溶解療法（全身投与）
- ショックや低血圧で PTE と診断された場合，第一選択となるが，術中発症では出血性合併症を考慮し，可能であれば後述の治療法を選択するほうが良いと思われる．日本では遺伝子組み換え組織プラスミノーゲンアクチベータ（t-PA）であるモンテプラーゼのみ保険適用がある（13,750～27,500 単位/kg を約 2 分かけて末梢静脈から投与）．

▶t-PA：
tissue plasminogen activator

■ カテーテル治療
- 経皮的に肺動脈にカテーテルを挿入し，経カテーテル的に治療を行う．血栓溶解療法に加え，血栓破砕術・血栓吸引術・流体力学的血栓除去術が行われている．血行動態が不安定で，全身性の血栓溶解療法が禁忌の場合は良い適応である．

■ 外科的治療
- 血栓溶解療法が禁忌の場合や，カテーテル治療で改善できない場合に直視下に外科的血栓摘除術を行う．術前の心肺停止症例では死亡率が高く[11]，血行動態が不安定な場合は躊躇せず補助循環の導入，外科の手術に踏み切る．
- 血栓摘出後も，再灌流障害による肺出血や，右室虚血からの低心拍出量症候群をきたす場合があり，血行動態が改善されない場合は補助循環を行う．

血行動態が不安定な場合は躊躇せず補助循環の導入，手術に踏み切る

c. IVC フィルター
- 抗凝固療法が禁忌の場合や，抗凝固療法の合併症・副作用発現例，PTE の再発例，残存 DVT がある症例などには，非永久留置型フィルターの一時的な使用を考慮する．
- PTE を発症したからといってルーチンに使用するべきではないが[9]，周術期は抗凝固療法による出血性合併症のリスクが高く，術中 PTE 発症例では各科と連携してフィルター留置を検討する．

❺ おわりに
- PTE は術中に発症しうる致死的な合併症であるが，早期診断・早期治療により予後は劇的に改善する．
- 術中のバイタルサインの変動の際には，PTE をまず疑うことが重要であり，術前から PTE のリスク因子を常に確認し，鑑別診断の選択肢に常に入れて

PTE の診断は，まず疑うことが重要

おく．
- 右心負荷は鑑別診断，治療方針の決定に重要な所見であり，突然のショック・低血圧をきたした場合や，PTE が疑われる場合には迅速に心エコーを施行する．
- PTE の診断，治療の際には，循環器内科や心臓血管外科など他科との連携が必要であり，万が一の場合にもすぐに対応できるよう各施設でプロトコールを作っておくことが望ましい．

（内藤慶史，佐和貞治）

文献

1) McIntyre KM, Sasahara AA. The hemodynamic response to pulmonary embolism in patients without prior cardiopulmonary disease. Am J Cardiol 1971; 28: 288-94.
2) Smulders YM. Pathophysiology and treatment of haemodynamic instability in acute pulmonary embolism: The pivotal role of pulmonary vasoconstriction. Cardiovasc Res 2000; 48: 23-33.
3) Moser KM. Pulmonary embolism. Am Rev Respir Dis 1977; 115: 829-52.
4) 日本循環器学会, ほか. 循環器病の診断と治療に関するガイドライン（2008 年度合同研究班報告）.【ダイジェスト版】肺血栓塞栓症および深部静脈血栓症の診断，治療，予防に関するガイドライン（2009 年改訂版）. http://www.j-circ.or.jp/guideline/pdf/JCS2009_andoh_d.pdf
5) Visnjevac O, et al. Role of perioperative monitoring in diagnosis of massive intra-operative cardiopulmonary embolism. J Cardiovasc Thorac Res 2014; 6: 141-5.
6) Di Nisio M, et al. Diagnostic accuracy of D-dimer test for exclusion of venous thromboembolism: A systematic review. J Thromb Haemost 2007; 5: 296-304.
7) Torbicki A, et al. Guidelines on diagnosis and management of acute pulmonary embolism. Task Force on Pulmonary Embolism, European Society of Cardiology. Eur Heart J 2000; 21: 1301-26.
8) Manier G, Castaing Y. Influence of cardiac output on oxygen exchange in acute pulmonary embolism. Am Rev Respir Dis 1992; 145: 130-6.
9) Konstantinides SV, et al; Task Force for the Diagnosis and Management of Acute Pulmonary Embolism of the European Society of Cardiology (ESC). 2014 ESC guidelines on the diagnosis and management of acute pulmonary embolism. Eur Heart J 2014; 35: 3033-69, 3069a-3069k.
10) Buller HR, et al; Matisse Investigators. Subcutaneous fondaparinux versus intravenous unfractionated heparin in the initial treatment of pulmonary embolism. N Engl J Med 2003; 349: 1695-702.
11) Yalamanchili K, et al. Open pulmonary embolectomy for treatment of major pulmonary embolism. Ann Thorac Surg 2004; 77: 819-23.

2-3-5 緊張性気胸

❶ 気胸の分類

- 気胸の分類を表1に示す．
- 緊張性気胸は最も重篤な病態であり，適切な治療を行わなければ，低血圧から数分以内に心肺停止をきたすことがある．日本麻酔科学会の「麻酔関連偶発症例調査第3次調査および第4次初期調査結果（2009年〜2010年および2011年）」によれば，術中心停止の原因となるような気胸は0.002例/1万症例に起こり，すべてが術中に発生した気胸である．また，心停止以外の高度低血圧，高度低酸素血症，高度不整脈などで術中に発生した気胸が原因のものは0.014例/1万症例に起こり，術前からの気胸が原因であるものは0.023例/1万症例に起こる．

❷ 誘因

術前の患者評価と気胸のリスクとなる術式の評価が重要

- 緊張性気胸は肺胞と胸腔に交通がある患者に陽圧換気を行うと発症する．危

表1 気胸の分類

	病因や病態
原発性自然気胸	・肺の基礎疾患が存在しない ・喫煙や遺伝性の要因が大きい ・背が高く痩せている若い男性に多く発生する ・ダイビングや高所飛行中に生じるものもある ・肺尖部の囊胞が自然に破裂することによる
続発性自然気胸	・肺の基礎疾患を伴う ・重症慢性閉塞性肺疾患，HIV関連肺感染症，囊胞性線維症などに続発する ・囊胞の破裂に起因するものが多い ・予備力が少ない患者に発生し，原発性自然気胸よりも重篤である ・まれな病態として胸腔内子宮内膜症がある
外傷性気胸	・鈍的および穿孔性胸部外傷による
医原性気胸	・医療行為が原因となる ・胸腔穿刺，中心静脈カテーテル留置，機械的人工換気，心肺蘇生などにより起こりうる
緊張性気胸	・多くは陽圧人工呼吸患者に発生する ・チェックバルブのため，空気の移動が一方向となる ・肺が虚脱し，胸膜腔内圧が進行性に上昇し，縦隔が移動して，静脈還流が減少する

表2 緊張性気胸の誘因

中心静脈カテーテル留置	・鎖骨下静脈 ・内頸静脈
末梢神経ブロック	・腕神経叢ブロック ・肋間神経ブロック ・星状神経節ブロック
手術	・腹腔鏡手術 ・腎摘出術 ・脾摘出術 ・経皮的肝生検
圧外傷	・過剰な1回換気量 ・呼吸回路呼気側の閉塞 ・気管支腫瘍などによるチェックバルブ
外傷	・胸部外傷 ・交通外傷 ・肋骨骨折
処置	・喉頭鏡 ・気管支鏡 ・食道内視鏡 ・胸腔穿刺 ・経皮的肺生検

険因子のある患者（表2）では，人工呼吸を始める前に明らかな気胸がない場合でも，厳重な経過観察と治療の準備が必要である．人工呼吸開始前に気胸が存在する可能性が高い場合は，あらかじめ胸腔ドレーンを挿入しておくことが最も重要である．

a. 中心静脈カテーテル留置

- 全身麻酔の直前には鎖骨下静脈穿刺による中心静脈カテーテルの留置を行わない．例外として，食道手術のようにカテーテル留置側での開胸が予定されており，内頸静脈穿刺によるカテーテル留置が頸部操作の妨げになるような場合は，鎖骨下静脈穿刺によるカテーテル留置も行われる．
- 手術の数日前に鎖骨下静脈穿刺によるカテーテル留置が行われている場合は，緊張性気胸の発生を念頭において観察する．

b. 末梢神経ブロック

- 全身麻酔に超音波ガイド下末梢神経ブロックを併用する麻酔管理法が増加している．鎖骨上アプローチによる腕神経叢ブロックでは気胸の発生が報告されており[1]，全身麻酔と腕神経叢ブロックの併用では斜角筋間アプローチで行うなどの工夫をする．

c. 手術

- 横隔膜に侵襲が加わる術式では術操作による気胸の発生を念頭において観察する．
- 気胸を疑わせるモニター異常や徴候があれば，術者とコミュニケーションを図り，迅速に対処する．

d. 圧外傷

- 人工呼吸による圧外傷を避けるには，適切な1回換気量やPEEPの設定と気道内圧のモニタリング，麻酔中であれば十分な筋弛緩状態を維持する．
- 多くの人工呼吸器は圧外傷を避けるために最高気道内圧の上限が40 cmH₂Oに設定されている．

e. 外傷

- 胸部や上腹部の外傷患者の緊急手術では，気胸の発生を念頭において観察する．

f. 処置

- 喉頭から縦隔に侵襲が及ぶ医療行為では組織の損傷による気胸や縦隔気腫が起こりうる．これらの処置後に全身麻酔下の手術を行う場合には，気胸の発生を念頭において観察する．

▶PEEP：
positive end-expiratory pressure（呼気終末陽圧）

正常肺患者に対する全身麻酔時の人工呼吸が原因となる気胸の発生はまれ

表3 気胸の症状と徴候

	症状	徴候
術前 術後	・非外傷性気胸は無症状のこともある ・呼吸困難 ・胸膜性胸痛 ・不安	・低酸素血症 ・チアノーゼ ・頻脈
麻酔中 人工呼吸中 （緊張性気胸）	・訴えることができない	・低酸素血症 ・高炭酸ガス血症 ・SpO_2低下 ・$ETCO_2$上昇 ・チアノーゼ ・低血圧 ・頻脈 ・気道内圧上昇 ・肺コンプライアンスの低下

❸ 症状と徴候

a. 気胸発生時の症状と徴候（表3）

- 術前や術後で患者の意識がある場合には自覚症状も考慮する.
- 緊張性気胸は陽圧換気中に発生することが多いが,陽圧換気が必要となるのは全身麻酔下の手術あるいは鎮静下の人工呼吸管理である.これらの状況では患者が症状を訴えることはないので,徴候から気胸を疑い,適切な検査法で診断する.

b. 緊張性気胸の病態

- 呼吸と循環に大きな変動が起こる.換気障害や肺内シャントの増加によりSpO_2の低下や$ETCO_2$の上昇といった,低酸素血症・高炭酸ガス血症を呈する.

> 呼吸器徴候と循環器徴候の併存が重要

- 胸腔内圧の上昇による静脈還流の減少は心室充満を妨げ,1回拍出量が減少することで心拍出量が減少し血圧が低下する.低血圧により圧受容体反射を介した頻脈が起こり,心拍出量の減少を代償しようとする.
- 胸腔内圧の上昇による心拍出量の減少と冠灌流圧の低下が進行すると心停止をきたす.

> 緊張性気胸による心停止では強心薬の効果が乏しい.胸腔穿刺による緊急脱気を最優先する

❹ 診断

- 緊張性気胸は放置すれば死に至る重篤な病態である.比較的まれな病態であり,疑わなければ診断できない.緊張性気胸の徴候があれば,迅速な診断と治療が必要である.可能であれば手術を中断し,診断のための検査と治療を急ぐ.

a. 気胸の診断法（表4,図1,2）

- X線装置を備えたハイブリッド手術室であれば,迅速に診断できるが,一般的な手術室で,手術中にX線写真やCTを撮影することは難しい.
- 超音波検査は胸腔内の空気によりあるべきものが消失することを利用して診断する.X線写真よりも感度に優れ,特異度は同等である[2,3].一方,診断には熟練が必要であり,診断力は検者の技量に寄るところが大きい.超音波検査は周術期に活用しやすい診断法であり[4],麻酔科医の習熟が期待される.

b. 超音波検査の画像所見

- lung slidingの消失（図3）：呼吸運動に伴う胸膜の動きが認められない[5].

表4 気胸の診断法

	利用可能時期			所見
	術前	術中	術後	
聴診	○	○	○	・呼吸音の左右差
視診	○	○	○	・胸郭運動の左右差
X線写真*	○	△	○	・放射線透過性の空気成分 ・縮小した肺と壁側胸膜のあいだに肺紋理がない ・進行すると気管や縦隔が偏位
CT検査	○	×	○	・放射線透過性の空気成分 ・縮小した肺 ・進行すると気管や縦隔が偏位
超音波検査	○	○	○	・lung sliding の消失 ・commet tail artifact の消失 ・seahore sign の消失

*立位と臥位の違いに注意する.

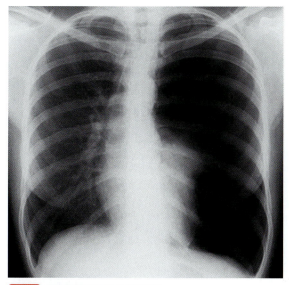

図1 緊張性気胸の X 線写真
左肺野の透過性亢進と縦隔の右方偏位がある.

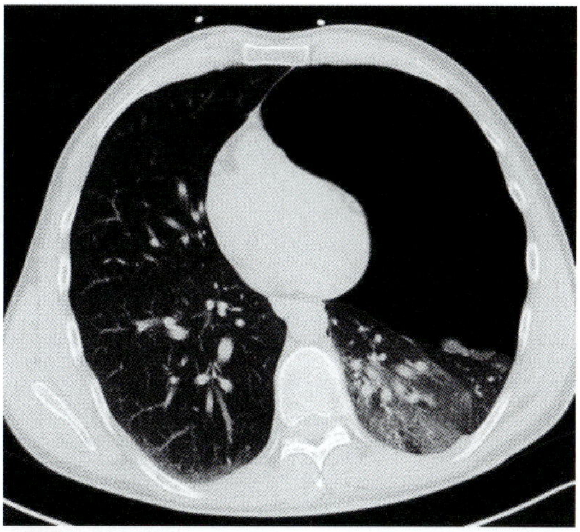

図2 気胸の CT 画像
左肺の縮小がある.

- commet tail artifact の消失（**図4**）：胸膜から下方に伸びるアーチファクトが認められない[5].
- seahore sign の消失（**図5**）：M モードで，呼吸性変動による sandy pattern が認められない[6].

C. 緊張性気胸の鑑別診断（表5）

- 気道のトラブルは気管挿管の確実な確認や気管チューブの適切な管理により予防できるが，はじめに除外する.

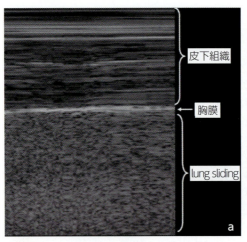
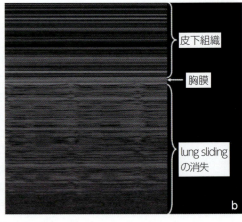

図3 lung sliding の消失
a：正常：呼吸運動に伴う胸膜の動きがある．
b：気胸：呼吸運動に伴う胸膜の動きがない．

(Ioos V, et al. Ann Intensive Care 2011; 1: 4[5]より)

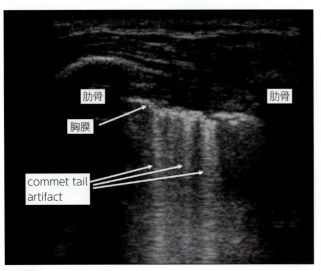

図4 commet tail artifact
正常肺では胸膜から下方に伸びるアーチファクト（commet tail artifact）がある．気胸では commet tail artifact が消失する．
(Ioos V, et al. Ann Intensive Care 2011; 1: 4[5]より)

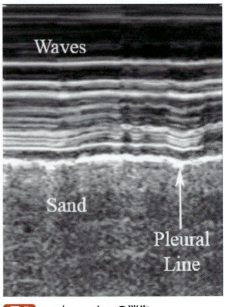

図5 seahore sign の消失
M モードで観察する．正常肺ではで呼吸性変動による sandy pattern がある．気胸により sandy pattern が消失する．
(Husain LF, et al. J Emerg Trauma Shock 2012; 5: 76-81[6]より)

- 肺動脈塞栓症，心タンポナーデ，急性冠症候群はいずれも重篤な病態であるため，迅速に対応する．

❺ 気胸の治療

a. 脱気

- 呼吸と循環の破綻により胸腔ドレーンを留置する時間的余裕がない場合には，緊急胸腔穿刺を行う．
- 緊急胸腔穿刺は気胸側の鎖骨中線上の第2肋間を18ゲージ以上の太い静脈留置針で穿刺する．
- 緊急胸腔穿刺に続いて，胸腔ドレーンを第5または第6肋間の中腋窩線から挿入し，$-10 \sim -15\,cmH_2O$ の陰圧で持続吸引する．

b. 酸素化

- 100％酸素で換気する．

c. 循環の維持

- 血管収縮薬で血圧を維持し，カテコラミンなどの強心薬で心停止を防ぐ．

表5 緊張性気胸の鑑別診断

	緊張性気胸との違い
気管チューブの閉塞	・呼吸音が聴取できない ・$ETCO_2$ が異常に低下する
片肺挿管	・初期には循環への影響がない
肺動脈塞栓症	・呼吸音の左右差がない ・$ETCO_2$ が異常に低下する
心タンポナーデ	・呼吸音の左右差がない ・超音波検査で心嚢液の貯留を認める
急性冠症候群	・呼吸音の左右差がない ・低酸素血症や高炭酸ガス血症がない ・SpO_2 や $ETCO_2$ は変化しない ・チアノーゼは起こらない ・気道内圧は変化しない

❻ 術後管理

a. 気胸の原因検索

- 手術中にできなかった追加検査で気胸の原因を精査する．

b. 胸腔ドレナージ

- 陰圧持続吸引で患側肺の膨張を促しながら，気胸の原因に応じてドレーン抜去の時期を決める．

c. 循環管理

- 血圧低下に対して投与された輸液が過剰であれば是正する．

d. 心停止後症候群

- 術中に心停止となった場合は，低体温療法，血糖管理，腎代替療法などを視野に入れた集学的治療を行う．

e. 再膨張性肺水腫

- 緊張性気胸による肺の虚脱時間は短いため，気胸解除後の再膨張性肺水腫は起こりがたい．

❼ 症例提示

症例 1[7]

全身麻酔下での脳梁部腫瘍の摘出術中に気胸が発生し緊張性気胸に至った

- 収縮期血圧：110 mmHg→80 mmHg
- 心拍数：80/分→100/分
- 気道内圧：20 cmH_2O→25 cmH_2O
- 心電図上の ST 低下．
- チアノーゼあり．

対応：① 100％酸素で換気，昇圧薬投与．
　　　② X 線写真で緊張性気胸の診断．
　　　③ 胸腔ドレーンを挿入．
　　　④ 全身状態が改善した．

- 術後の精査で肺腫瘍が発見され，気胸の原因と推測された．

症例 2[8]

腹膜外内視鏡による鼠径ヘルニア根治術中に縦隔気腫，気胸，皮下気腫が発生した

- 循環変動なし
- SpO_2，$ETCO_2$ に変動なし
- 気道内圧＜25 cmH_2O
- 麻酔覚醒時に皮下気腫に気づく．

対応：① X 線写真で緊張性気胸の診断
　　　② 胸腔ドレーンを挿入

- 肺胞や臓側胸膜に損傷がなかったため，緊張性気胸に進展しなかった．

（原　哲也）

文献

1) Bhatia A, et al. Case report: Pneumothorax as a complication of the ultrasound-guided supraclavicular approach for brachial plexus block. Anesth Analg 2010; 111: 817–9.
2) Ding W, et al. Diagnosis of pneumothorax by radiography and ultrasonography: A meta-analysis. Chest 2011; 140: 859–66.
3) Alrajhi K, et al. Test characteristics of ultrasonography for the detection of pneumothorax: A systematic review and meta-analysis. Chest 2012; 141: 703–8.
4) Ueda K, et al. Intraoperative pneumothorax identified with transthoracic ultrasound. Anesthesiology 2011; 115: 653–5.
5) Ioos V, et al. An integrated approach for prescribing fewer chest x-rays in the ICU. Ann Intensive Care 2011; 1: 4.
6) Husain LF, et al. Sonographic diagnosis of pneumothorax. J Emerg Trauma Shock 2012; 5: 76–81.
7) 玉川　進，ほか．脳外科手術中に突発性気胸を起こした 1 症例．臨床麻酔 1990; 14: 735.
8) Browne J, et al. Pneumomediastinum, pneumothorax and subcutaneous emphysema complicating MIS herniorrhaphy. Can J Anaesth 2000; 47: 69–72.

3. 術中の合併症・偶発症への対応

2-3-6 喘息発作

- 喘息は，麻酔患者でよく見かける慢性疾患であるが，麻酔中に喘息の発作が生じることは麻酔科医にとっては避けたい事象である．
- 軽度の喘息発作であればまだしも，重積状態になると，一般的な治療薬への反応が乏しく治療に難渋し，場合によっては生命の危機に瀕することもある．危機を脱しても，多くは術後に集中治療室での人工呼吸管理を必要とする．
- 本項では，喘息発作の疫学および病態生理と麻酔中に起きた場合の対処法について述べる．
- 一般的な喘息患者の麻酔管理は本シリーズ『麻酔科医のための気道・呼吸管理 5-1 喘息および COPD 患者の呼吸管理』[1]を参照していただきたい．

1 疫学と病態生理

a．疫学

- 国際比較が可能な日本の成人喘息有病率全国調査は，2004〜2006年（平成16〜18年度）に施行され，期間有症率が9.4％，喘息有病率は5.4％であった[2]．
- 小児喘息は，2, 3歳までに60〜70％が，6歳までに80％以上が発症し，思春期になると症状が軽快するが約30％が成人喘息に移行する．
- 成人になって初めて発症する成人発症喘息は，成人喘息全体の70〜80％で，40〜60歳代の発症が60％以上である．
- 1年間の喘息死は1990年代前半では，全人口10万対5.0前後，実数では5,000〜6,000人で推移していたが，1993年に刊行された「喘息予防・管理ガイドライン」の普及により，吸入ステロイド薬を中心とした予防治療が効を奏し，1997年から減少していき，2002年に4,000人以下，2006年には3,000人以下となり，2009年は2,139人であった．
- 1987年のOlssonらの報告[3]では，麻酔中の気管支攣縮発症率は0.16％，気道感染患者では4.1％，閉塞性肺疾患合併患者では2.2％，術前の心電図で病的異常のあった患者で2.4％であった．周術期気管支攣縮のリスクファクターは**表1**に示したとおりである[4]．

b．病態生理[5]

- 喘息では，気管支に喘息特有の炎症が起こることで気管支収縮が起きやすい状況となる．
- 炎症像として，気管支粘膜浮腫，好酸球，Tリンパ球や肥満細胞の集積と

表1 周術期の気管支攣縮リスクファクター

- ASA3以上
- 閉塞性肺機能障害
- 気道感染
- 喫煙
- 喘息発作の既往
- 肥満
- 不十分な麻酔深度
- 気管挿管・抜管

- 粘膜の細胞剥離が認められる．
- Tリンパ球の働きによりBリンパ球からIgE抗体が産生放出され，IgE抗体が肥満細胞の表面で抗原と結合することで肥満細胞の脱顆粒が生じ，気管支収縮物質が放出されることで喘息発作が生じる．
- 発作時は，気道平滑筋の収縮，気道粘膜浮腫，気道分泌物増加により気管支内腔の狭窄が生じ，換気を障害する．
- 炎症が慢性化することでリモデリングといった組織変化も生じる．

❷ 喘息発作時の対処法

- リスクファクター（表1）にもあるように，麻酔深度が浅いために気管チューブの機械的刺激から発作が誘発されることが多いので，まずは麻酔深度を深めたうえで，鑑別診断を行う．
- 鑑別診断としては，気管チューブの異常（閉塞，位置異常），肺梗塞，肺水腫，緊張性気胸などである．
- このほか，誤嚥，アナフィラキシーショックなども鑑別診断にあげられるが，これらも気管支収縮をきたすため，気道拡張という意味では喘息発作治療と重なる部分が多い．
- 鑑別診断後，次に述べる対処法を考慮する．

a. 酸素投与

- 喘息重積発作では，痰詰まり，無気肺などにより換気血流比のミスマッチが生じ，低酸素血症となる場合がある．また，β_2刺激薬使用により低酸素性肺血管攣縮が減弱することで低酸素血症が悪化する．よって，酸素濃度を上げて$SpO_2>92\%$を保つようにする[6]．
- ヘリウムと酸素の混合物ヘリオックス★1は，空気よりも粘性が低いため，ネブライザーで投与されたサルブタモールの飛散と定着を改善することが示されていたが，4つの臨床試験を対象としたメタ解析の結果では，喘息発作患者に対する初期治療でのヘリオックスの使用は支持されなかった[7]．ただし，従来の治療法に反応しない喘息，とりわけ小児患者には有用である可能性はある[8]．

b. 薬物療法

■ 喘息予防・管理ガイドラインや小児気管支喘息治療・管理ガイドラインに従った治療

- ガイドライン[2,9]では，発作薬は短時間作用型β_2刺激薬（吸入・経口），短時間作用性テオフィリン薬（経口・注射），ステロイド薬（経口・注射），アドレナリン（皮下注射），抗コリン薬（吸入）となっている．
- また，発作の大きさに合わせて治療薬の選択・組み合わせが変わる（表2）[2,9]．この発作強度に応じた治療法は，全身麻酔中でも吸入・静注であれば応用できる．

まず麻酔深度を深めたうえで鑑別診断を行う

酸素濃度を上げて$SpO_2>92\%$を保つようにする

★1
ヘリウムと酸素を80：20または70：30で混合．

表2 喘息発作の程度と治療

	症状	成人	小児
小発作	呼吸苦あるが横になれる	$β_2$ 刺激薬吸入・頓用 テオフィリン薬頓用	$β_2$ 刺激薬吸入 追加：$β_2$ 刺激薬吸入反復
中発作	苦しくて横になれない 辛うじて歩ける	$β_2$ 刺激薬吸入反復 エピネフリン皮下注 アミノフィリン点滴静注 酸素 抗コリン薬吸入考慮	$β_2$ 刺激薬吸入反復 酸素 追加：ステロイド薬（静注，経口） 輸液 アミノフィリン持続点滴考慮
大発作	歩行不能 体動・会話困難	エピネフリン皮下注 アミノフィリン持続点滴 ステロイド反復静注 酸素 $β_2$ 刺激薬吸入反復	$β_2$ 刺激薬吸入反復 酸素 輸液 ステロイド反復静注 追加：イソプロテレノール持続吸入 アミノフィリン持続点滴考慮
重篤	呼吸減弱・停止 チアノーゼ 会話・体動不能 意識障害	上記治療継続 気管挿管考慮 人工呼吸 気管支洗浄 全身麻酔薬考慮	イソプロテレノール持続吸入 酸素 輸液 ステロイド反復静注 追加：気管挿管・人工呼吸 アミノフィリン持続点滴考慮 全身麻酔薬考慮

（日本アレルギー学会喘息ガイドライン専門部会，監修．喘息予防・管理ガイドライン2015／濱崎雄平，ほか監修．日本小児アレルギー学会．小児気管支喘息治療・管理ガイドライン2012；協和企画より作成）

- 以下に，それぞれの薬剤について詳述する．薬剤によっては，必ずしも**表2**に入っていないものであっても，European Resuscitation Council Guidelines for Resuscitation 2015などに掲載されている薬剤は含めた．

吸入療法

- 超音波ネブライザーユニットを呼吸回路の吸気側に接続して，気管支拡張薬を投与（吸入）する．

$β_2$ 刺激薬

- 以下の $β_2$ 刺激薬がよく使用される．投与量は各薬剤の添付文書による[10]．
- プロカテロール塩酸塩：通常成人1回30〜50 μg（0.3〜0.5 mL），小児1回10〜30 μg（0.1〜0.3 mL）を投与．なお，年齢，症状により適宜増減する．
- サルブタモール：成人には1回1.5〜2.5 mg（0.3〜0.5 mL），小児には1回0.5〜1.5 mg（0.1〜0.3 mL）を投与．なお年齢，症状により適宜増減する．
- フェノテロール臭化水素酸塩：通常1回0.2 mg．効果が不十分な場合は0.1〜0.2 mg再度投与する．
- 硫酸イソプロテレノール：1回0.1 mg投与する．効果が不十分な場合，0.1 mgを再投与する．再投与は1回のみとする．

抗コリン薬

- $β_2$ 刺激薬と一緒に吸入させることが多い．よく用いられるものはイプラト

ロピウム臭化物で，添付文書によれば1回20〜40 μg用いる．

硫酸マグネシウム
- Ca拮抗作用のあるマグネシウムは，気道平滑筋弛緩作用のほか，肥満細胞からのヒスタミン遊離抑制，神経末端からのアセチルコリン放出抑制効果があり，喘息発作に有用と思われる[6]．
- メタ解析結果でも，硫酸マグネシウム3.2%濃度水2〜5 mLをβ_2刺激薬と一緒に吸入させることで，肺機能の改善と入院率の減少傾向が認められるとされている[7]．
- よって，麻酔中の発作にもβ_2刺激薬と併用することを考慮すべきであろう．

揮発性吸入麻酔薬[11-13]
- 通常の喘息治療薬への反応が乏しい場合に用いられる．
- 揮発性吸入麻酔薬の有用性に関するランダム化比較試験は行われておらず，また吸入麻酔薬を喘息発作に用いるのは通常麻酔科医のみであることから，標準的治療にするためには今後詳細な検討が必要である．
- 利点：揮発性吸入麻酔薬は，β受容体刺激作用，直接的気道平滑筋弛緩作用，気管支収縮物質放出阻害および作用の拮抗，迷走神経反射の抑制作用を有することから，喘息発作に対して有効に働く．
- 欠点：①血管拡張作用および心収縮抑制作用により血圧低下が生じること，②ハロタンなどでは免疫反応に伴う重篤な肝障害が生じることがあること，③長時間投与に伴い代謝率の低いイソフルランでも血漿無機フッ素濃度が上昇していくことで腎機能障害が懸念されること，④自発呼吸が濃度依存的に抑制されること，⑤最近の実験動物の報告では新生児に対する神経毒性が懸念される点，⑥コストがかかる点，⑦小児でカフなし気管チューブを用いることで室内の空気汚染が生じることが問題といえる．
- デスフルランは気道抵抗を増加させるため，喘息発作の際には適さない（図1）．一般的にはイソフルラン，セボフルランが用いられる．長期に用いる場合は，代謝率の低く無機フッ素が生じにくいイソフルランのほうが適している．

■ 全身投与

アミノフィリン
- 非選択的PDE阻害薬であるアミノフィリンは，テオフィリンが水に難溶のため，溶解補助剤としてエチレンジアミンを加えた製剤である[10]．
- 通常，導入量として5 mg/kgを20〜30分かけて静注し，維持量として0.5〜1 mg/kg/時で持続静注する．ただし，年齢，体重，テオフィリン内服の有無を考慮して，投与量を決める（表3）[10]．
- 治療濃度は10〜20 μg/mLだが，中毒域は15 μg/mL以上と治療域とオーバーラップしている[6]．このため，目標とする血中濃度は，10〜15 μg/mLが推奨される．
- 喘息発作時の呼吸機能改善は，PDE阻害による細胞内cAMP増加のほか，副腎からのアドレナリン遊離やプロスタグランジン拮抗作用，求心性神経

デスフルランは気道抵抗を増加させるため，喘息発作の際には適さない

▶PDE：phosphodiesterase

アミノフィリンは年齢，体重，テオフィリン内服の有無を考慮して投与量を決める

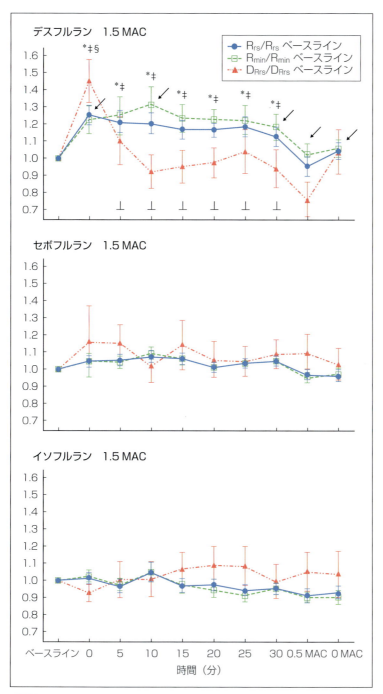

図1 揮発性吸入麻酔薬（デスフルラン，セボフルラン，イソフルラン）1.5 MAC による気道抵抗の変化

MAC：最小肺胞濃度，吸入前値（ベースライン）=1.0.
吸入前値に対する有意差あり．＊：R_{rs}（総呼吸抵抗），‡：R_{min}（最小抵抗），§：D_{Rrs}（実効抵抗）．

表3 アミノフィリン年齢別投与量

年齢	導入量	維持量
6か月〜1歳	3〜4 mg/kg（30分以上）	0.4 mg/kg/時
1〜2歳	3〜4 mg/kg（30分以上）	0.8 mg/kg/時
2〜15歳	4〜5 mg/kg（30分以上）	0.8 mg/kg/時

導入量は，250 mgを上限とし，肥満患者での投与量は標準体重を用いる．
テオフィリンが経口投与されている場合の導入量は3〜4 mg/kgとする．
（添付文書．ネオフィリン® 注点滴用バッグ 250mg．2012年12月改訂〈第8版〉．エーザイ株式会社より）

活動の抑制，横隔膜収縮増強などがあげられている[6]．
- 残念ながらコクランレビューでは，アミノフィリンの効用を示すエビデンスはなく，副作用の頻度が高いと報告されている[7]．

アドレナリン

- 大発作や重篤な発作では，アドレナリン投与を考慮する．
- 一般には，1回 0.2〜0.3 mgを皮下注射または筋肉内注射する．効果をみながら20分間隔で3回を上限に投与する[7,10]．
- 現在，超短時間作用性選択的 β_1 遮断薬であるランジオロールやエスモロールがあることから，アドレナリン持続静注も可能である．
- 喘息発作治療において，アドレナリン持続静注に求められるものは，β_2 受容体刺激作用による気管支拡張作用と，同じく β_2 受容体刺激作用による血管平滑筋弛緩作用を拮抗する α_1 受容体刺激作用であり，β_1 刺激作用が余分であるので，これを超短時間作用性選択的 β_1 遮断薬で抑制することで問題なく管理できるはずである．
- 具体的には，アドレナリンは2〜3 mg/分（適宜増減）で持続静注し，心拍数や血圧を指標に β_1 遮断薬を持続静注する．

ステロイド

- ガイドラインでは，ヒドロコルチゾン 200〜500 mg（小児：5〜7 mg/kg），メチルプレドニゾロン 40〜125 mg（小児：1〜1.5 mg/kg），デキサメタゾン，あるいはベタメタゾン 4〜8 mgを点滴静注し，必要に応じて，ヒドロコルチゾン 100〜200 mg（小児：5〜7 mg/kg）またはメチルプレドニゾロン 40〜80 mg（小児：1〜1.5 mg/kg）を4〜6時間ごとに，あるいはデキサメタゾンあるいはベタメタゾン 4〜8 mgを6時間ごとに点滴静注となっている[2,9]．
- 全身性ステロイド薬は即効性がなく，投与後4時間かかるが，炎症細胞の浸潤，炎症性サイトカイン放出の抑制，血管透過性亢進の抑制，気管支粘膜上皮の修復，気道内過剰分泌の抑制など抗炎症効果が期待できる[4]．
- 救急部において喘息患者への早期のステロイド全身投与は患者の入院率を有

大発作や重篤な発作ではアドレナリン投与を考慮する

Column PDE Ⅲ阻害薬の可能性

　非選択的 PDE 阻害薬アミノフィリンは，コクランレビューでも有用性に疑問符が付けられたように，喘息発作時の PDE 阻害に伴う気管支拡張作用はあまり強くなく，むしろ副腎からのアドレナリン遊離によるところが大きい．筆者らの動物実験の結果でも，アミノフィリン投与により血中アドレナリン濃度は著明に上昇し，生じた気管支拡張作用は β 遮断薬であるプロプラノロール投与で拮抗された．

　一方，PDE Ⅲ阻害薬は，気道平滑筋拡張に関与する PDE はサブタイプⅢとⅣであるので，アミノフィリンよりも有効であると思われる．実際動物実験では，セロトニン気道収縮モデルにおいて PDE Ⅲ阻害薬とアミノフィリンの気管支拡張作用を比較したところ，PDE Ⅲ阻害薬のオルプリノンやミルリノンは，アミノフィリンより気管支拡張作用が強く，臨床投与量で強い気管支拡張が得られ，その拡張作用はプロプラノロール投与で拮抗されなかった[14,15]．さらに，臨床においても PDE Ⅲ阻害薬の有用性が報告されている（図2）[16]．

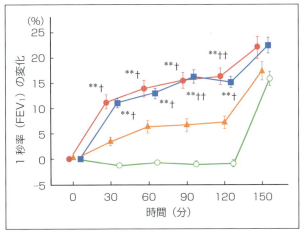

図2 12人の軽度喘息患者で，アミノフィリン（▲），オルプリノン（●），アミノフィリン＋オルプリノン（■），生食（○）を静注後の1秒率（FEV_1）の変化
$*p<0.05$，$**p<0.01$ vs 生食，$\dagger p<0.05$，$\dagger\dagger p<0.01$ vs アミノフィリン．

意に減少させることから[7]，麻酔中においても投与することで術後管理に有利に働くと思われる．

- アスピリン喘息患者に合併することがあるステロイド過敏症と，牛乳アレルギー患者でのソル・メドロール®静注用 40 mg に添加されている乳糖に含まれる微量の乳タンパク質への過敏症に注意を要する[9]．

リドカイン[17]

- リドカインは，反射性気道収縮を抑制するため，気管チューブの気道刺激を軽減するという意味では有用であるとされている．
- 筆者らの研究でも，メタコリン気道収縮や迷走神経電気刺激による気道収縮に対して気管支拡張作用を示した．

> ステロイド過敏症と乳タンパク質への過敏症に注意を要する

リドカインは喘息発作時には慎重に投与すべき	● しかしながら，ヒスタミンやセロトニン気道収縮に対しては用量依存的に気道収縮を悪化させることから，喘息発作時には慎重に投与すべきと思われる．

硫酸マグネシウム

● コクランシステマティック・レビューによれば，酸素投与，β_2刺激薬吸入，ステロイド投与に反応しなかった成人喘息発作患者において，硫酸マグネシウム1.2 g～2 g静注（15～30秒かけて）は，有意に入院率を減少させ，呼吸機能を改善したとしている[18]．

β_2刺激薬などに反応しない場合には硫酸マグネシウム静注も考慮する

● よって，硫酸マグネシウム静注も，β_2刺激薬などに反応しない場合は考慮する．

ロイコトリエン受容体拮抗薬[19]

● ロイコトリエン受容体拮抗薬は，気管支拡張作用と抗炎症効果があるため，喘息患者の治療に主に用いられる．

● 最近の報告によると，喘息の急性増悪に対しても，ロイコトリエン受容体拮抗薬のモンテルカストは，最大呼気流量を改善させ，ステロイドの投与量を減少させたことから，麻酔中の使用も考慮すべきかもしれない．

静脈麻酔薬

(1) ケタミン

● 基礎研究では，ケタミンは強力に気道平滑筋を弛緩させる．

● 弛緩作用の機序としては，直接的弛緩作用のほか，副腎からのアドレナリン遊離およびアドレナリンの再吸収阻害によるアドレナリン増強作用である[20]．

● 非挿管患者での喘息発作時に0.2 mg/kg＋0.5 mg/kg/時でケタミンを投与するランダム化比較試験では，小児[21]，成人[22]ともに有意差は認めなかった．

● しかしながら，すでに挿管されて人工呼吸下にある喘息重積発作を中心とした重篤な気管支攣縮患者17人では，2 mg/kg＋20～60 mg/kg/分の投与量で，動的コンプライアンスが増加し，$PaCO_2$および最大気道内圧が低下した結果，全患者が人工呼吸器から離脱できたという[23]．

● 以上より麻酔用量でのランダム化臨床試験が必要と思われる．

(2) プロポフォール[24, 25]

● プロポフォールは，直接的気道平滑筋弛緩作用のほか，迷走神経抑制作用により気管支拡張作用を示す．

● 喘息患者，非喘息患者を問わずに，気管挿管刺激による気道収縮を抑制する．

● 喘息発作時の臨床的治療効果に関する研究はなされておらず，症例報告ではむしろプロポフォール製剤に対するアレルギーからの気管支攣縮の報告が散見されるのみである．

(3) ドロペリドール

● ドロペリドールは，強力な気管支拡張作用を有する．その機序として，セロトニン受容体遮断作用と副腎からのアドレナリン遊離を介した作用が考えられる[26]．

- 臨床研究は施行されていないが，2人の喘息重積患者にドロペリドールを投与したことで気管支拡張作用が得られ人工呼吸器から離脱できたとする報告がある[27]．

c. 体外式膜型人工肺（ECMO）[12]

- 薬物療法に反応せず生死にかかわる状況になった症例で，ECMO が有効であったとする報告が多くある．
- 重積状態では，人工呼吸器での管理も気道損傷のリスクが高くなるため，ECMO によって軽減できる．
- 高価であり，出血，感染や脳梗塞などの神経学的合併症のリスクもある．
- ECMO の導入は，救命を目的とするときのみとすべきであろう．

（廣田和美）

▶ECMO：extracorporeal membrane oxygenation

ECMO の導入は，救命を目的とするときのみとすべき

文献

1) 岩崎創史, 山蔭道明. 喘息および COPD 患者の呼吸管理. 廣田和美, 編. 麻酔科医のための気道・呼吸管理. 新戦略に基づく麻酔・周術期医学. 東京：中山書店；2013. p. 210-26.
2) 厚生労働省健康局疾病対策課. 成人喘息の疫学, 診断, 治療と保健指導, 患者教育. 平成22年度リウマチ・アレルギー相談員養成研修会テキスト. 2010. p. 75-90. http://www.mhlw.go.jp/new-info/kobetu/kenkou/ryumachi/dl/jouhou01-07.pdf
3) Olsson GL. Bronchospasm during anaesthesia. A computer-aided incidence study of 136,929 patients. Acta Anaesthesiol Scand 1987; 31: 244-52.
4) 浅井 隆. 喘息・気道過敏症を有する症例の麻酔―気管支痙攣と喉頭痙攣. 麻酔 2008; 57: S126-40.
5) Yamakage M, et al. Guideline-oriented perioperative management of patients with bronchial asthma and chronic obstructive pulmonary disease. J Anesth 2008; 22: 412-28.
6) Nievas IF, Anand KJ. Severe acute asthma exacerbation in children: A stepwise approach for escalating therapy in a pediatric intensive care unit. J Pediatr Pharmacol Ther 2013; 18: 88-104.
7) Soar J, et al. European Resuscitation Council Guidelines for Resuscitation 2010 Section 8. Cardiac arrest in special circumstances: Electrolyte abnormalities, poisoning, drowning, accidental hypothermia, hyperthermia, asthma, anaphylaxis, cardiac surgery, trauma, pregnancy, electrocution. Resuscitation 2010; 81: 1400-33.
8) Myers TR. Use of heliox in children. Respir Care 2006; 51: 619-31.
9) 日本小児アレルギー学会喘息治療・管理ガイドライン委員会. 小児気管支喘息治療・管理ガイドラインハンドブック 2013 ダイジェスト版.
10) 日本医薬品集フォーラム, 監修. 日本医薬品集医療薬 2016. 東京：じほう；2015.
11) Tobias JD. Inhalational anesthesia: Basic pharmacology, end organ effects, and applications in the treatment of status asthmaticus. J Intensive Care Med 2009; 24: 361-71.
12) Carrié S, Anderson TA. Volatile anesthetics for status asthmaticus in pediatric patients: A comprehensive review and case series. Paediatr Anaesth 2015; 25: 460-7.
13) Nyktari V, et al. Respiratory resistance during anaesthesia with isoflurane, sevoflurane, and desflurane: A randomized clinical trial. Br J Anaesth 2011; 107: 454-61.
14) Hashiba E, et al. Milrinone attenuates serotonin-induced pulmonary hypertension and bronchoconstriction in dogs. Anesth Analg 2000; 90: 790-4.
15) Hashimoto Y, et al. A comparison of the spasmolytic effects of olprinone and aminophylline on serotonin-induced pulmonary hypertension and bronchoconstriction

with or without beta-blockade in dogs. Anesth Analg 2000; 91: 1345–50.
16) Myou S, et al. Bronchodilator effects of intravenous olprinone, a phosphodiesterase 3 inhibitor, with and without aminophylline in asthmatic patients. Br J Clin Pharmacol 2003; 55: 341–6.
17) Hirota K, et al. Bronchoconstrictive and relaxant effects of lidocaine on the airway in dogs. Crit Care Med 2001; 29: 1040–4.
18) Kew KM, et al. Intravenous magnesium sulfate for treating adults with acute asthma in the emergency department. Cochrane Database Syst Rev 2014; 5: CD010909.
19) Zhang HP, et al. Montelukast for prevention and treatment of asthma exacerbations in adults: Systematic review and meta-analysis. Allergy Asthma Proc 2014; 35: 278–87.
20) Hirota K, et al. In vivo spasmolytic effect of ketamine and adrenaline on histamine-induced airway constriction. Direct visualization method with a superfine fibreoptic bronchoscope. Acta Anaesthesiol Scand 1998; 42: 184–8.
21) Jat KR, Chawla D. Ketamine for management of acute exacerbations of asthma in children. Cochrane Database Syst Rev 2012; 11: CD009293.
22) Howton JC, et al. Randomized, double-blind, placebo-controlled trial of intravenous ketamine in acute asthma. Ann Emerg Med 1996; 27: 170–5.
23) Youssef-Ahmed MZ, et al. Continuous infusion of ketamine in mechanically ventilated children with refractory bronchospasm. Intensive Care Med 1996; 22: 972–6.
24) Lauer R, et al. Anaesthetic management of the child with co-existing pulmonary disease. Br J Anaesth 2012; 109 (Suppl 1): i47–i59.
25) Burburan SM, et al. Anaesthetic management in asthma. Minerva Anestesiol 2007; 73: 357–65.
26) Otomo N, et al. In vivo assessment of droperidol-induced bronchial relaxation in dogs using a superfine fibreoptic bronchoscope. Br J Anaesth 1997; 78: 579–82.
27) Prezant DJ, Aldrich TK. Intravenous droperidol for the treatment of status asthmaticus. Crit Care Med 1988; 16: 96–7.

2-3-7 悪性高熱症

3. 術中の合併症・偶発症への対応

- 悪性高熱症（malignant hyperthermia: MH）は潜在的な筋疾患で，全身麻酔で使用される揮発性吸入麻酔薬（セボフルラン，デスフルラン，イソフルランなど）および脱分極性筋弛緩薬（サクシニルコリン）により誘発され，発症すれば生命を脅かす致死的疾患である[1-3]．
- 発症頻度はまれであるが，術前に悪性高熱症素因を有しているかどうかの予測は困難[★1]で，通常は麻酔開始から麻酔終了後1時間以内に発症する．いったん発症すると進行は急激で致死的となる．
- 常染色体優性遺伝で，原因遺伝子は主に骨格筋小胞体（SR）のリアノジン受容体（カルシウム放出チャネル）遺伝子（*RYR1*）の変異である．そのほかに骨格筋細胞膜の電位依存性L型カルシウムチャネル（DHPR）のαサブユニット遺伝子（*CACNA1S*）変異も報告されている．
- 早期発見・早期治療が重要で，悪性高熱症を疑ったら特効的作用のあるダントロレンを投与する．

★1
現時点で悪性高熱症素因を的確に予測する方法はない．

いったん発症すると進行は急激で致死的となる

日本の劇症型悪性高熱症症例のデータによると，30歳未満の若い男性に多い

★2
日本で唯一の診断基準である（p.165 図4 参照）．

1 悪性高熱症の概要

a. 疫学

- 発症頻度は全身麻酔10,000〜250,000例に1例[1]程度と報告により違いがあったが，2000年以降の悪性高熱症症例の解析によると，全身麻酔100,000例に1.08〜1.36例であった[2]．
- 日本の劇症型悪性高熱症（盛生らの臨床診断基準による）[★2]症例のデータによると，男女比は，3.37：1で，30歳未満の若い男性に多い（図1）．手術患者の年齢分布とは明らかに異なり，常染色体優性遺伝にもかかわらず，現状の解析結果では悪性高熱症の発症頻度は，性・年齢で大きな差がある．
- 悪性高熱症の死亡率は，北米では2007年〜2012年で9.5%[1]，日本では2000年以降の劇症型悪性高熱症では16.2%と依然高率である．
- 悪性高熱症の原因遺伝子*RYR1*の変異・バリアントは2,000〜3,000人に1人[1,3]と推計され，悪性高熱症発症頻度

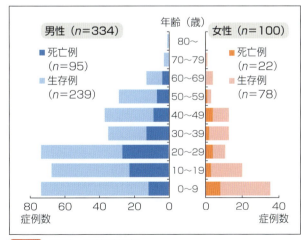

図1 性別・年齢別分布

（劇症型悪性高熱症の集計データから）

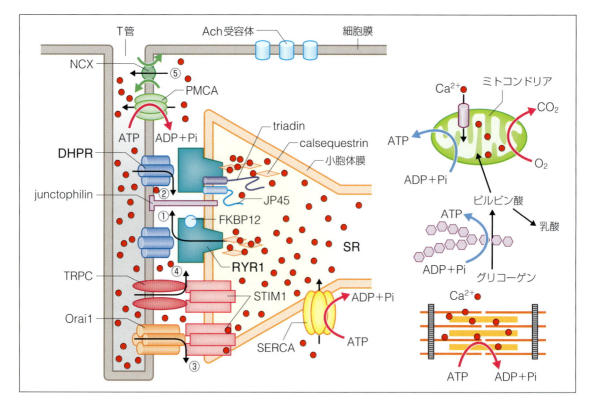

図2 骨格筋細胞内の Ca^{2+} 調節の模式図
MH素因骨格筋では，①～⑤の経路の Ca^{2+} 流量が増加していると報告．
calsequestrin，FKBP12，JP45 なども Ca^{2+} 動態に関与．
RYR1：ryanodine receptor1，DHPR：dihydropyridine receptor，SERCA：sarcoplasmic reticulum calcium ATPase，PMCA：plasma membrane calcium ATPase，STIM1：stromal interaction molecule，TRPC：trans receptor potential canonical，NCX：Na-Ca exchanger，FKBP：FK506-binding protein，SR：sarcoplasmic reticulum，ADP：adenosine diphosphate，ATP：adenosine triphosphate，Pi：inorganic phosphate．

より多い．

b. 病因

RYR1およびCACNA1S遺伝子変異による骨格筋細胞内の Ca^{2+} 調節障害に病因がある

- *RYR1* および *CACNA1S* 遺伝子変異による骨格筋細胞内の Ca^{2+} 調節障害で，これらの遺伝子変異がある細胞では，より低濃度のRYR1刺激薬（カフェイン，ハロタン，4クロロ-m-クレゾールなど）の負荷により Ca^{2+} 濃度が上昇[4-6]する．

c. 病態

- 悪性高熱症素因の骨格筋細胞ではSRからの Ca^{2+} 放出速度および Ca^{2+} リークの亢進，細胞外からの Ca^{2+} 流入の増大などが認められている（図2）．
- 悪性高熱症素因者の約50～70%[1,3]に *RYR1*，1%に *CACNA1S* 遺伝子の変異が認められている[1]．*RYR1* や *CACNA1S* 遺伝子に変異がない場合は，

- 骨格筋細胞のCa^{2+}調節に関与する種々のタンパク，チャネルなどの機能異常[★3]が関係している可能性がある（図2）．
- 悪性高熱症素因者の骨格筋細胞では，誘発薬剤への曝露によりCa^{2+}が持続的に上昇する[1,3]ため，Ca^{2+}を低下させる機構（SRへの取り込み・細胞外への汲み出し）が活性化する．
- myofilamentでは収縮によりATPを消費する．細胞質内で増加したCa^{2+}はミトコンドリア内へも流入する．Ca^{2+}の上昇により嫌気的および好気的代謝が亢進して，酸素とATPが大量に消費され，二酸化炭素と乳酸と熱が過剰に産生される（図2）．
- 骨格筋細胞膜が障害されるとCK（クレアチンキナーゼ），カリウム，ミオグロビンが血中に流出する．
- ダントロレンは上昇したCa^{2+}を低下させる[2]ことで発症時の代謝亢進状態を改善する[1,3]．

[★3] 原因としてよく知られているものはリアノジン受容体1型の異常である．

d. 臨床症状

- 悪性高熱症の臨床症状に特異的な症状はないため，初発症状だけ（表1）で診断することは難しく，鑑別すべき疾患は多い（表2）．脱分極性筋弛緩薬（サクシニルコリン）投与後の開口障害は，小児では出現率が高く100症例に1例[1]であるにもかかわらず，この症状の後，悪性高熱症と診断されたのは15%[3]でしかない．
- 開口障害・着色尿（コーラ色）はサクシニルコリン使用例で出現率は有意に高い．1990年以降も劇症型悪性高熱症症例のサクシニルコリンの使用頻度は37%しかなく，開口障害・着色尿（コーラ色）の出現頻度も30%程度であり，筋強直の頻度は，サクシニルコリンの投与による差はなく44%である（表1）．
- 体温に関する症状は，15分間に最大3.0℃，中央値で0.8℃と急激な体温上昇があり，最高体温は40℃以上である（表3）．体温が41℃以上になると，DICを併発することが多く[1]，死亡率は50%を超える．
- 呼吸性・代謝性アシドーシス，頻呼吸，頻脈，心室性不整脈，著明な発汗，横紋筋融解症（高CK血症，高カリウム血症，ミオグロビン尿）などが認められる．
- 初発症状としては，呼気終末二酸化炭素濃度（E_TCO_2）の上昇と原因不明の頻脈[1-3]が重要で，分時換気量を増やしてもE_TCO_2が上昇する，あるいは$E_TCO_2 > PaCO_2$である，原因がなく気道内圧が上昇する，などの場合には悪性高熱症発症を疑うべき所見である．
- 誘発薬曝露から発症までの時間は数分から数時間（中央値は76.5分）（1998年以降では70分）[7]（表3）と幅が広く，手術終了後に発症（6.2%[8]）することもある．

▶DIC：disseminated intravascular coagulation（播種性血管内凝固）

原因がなくE_TCO_2が上昇する，などの場合は悪性高熱症発症を疑うべき

表1 悪性高熱症の発症時の症状

出現率 (%)	SCh（サクシニルコリン）		合計
	使用（−）	使用（+）	
筋強直	39.3	52.0	43.9
開口障害*	10.8	52.7	27.5
着色尿#	21.6	46.8	31.4

*：$p<0.0001$，#：$p=0.0036$（χ^2 検定）．
（盛生らの臨床診断基準〈図4〉により集計されたデータから，劇症型悪性高熱症の症状〈1990年以降の発症例〉．広島大学大学院麻酔蘇生学教室）

表2 悪性高熱症と鑑別すべき疾患・病態

悪性高熱症と鑑別すべき疾患・病態
・不十分な麻酔（鎮痛・鎮静）
・ガス流量や換気が不十分
・麻酔器の不良（呼気弁異常による再呼吸）
・脱水，うつ熱
・腹腔鏡手術による E_TCO_2 増加
・甲状腺機能亢進症（クリーゼ）
・感染・敗血症
・中枢性発熱
・気管支喘息の発作
・褐色細胞腫
・脳炎
・薬物（NMDA，コカインなど）
・悪性症候群，セロトニン症候群，
・四肢の駆血

E_TCO_2：呼気終末二酸化炭素濃度，NMDA：N-methyl-D-aspartate．

表3 悪性高熱症の発症時のデータ

	中央値	最大値
初発時間（分）	70	390
体温上昇速度（℃/15分）	0.8	3.0
最高体温（℃）	40.3	44.3
最高体温到達時（分）	140	510
$PaCO_2$ (mmHg)	75.4	203
pH	7.132	6.744
base excess	-7.8	-23.5
CK (IU/L)	5,130	361,780

$PaCO_2$：動脈血二酸化炭素分圧，CK：クレアチンキナーゼ．
（盛生らの臨床診断基準〈図4〉により集計されたデータから，劇症型悪性高熱症の症状〈1990年以降の発症例〉．広島大学大学院麻酔蘇生学教室）

② 悪性高熱症への対応

a. 診断

臨床診断[★4]

- まず悪性高熱症の存在を疑わなければ診断も治療も始まらない．

Clinical Grading Scale（CGS）[1, 2]

- 図3は，北米で幅広く使用されている悪熱高熱症の診断基準である．悪性高熱症症状をプロセス別に点数化し，総得点により悪性高熱症の確からしさをランク付けする．

盛生らの臨床診断基準[2]

- 図4は，日本で使用されている悪熱高熱症の診断基準である．体温上昇速度と最高体温により劇症型と亜型に分類される．

★4
臨床診断で代表的なものはCGSと盛生らの臨床診断基準である．

プロセスI：筋強直		プロセスIV：体温上昇		総得点	悪性高熱症ランク	悪性高熱症の可能性
全身の筋強直	15	不適当な急速な体温上昇	15	0	1	否定的
SCh 投与後の咬筋強直	15	不適当な高体温（＞38.8℃）	10	3～9	2	きわめて低い
プロセスII：筋崩壊		プロセスV：心症状		10～19	3	低い
SCh 使用，CK の上昇＞20,000 IU	15	不適当な洞性頻脈	3	20～34	4	可能性あり
SCh 非使用，CK の上昇＞10,000 IU	15	心室性頻拍または心室細動	3	35～49	5	かなり高い
周術期のコーラ様着色尿	10	その他の指標：		50～	6	ほぼ確実
尿中ミオグロビン＞60 μg/L	5	動脈血 BE＜-8 mEq/L	10			
血清中ミオグロビン＞170 μg/L	5	動脈血 pH＜7.25	10			
血中，血漿中，血清中 K^+＞6 mEq/L	3	ダントロレン静注で代謝性/呼吸性アシドーシスの改善	5			
プロセスIII：呼吸性アシドーシス						
適正な人工呼吸 PE_TCO_2＞55 mmHg	15					
適正な人工呼吸 $PaCO_2$＞60 mmHg	15					
自発呼吸 PE_TCO_2＞60 mmHg	15					
自発呼吸 $PaCO_2$＞65 mmHg	15					
不適当な高炭酸ガス血症	15					
不適当な頻呼吸	10					

- プロセスI～Vでは，同一プロセスの最高点のみを加算する
- その他の指標では，あてはまる項目をすべて加算する

図3 悪性高熱症の臨床診断基準（Clinical Grading Scale：CGS）
SCh：サクシニルコリン，CK：クレアチンキナーゼ，PE_TCO_2：呼気終末二酸化炭素分圧，$PaCO_2$：動脈血二酸化炭素分圧，BE：base excess.

(Larach MG, et al. Anesthesiology 1994; 80: 771-9 より抜粋)

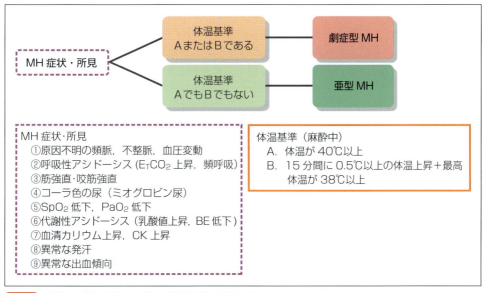

図4 日本の悪性高熱症の臨床診断基準（盛生ら）
MH：悪性高熱症，E_TCO_2：呼気終末二酸化炭素濃度，SpO_2：末梢動脈血酸素飽和度，PaO_2：動脈血酸素分圧，BE：base excess，CK：クレアチンキナーゼ．

(盛生倫夫，ほか．麻酔と蘇生 1988; 80: 104-10 より)

表4 CICR検査の結果

CICRテスト施行理由	亢進	非亢進	小計	陽性率(%)
悪性高熱症（劇症型）	51	13	64	79.7
悪性高熱症（亜型）	26	57	83	31.3
術後悪性高熱症	8	44	52	15.4
悪性高熱症家族	51	58	109	46.8
高CK血症	9	52	61	16.4
熱中症，その家族	4	5	9	44.4
筋疾患，その家族	7	16	23	30.4
悪性症候群	0	10	10	0
その他	1	25	26	4.0
総計	157	280	437	35.9

CICR：Ca-induced Ca release，CK：クレアチンキナーゼ．
（広島大学麻酔蘇生学教室の集計結果〈1987〜2015.12.31〉）

★5
日本ではCICR検査，欧米では筋拘縮テストが主である．

▶IVCT：
in vitro contracture test

▶CICR：
Ca-induced Ca release

▶SR：
sarcoplasmic reticulum

★6
常染色体優性遺伝でリアノジン受容体遺伝子の変異が多いセントラルコア病が代表的なものである．

★7
https://emhg.org/genetics/mutations-in-ryr1/ に収載されている．

★8
骨格筋収縮テストで悪性高熱症素因があってRYR1の遺伝子異常があることがある．

誘発薬剤の投与を中止する

術者やスタッフに悪性高熱症であることを告げて，人手を集める

高流量の100％酸素で過換気を行う

■ 骨格筋生検による診断 ★5

IVCT
- 生検した筋束を電気刺激し等尺性張力を測定し，RYR1刺激薬のカフェインおよびハロタンを加えて筋拘縮を誘発する[1,3]．北米と欧州とでは検査方法と診断基準が異なるが，感度は97〜99％と高い[1]．

Ca刺激によるCa放出速度（CICR）
- 生検した筋から化学的スキンファイバーを作製し，SRからのCa放出速度を測定する．CICR速度の亢進があれば悪性高熱症素因があると診断される．CICR検査の陽性率は劇症型で約80％，亜型では約30％である（表4）．

組織学的検査
- 悪性高熱症に特徴的な所見はなく，組織学的検査だけで悪性高熱症素因の診断はできない．悪性高熱症と関連する先天性ミオパチー[1]★6 の診断には有用な検査である．

■ 遺伝子診断

- 35のRYR1変異と2つのCACNA1S変異が，欧州悪性高熱症グループにより悪性高熱症原因遺伝子変異と認定されている★7．しかし悪性高熱症の原因であると証明されていないRYR1変異・バリアントは400以上[1]もある．認定された変異以外のバリアントが発見された場合，悪性高熱症素因の確定にはCa^{2+}調節機能に対する検査が必要となる★8．

b. 治療

■ 悪性高熱症発症時[1,3]

誘発薬剤の投与を中止
- 麻酔が必要なときは，静脈麻酔薬，麻薬性鎮痛薬と非脱分極性筋弛緩薬を使用する．

悪性高熱症発症を通告
- 術者やスタッフに悪性高熱症であることを告げて，多くの人手を集める．麻酔器の交換は時間と人手を要するものの，その効果は小さいので必須ではないとされる[1,3]．

過換気
- 10L/分以上の高流量の100％酸素で，通常の2〜3倍の分時換気量で，過換気を行う．この過換気の意義は，吸入麻酔薬の早期排出と，悪性高熱症発症時に増大している酸素需要と二酸化炭素産生のためである．新鮮ガス流量を減らすと，麻酔回路内の吸入麻酔薬の濃度が再上昇するので，過換気に10L/分以上の高流量の100％酸素を用いることは重要である．

CICR 検査について

骨格筋細胞内の Ca^{2+} 濃度が増加するとさらに SR からの Ca^{2+} 放出速度が増大する現象（CICR）があり，悪性高熱症患者では亢進している．

適応

悪性高熱症（様）症状を発症した患者およびその家族，運動誘発性横紋筋融解症，労作性熱中症，高 CK 血症（特発性，運動誘発性）など．

乳幼児：筋線維が細く張力の検出が困難であること，偽陰性の報告があることからこの検査は推奨できない．横紋筋融解発症直後も張力の検出が困難なことがあるため，骨格筋が再生するまで待つ必要がある．

筋生検

原則的には骨格筋であればよいが，タイプ2ファイバー（タイプ1よりタイプ2が CICR 速度は速い）の割合が高く筋線維が太い大腿四頭筋群か上腕二頭筋・三頭筋から摘出する．なお摘出筋の長さは 15 mm，幅は 5 mm，厚さは 3 mm としている．

麻酔法

通常は局所浸潤麻酔で，他の手術の全身麻酔時に併せて行ってもよい．

検査

摘出筋を特殊な溶液で 24～36 時間保存できることから，摘出筋を輸送してこの検査を行うことも可能である．

保険適用

2015 年度までは高度先進医療として認可されていた（埼玉医科大学病院，広島大学病院）

 ダントロレンの準備から投与までは時間がかかる

ダントロレンは注射用蒸留水に溶けにくいため，沈殿物がなくなるまでよく振って，透明なオレンジ色になってから使用する．1 瓶 20 mg に対して 60 mL 注射用蒸留水が必要で，体重 60 kg の成人の場合，初回投与量 60 mg は 180 mL 必要となる．この薬液は溶解したときの pH が高い（約 9.5）ので，血管外への漏れがないことを確認し，他の薬剤との混注は絶対に避けて単独で投与する．

 ダントロレン

RYR1 の拮抗薬で，SR からの Ca^{2+} 放出を抑制し，骨格筋細胞内の Ca^{2+} 濃度を低下させる．細胞外からの Ca^{2+} 流入抑制作用も報告されたが，その詳細な作用機序は明確になっていない．予防投与は臨床では推奨されていないが，RYR1 変異のある細胞の実験では有効性が認められた[7]．心筋のリアノジン受容体（RYR2）の変異による心不全では，ダントロレンによる収縮力の改善が認められた．

ダントロレン投与[★9]

- 初回投与量 1 mg/kg を静脈ルートから 10～15 分間で投与する．悪性高熱症症状が改善するまでダントロレンを繰り返し点滴静注する．日本での最大投与量は 7 mg/kg[★10] である．

対症療法・検査（図5）

- 冷却は有効な治療．Ca 拮抗薬（とくにベラパミル）とダントロレンの併用は禁忌である[1,3]．

悪性高熱症発症後の管理

- 発症後 24～48 時間以内に約 20％の症例で，いったん症状が終息した後でも

[★9] ダントロレンの溶解には注射用蒸留水だけが適している．

[★10] 添付文書上の総投与量は，欧米ではほぼすべての国で 10 mg/kg であるが，日本ではこの量は認められていない．

症状が改善するまで繰り返しダントロレンを点滴静注する

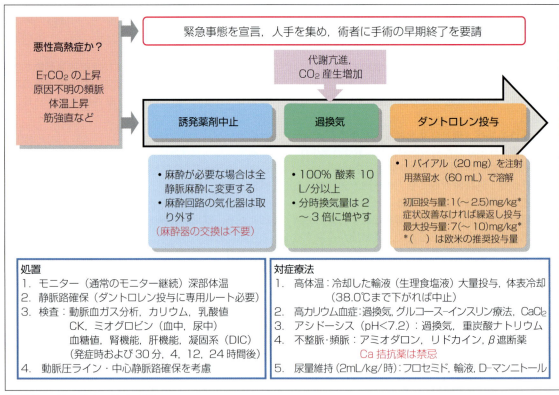

図5 悪性高熱症の治療手順
E_TCO_2：呼気終末二酸化炭素濃度，CK：クレアチンキナーゼ，DIC：播種性血管内凝固．

> **Topics　Ca 拮抗薬と悪性高熱症**
>
> 　悪性高熱症を発症するブタに，ベラパミルとダントロレンを併用投与すると循環虚脱をきたしたという実験結果から，併用禁忌とされている．また，Ca 拮抗薬は培養骨格筋細胞の Ca^{2+} を上昇させる[9]．Ca 拮抗薬が作用する DHPR と RYR1 は密接に関連するため，DHPR の変化が RYR1 機能に影響する[5, 9]．

悪性高熱症が再燃することがある[1]ので注意がいる．また DIC，腎不全，骨格筋の腫脹やコンパートメント症候群の併発にも注意する．

- ダントロレンの維持投与量は，1 mg/kg/4〜8 時間[1]あるいは 10 mg/kg/24 時間[3]とされている．

■予後

- 体温は予後に関与する重要な因子で，最高体温が高いほど死亡率は高い．悪性高熱症発症後早期の心停止の原因は高カリウム血症による重篤な心室性不整脈，高体温による循環不全であり，24 時間以降では DIC や腎不全などの多臓器不全である．また悪性高熱症の合併症（腎不全，DIC，心停止，肺水腫，意識障害）の発現は，悪性高熱症初発からダントロレン投与まで時間を要するほど多くなる[8]．

c. 術後の対応

- 患者およびその家族に，悪性高熱症という病気とその素因があることを説明

し，以後に全身麻酔を受ける機会があれば，使用禁忌である薬剤があることを説明して，この内容を記載した説明文を渡しておく．
- 遺伝性疾患（両親，子ども，兄弟には50％の確率で悪性高熱症素因が遺伝）であることから，血縁者が全身麻酔を受ける機会があれば，悪性高熱症の家族歴があることを担当医および麻酔科医に告げるように指導する．
- 筋生検テストあるいは悪性高熱症素因の遺伝子診断についても説明することが望まれる．ただし遺伝子診断は筋生検テストと併せて行うことが望ましい．
- 日常生活での制限はほぼないとされる[1]．しかし，熱中症や運動あるいは薬剤誘発性横紋筋融解症★11 を示唆する所見・症状がある場合には，受診するように注意しておく．

★11
熱中症や横紋筋融解症の患者に悪性高熱症の素因を有するものが含まれる可能性がある．

d. 悪性高熱症素因患者への麻酔

- 揮発性吸入麻酔薬と脱分極性筋弛緩薬は禁忌である．
- アミド型局所麻酔薬やプロポフォールは臨床使用濃度では安全である．
- ダントロレンの予防投与は，欧米でも推奨されていないし，日本では承認されていない．
- 麻酔器の準備：気化器をはずし，麻酔器内に残存している吸入麻酔薬（5 ppm 以下とする）を洗い出す．最近の麻酔器は構造が複雑で使用部品も多いため，酸素 10 L/分で 30 分以上の洗い出しが必要[1]といわれている．ソーダライムを交換して新しい呼吸回路とバッグをセットする．
- E_TCO_2 と中枢体温の持続的モニターは必須で，誘発薬剤を使用していなくても悪性高熱症を疑う所見があればダントロレンを投与する★12．

（河本昌志，向田圭子）

★12
ダントロレンの予防投与は推奨されないが，悪性高熱症を疑う所見があれば投与すべきである．

文献

1) Rosenberg H, et al. Malignant hyperthermia: A review. Orphanet J Rare Dis 2015; 10: 93.
2) 向田圭子，河本昌志．悪性高熱症—最近の話題について．日臨麻会誌 2012；32：682-90.
3) Bandshapp O, Girard T. Malignant hyperthermia. Swiss Med Wkly 2012; 142: w13652.
4) Kobayashi M, et al. Analysis of human cultured myotubes responses mediated by ryanodine receptor 1. Anaesth Intensive Care 2011; 39: 252-61.
5) Eltit JM, et al. Malignant hyperthermia susceptibility arising from altered resting coupling between the skeletal muscle L-type Ca^{2+} channel and the type 1 ryanodine receptor. Proc Natl Acad Sci U S A 2012; 109: 7923-8.
6) Haraki T, et.al. Mutated p.4894 RyR1 function related to malignant hyperthermia and congenital neuromuscular disease with uniform type 1 fiber（CNMDU1）. Anesth Analg 2011; 113: 1461-7.
7) Visoiu M, et al. Anesthetic drugs and onset of malignant hyperthermia. Anesth Analg 2014; 118: 388-96.
8) Riazi S, et al. Malignant hyperthermia in Canada: Characteristics of index anesthetics in 129 malignant hyperthermia susceptible probands. Anesth Analg 2014; 118: 381-7.
9) Migita T, et.al. Calcium channel blockers are inadequate for malignant hyperthermia crisis. J Anesth 2012; 26: 579-84.

2-3-8 アナフィラキシー

3. 術中の合併症・偶発症への対応

原因薬物の静脈投与後に生じるアナフィラキシーは食後などに生じる場合より重症度および死亡率は高い

- アナフィラキシーは，急速発症して死に至る可能性のある重大なアレルギー反応と定義される．
- 周術期は，複数の薬剤を主に静脈投与することから重篤なアナフィラキシーが生じるリスクが高い．とくに全身麻酔中は，患者からの訴えがないことから，アナフィラキシーの症状をいかに早期に発見するかが，治療の成功に重要となる．
- ここでは，WAO（World Allergy Organization）の「アナフィラキシー」ガイドラインに基づきアナフィラキシーの発症機序，診断，治療について概説する．

1 アナフィラキシーの特徴

a. 機序と分類

- アナフィラキシーは，原因物質と反応した免疫細胞（脂肪細胞および好塩基球）から過剰に放出されるメディエーター[*1]により発症する．
- アナフィラキシーは，その発症機序によって免疫性と非免疫性に大別される．さらに，免疫性機序においては，IgE抗体の関与によりIgE依存性とIgE非依存性に分けられる（表1，図1）．
- IgE依存性アナフィラキシーでは，免疫細胞上に存在するIgE抗体と原因物質が抗原抗体反応を起こすことにより免疫細胞を活性化する．
- IgE非依存性アナフィラキシーは，原因物質により補体系の活性化を介して免疫細胞を活性化する．
- 非免疫性アナフィラキシーは，原因物質が直接的に免疫細胞を活性化する．
- IgE非依存性および非免疫性アナフィラキシーでは，原因物質による感作（IgE抗体の産生）を必要としないため，原因物質の初回曝露時でもアナフィラキシーを発症する．
- 原因物質によって発症機序が，ある程度決まっている（表1）．
- 周術期に生じるアナフィラキシーの原因物質として頻度の高い，筋弛緩薬，抗菌薬，ラテックスなどは，IgE依存性機序で発症すると考えられている．

[*1] ヒスタミン，ブラジキニン，トリプターゼなど．

> **Topics　アナフィラキシー様反応**
>
> 　以前は，IgE依存性の機序によって発症した場合を"アナフィラキシー"とし，IgE非依存性および非免疫性機序によって発症した場合は"アナフィラキシー様反応"とよばれていた．
> 　しかし，WAOはその煩雑性などから，"アナフィラキシー様反応"という用語は使用しないことを推奨している．それに伴い，厚生労働省も医薬品の添付文書で"アナフィラキシー様反応"という言葉は用いず，"アナフィラキシー"に統一するよう勧告している．

表1 アナフィラキシーの分類と原因

分類		機序	主な原因物質
免疫性	IgE 依存性	原因物質が IgE 抗体と抗原抗体反応を起こし免疫細胞を活性化	筋弛緩薬, 抗菌薬, ラテックス
	IgE 非依存性	原因物質が補体系の活性化を介して免疫細胞を活性化	血液製剤, 造影剤
非免疫性		原因物質が直接的に免疫細胞を活性化	オピオイド, バンコマイシン, 造影剤

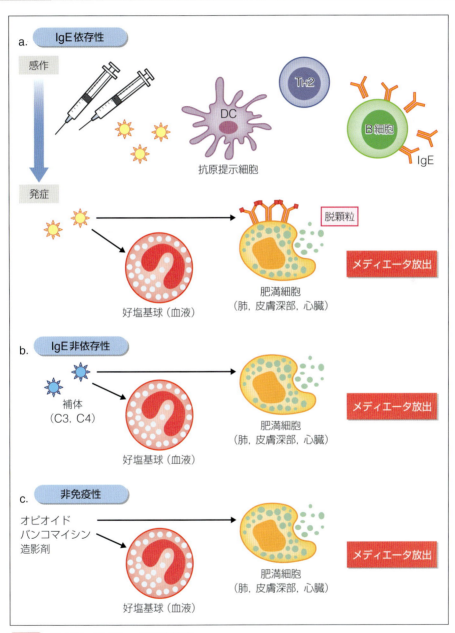

図1 アナフィラキシーの発症機序
a：IgE 依存性アナフィラキシー.
b：IgE 非依存性アナフィラキシー.
c：非免疫性アナフィラキシー.
DC：dendritic cell（樹状細胞）

表2 フランスでの術中アナフィラキシー発生率

原因物質	発症数／年 中央値 (5%-95%)	年間発症率（対100万人）中央値 (5%-95%)		
		全体	男性	女性
総計	780 (555-1005)	100.6 (76.2-125.3)	55.4 (42.0-69.0)	154.9 (117.2-193.1)
筋弛緩薬	458 (326-590)	184.0 (139.3-229.7)	105.5 (79.7-132.0)	250.9 (189.8-312.9)
ラテックス	155 (110-200)	59.1 (44.8-73.6)	32.6 (24.7-40.5)	91.0 (68.9-113.4)
抗菌薬	101 (72-131)	—	—	—
その他	80 (57-103)	—	—	—

(Mertes PM, et al. J Allergy Clin Immunol 2011; 128: 366-73[3]より)

表3 麻酔中のアナフィラキシー（IgE依存性）原因物質

原因物質	割合 (%)
筋弛緩薬	58.08
スキサメトニウム	33.4
ロクロニウム	29.3
アトラクリウム	19.3
ベクロニウム	10.2
パンクロニウム	3.6
ラテックス	19.65
抗菌薬	12.85
ペニシリン	49
セファロスポリン	37
その他	14
膠質液	3.43
鎮静薬	2.34
オピオイド	1.69
局所麻酔薬	0.33

(Mertes PM, et al. J Allergy Clin Immunol 2011; 128: 366-73[3]より)

表4 術中アナフィラキシーの症状

症状	頻度 (%)	
	IgE依存性	IgE非依存性
皮膚粘膜症状	70.24	95.34
紅斑	47.27	68.41
蕁麻疹	20.31	25.62
血管性浮腫	11.08	8.3
循環器症状	84.04	36.39
血圧低下	21.86	20.14
循環虚脱	54.90	10.57
心停止	5.34	0.29
気管支攣縮	41.35	19.29

(Mertes PM, et al. J Allergy Clin Immunol 2011; 128: 366-73[3]より)

b. 疫学

- WAOの報告では，周術期アナフィラキシーの発症率は約13,000例に1例以上と報告されており[1]，その死亡率は3〜10%と推算される[2]．
- 男女で比較すると男性が100万例中55.4例であるのに対して，女性は100万例中154.9例であり，女性が男性と比較して約3倍頻度が高い[3]（**表2**）．
- 周術期アナフィラキシーの原因物質としては，筋弛緩薬が最多であり，次いでラテックス，抗菌薬と報告されている[3]（**表3**）．
- 筋弛緩薬は，分子構造に含まれる第4級アンモニウム基が抗原決定基と考えられている．第4級アンモニウム基はすべての筋弛緩薬に共通して含まれており，筋弛緩薬同士での交差免疫性が高い（cross-bridging：約70%）★2．

筋弛緩薬，ラテックス，抗菌薬は周術期アナフィラキシーの3大原因

★2
ロクロニウムでアナフィラキシーが生じた患者は，スキサメトニウムでも同様の反応が生じる可能性がある．

- ラテックスアレルギーは，天然ゴム（ラテックス）を含む医療用品や日常ゴム製品により感作される．また，ラテックスと果物（バナナ，アボカド，キウイなど）での交差反応が知られておりラテックス・フルーツ症候群とよばれる．これらの果物の摂取で，口腔内違和感が生じる患者では，ラテックス・フリーで対応すべきである★3．

Advice 第4級アンモニウム基

第4級アンモニウム基は，化粧品，毛染め剤など日常品にも多く含まれており，日常生活の中で交差反応が生じることがある．このため，筋弛緩薬によるアナフィラキシーは，IgE依存性機序であっても，初回投与時から発症する可能性があり注意が必要である．また，女性はアナフィラキシーが多い一因と考えられる．

❷ アナフィラキシーと臨床

a. 症状

- アナフィラキシーの主要な症状は，皮膚粘膜症状，循環器症状，呼吸器症状である．発生機序によって，その頻度が異なる[3]（表4）．
- 皮膚症状の発生頻度は70〜95％と最も多く，アナフィラキシーの診断において重要な所見となる．そのため，術中アナファラキシーを疑った場合には，覆布をめくるなどして皮膚所見を確かめることが重要である★4．

Topics アナフィラキシーとβ遮断薬，ACE阻害薬

近年の研究でβ遮断薬とACE阻害薬がアナフィラキシーを重篤化させるリスク因子であることがわかっている．単独でもリスクとなるが併用の場合にはさらにリスクが上がるとされている[1]．詳細な機序は不明であるが，動物実験モデルでは肥満細胞の感作閾値が低下することが証明されており[4]，術前内服薬にも注意が必要である．

- WAOのガイドラインではアレルゲンとして疑われる物質に曝露後の血圧低下および呼吸器症状があれば，アナフィラキシーを強く疑うとしている（図2）．周術期は常にアレルゲンとなりうる物質・薬剤に曝露されているため，説明のつかない血圧低下および換気不全などの呼吸器症状を認めた場合には，皮膚症状がないとしても，アナフィラキシーを疑い対応する必要がある．
- アナフィラキシー症状の重症度分類としてRing & Messmerの分類がある[2]（表5）．
- 周術期，とくに静脈内投与される筋弛緩薬や抗菌薬によるアナフィラキシーは，グレード3の割合が高く，重症となる傾向にある（図3）[5]．
- アナフィラキシーは，初回発症から時間をおいて，再度症状が出現することがあり，二相性アナフィラキシーとよばれる．発生頻度は，1〜20％と報告されており，また，初発症状から2回目までの平均間隔は8時間とされている[6]．したがって，重度のアナフィラキシー症例では，初期治療に成功した後も，集中治療室などでの厳格な経過観察が推奨される．

★3
バイアルのゴム栓，肺動脈カテーテルのバルーンなど対応が困難な場合があり注意が必要である．

★4
手術中の皮膚症状の出現は，原因薬剤が投与された静脈穿刺部位（多くは腕）から，始まることが多い．

1. 皮膚，粘膜症状（全身の発疹，瘙痒，発赤，口唇・舌・口蓋垂の腫脹など）が急速（数分～数時間）に発現

かつ右記の症状のうち1つを伴う

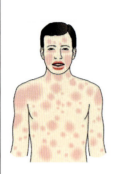

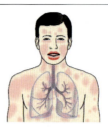
呼吸器症状
（呼吸困難，咳嗽，wheeze, stridor, 低酸素血症

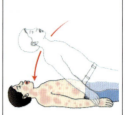
突然の血圧低下もしくは臓器不全兆候

2. アレルゲンとして疑われる物質に曝露後，数分～数時間で下記の症状のうち2つ以上満たす

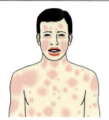
皮膚・粘膜症状
（全身発疹，瘙痒，発赤，粘膜浮腫）

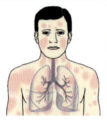
呼吸器症状
（呼吸困難，咳嗽，wheeze, stridor, 低酸素血症

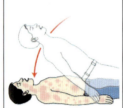
突然の血圧低下もしくは臓器不全兆候

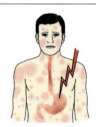
消化器症状
（痙攣性腹痛，嘔吐）

3. 既知のアレルゲンに曝露後，数分～数時間で血圧低下

乳児・小児：血圧低下（年齢相応）または収縮期血圧の30％以上の低下*

成人：収縮期血圧 <90 mmHg, またはベースラインから30％以上の低下

*乳児・小児の血圧低下
　生後1か月～1歳未満：<70 mmHg
　1歳～10歳：<70 mmHg＋（2×年齢）
　11歳～17歳：<90 mmHg

図2 アナフィラキシー診断基準：WAOガイドライン

上記の3つの診断基準のうち1つ満たせばアナフィラキシーが強く疑われる．
(Simons SER, et al; for the World Allergy Organization. World Allergy Organization Guidelines for the Assessment and Management of Anaphylaxis. WAO Journal, Feb. 2011 より)

b. 診断

■ アナフィラキシーの診断

- アナフィラキシーの診断的意義のあるケミカルメディエーターとして，ヒスタミンとトリプターゼがあげられる．血中濃度の推移が異なるため，検査するうえで，その特徴を理解する必要がある．
- 図4からわかるように，ヒスタミンはすみやかに代謝され，その半減期は

表5 アナフィラキシーの臨床所見による重症度グレード分類：Ring & Messmer の分類

グレード	臨床徴候
1	皮膚粘膜徴候（紅斑，蕁麻疹）のみ
2	中等度の多臓器症状：皮膚粘膜徴候±低血圧±頻脈±呼吸困難±消化器系徴候
3	重篤な単一あるいは多臓器症状：循環虚脱，頻脈（あるいは徐脈）± 不整脈 ± 気管支攣縮 ± 皮膚粘膜徴候 ± 消化器系徴候
4	心停止

(Dewachter P, et al. Anesthesiology 2009; 111: 1141-50[2])より)

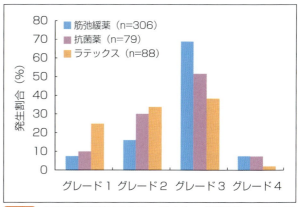

図3 原因物質別のアナフィラキシー重症度：フランス 1999.1.1〜2000.12.31 の調査
(Mertes PM, et al; Groupe d'Etudes des Réactions Anaphylactoïdes Peranesthésiques. Anesthesiology 2003; 99: 536-45[5])より)

15〜20分と非常に短い．したがって，診断のためには，発症後，早期の採血が必要となる．
- トリプターゼは，肥満細胞で産生，貯蔵され，脱顆粒により放出される．血中濃度もアナフィラキシーの重症度と相関する．ヒスタミンと異なり，トリプターゼの半減期は 1.5〜2.5 時間と長く（図4），症状が落ち着いた後での採血も可能である．しかし，感度は低いため，陰性であるからといってアナフィラキシーを否定することはできない．

アレルゲンの確定診断

- アナフィラキシーが生じた患者では，とくに周術期においては，次回手術以降の原因物質の再投与を回避するためにもアレルゲンの特定に努めるべきである．
- アレルゲンの特定検査として皮膚試験，特異的 IgE 抗体，好塩基球ヒスタミン遊離試験・血中ヒスタミン濃度などがある．皮膚試験には，プリックテストと皮内試験などがあり，最も一般的である．
- プリックテストは，皮膚表面に試薬を滴下し，その部位の皮膚表面を針で刺し，アレルゲンを皮膚内に吸収させて反応をみる方法である．
- 皮内試験は，試薬を 0.02〜0.05 mL 皮内注射し，一定時間後の膨疹径で判断

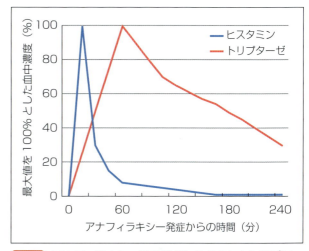

図4 アナフィラキシー発症後のヒスタミンとトリプターゼの血中濃度推移
ヒスタミンはアナフィラキシー発症後 15〜30 分程度で血中濃度はピークとなり半減期も短い．一方，トリプターゼは発症後 30〜90 分程度でピークとなり半減期も長い．
(Region North Jutland Hospital〈Denmark〉, https://laboratorievejledning.rn.dk/prog/view.aspx? AfsnitID=104&KapitelID=25&UKapitelID=1424)

トリプターゼにはαトリプターゼとβトリプターゼがあり，アナフィラキシーで増加するのはβトリプターゼである

表6 アナフィラキシーに対する初期治療

1. アレルゲンの除去
2. A (airway), B (breathing), C (circulation) および皮膚症状のチェック
3. 人手を集める
4. アドレナリンの投与
5. 高濃度酸素の投与
6. 静脈ルートの確保および輸液

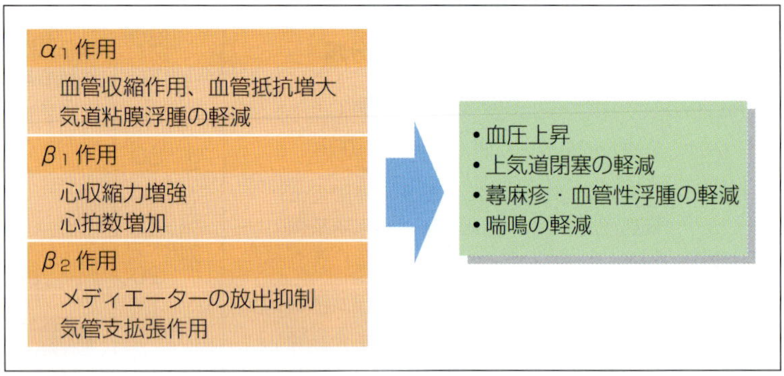

α_1作用
　血管収縮作用、血管抵抗増大
　気道粘膜浮腫の軽減

β_1作用
　心収縮力増強
　心拍数増加

β_2作用
　メディエーターの放出抑制
　気管支拡張作用

→
- 血圧上昇
- 上気道閉塞の軽減
- 蕁麻疹・血管性浮腫の軽減
- 喘鳴の軽減

図5 アナフィラキシーとアドレナリン

する．陰性の場合，一定間隔時間で試薬濃度を濃くして繰り返し，陽性になるか，あるいは決められた最高濃度に達した時点で試験を終了とする．
- 体内に入る薬液の量はプリック試験と比較して皮内試験のほうが多いため，皮内試験はプリックテスト陰性であったときに行うことが推奨されている．
- アナフィラキシー発症直後は細胞内のヒスタミン貯蔵量が減少しているために，皮膚試験は偽陰性となる場合があり，発症後4～6週間後に行わなければならない．

c. 治療

- アナフィラキシーの初期治療は，周術期に限らず基本的には同じであり，気道確保および酸素投与，アドレナリンと十分な補液が基本となる（**表6**）．
- アドレナリンはα_1およびβ_1作用による血圧上昇作用とβ_2作用による気管支拡張作用によりアナフィラキシーの治療に適している．またβ_2作用には脱顆粒抑制作用があるためアナフィラキシーの進行を抑制する効果が期待される（**図5**）．
- アドレナリンは筋肉内注射（0.01 mg/kg：最大量；成人0.5 mg，小児0.3 mg）が推奨されている．
- 周術期であれば末梢ラインが確保されている場合が多いが，静脈内への至適投与量は確立されていない．適切なモニタリング下であれば，循環虚脱の程度に応じて10～30 μgの単回静注を行い，効果がなければ反復投与する．しかし，異常高血圧，不整脈などが生じる可能性もあるため注意が必要である．
- 抗ヒスタミン薬，ステロイドなどの抗免疫療法は，現時点ではそれを支持するエビデンスに乏しく，ガイドライン上でも第二選択となっている（**表7**）．また，二相性アナフィラキシーの予防としても，エビデンスは確立されていない[1]．
- β遮断薬の長期服用者などはアドレナリン不応性となる場合がある．その場合，グルカゴンの投与が推奨されている[7]．グルカゴンはカテコラミン非依存性の心収縮力増強作用と心拍数増加作用を有するため有効である．

表7 主な薬剤と投与量

第一選択	
アドレナリン	筋肉内投与 0.01 mg/kg：最大量；成人 0.5 mg，小児 0.3 mg
	静脈内投与 10〜30 μg 単回投与*
第二選択	
H_1 受容体拮抗薬	クロルフェニラミン 10 mg またはジフェンヒドラミン 25〜50 mg 静注
$β_2$ 刺激薬	サルブタモール吸入
ステロイド	ヒドロコルチゾン 200 mg またはメチルプレドニゾロン 50〜100 mg 静注
H_2 受容体拮抗薬	ラニチジン静注
アドレナリン無効時（とくにβ遮断薬服用者）	
グルカゴン	1〜5 mg（20〜30 μg/kg）を5分以上かけて静注し，5〜15 μg/分で持続投与

*モニタリング下で．

- その他，バソプレッシンやメチレンブルーの有効性を示す報告が散見されるが，十分なエビデンスはまだない．

（立岩浩規，横山正尚）

文献

1) Simons FE, et al. 2015 update of the evidence base: World Allergy Organization anaphylaxis guidelines. World Allergy Organ J 2015; 8: 32.
2) Dewachter P, et, al. Anaphylaxis and anesthesia: Controversies and new insights. Anesthesiology 2009; 111: 1141-50.
3) Mertes PM, et, al; Groupe d'Etudes des Réactions Anaphylactoïdes Peranesthésiques. Anaphylaxis during anesthesia in France: An 8-year national survey. J Allergy Clin Immunol 2011; 128: 366-73.
4) Nassiri M, et al. Ramipril and metoprolol intake aggravate human and murine anaphylaxis: Evidence for direct mast cell priming. J Allergy Clin Immunol 2015; 135: 491-9.
5) Mertes PM, et, al; Groupe d'Etudes des Réactions Anaphylactoïdes Peranesthésiques. Anaphylactic and anaphylactoid reactions occurring during anesthesia in France in 1999-2000. Anesthesiology 2003; 99: 536-45.
6) Smit DV, et, al. Anaphylaxis presentations to an emergency department in Hong Kong: Incidence and predictors of biphasic reactions. J Emerg Med 2005; 28: 381-8.
7) Thomas M, Crawford I. Best evidence topic report. Glucagon infusion in refractory anaphylactic shock in patients on beta-blockers. Emerg Med J 2005; 22: 272-3.

2-3-9 異型輸血

3. 術中の合併症・偶発症への対応

- O型の患者に誤ってA型の血液を輸血してしまうといった人為的ミスによるABO型不適合輸血は，ミスを誘発しないための対策が進んできた現在においても，かなりの数が報告されており，麻酔科医が真剣に取り組まなければならない問題である．
- 異型輸血には「異型適合輸血[★1]」と「異型不適合輸血[★2]」があり，臨床的な有害事象が起きるのは「異型不適合輸血」である．
- 日本麻酔科学会，日本輸血・細胞治療学会が2007年に策定した「危機的出血への対応ガイドライン」では，一定の条件を満たした場合には異型適合輸血を認めている．
- 本項では，①異型輸血の発生状況，②異型輸血を減らすための対策，③異型輸血後に出現する臨床症状と対処方法，④危機的出血時における異型輸血について述べる．なお，とくにことわりがない場合には「異型輸血」は「ABO異型不適合輸血」を指す．

★1
患者の血液型検査や交差適合試験の結果を待つ時間がない場合に，緊急避難的にO型の赤血球製剤を輸血する場合がある．この場合，患者の血液型がO型以外であったとしても，O型赤血球にはA抗原，B抗原がないので抗原抗体反応は起こらず，有害事象は発生しない．

★2
たとえばO型の患者にA型の赤血球製剤を誤って輸血してしまった状態を指す．A型の赤血球にはA抗原が存在し，O型の患者の血漿中には抗A抗体，抗B抗体が存在するため抗原抗体反応が起き，有害事象が発生する．

1 異型不適合輸血の発生状況

- 日本麻酔科学会が2013年に発表した偶発症例調査（調査期間：2009〜2011年，症例数：4,401,910）においては全体で5,353症例の危機的偶発症が報告された．そのうち，不適合輸血が原因となったのは，わずかに1例のみであった[1]．また，日本麻酔科学会が2004年に発表した偶発症例調査（調査期間：1999〜2002年，症例数：5,223,174）でも，12,954症例の危機的偶発症のうち不適合輸血は5症例の報告にとどまった．一方，日本輸血学会（当時）が2000年に発表したABO異型（不適合）輸血の実態調査（調査期間：1995〜1999年，調査対象：300床以上の計578病院）においては，115病院（20％）で166件のABO異型（不適合）輸血があったと報告されている．166件のうち手術室での発生は17件（10.2％）であった．病棟は93件（55.7％），ICUが33件（19.7％）であった[2]．
- 調査期間が異なること，日本輸血学会の調査において調査対象となった患者の数が不明なことなどの理由により，これらの調査結果を直接比較することは難しい．しかし，日本麻酔科学会の調査では，不適合輸血が危機的と評価されなければ報告されないため，発生頻度が実際よりも少なく見積もられている可能性が考えられる．

a. 異型輸血の原因

- 日本輸血学会の調査では，ABO異型（不適合）輸血の原因分類と過誤の当事者が示されている（表1）．

表1 ABO異型輸血の原因分類と過誤の当事者（175人）：日本輸血学会全国調査，1995〜1999年

原因	件数	割合(%)	看護師	医師	検査技師	事務員	薬剤師	不明
患者検体の取り違え	4	2.4	2	2				
血液型判定ミス	25	15.1		17	9			
血液型のコンピュータへの誤入力	1	0.6		1				
母子手帳の母親の血液型の記入	1	0.6		1				
カルテに血液型の誤記	5	3.0		4	1			
ベッドの血液型の誤記	1	0.6	1					
輸血依頼伝票への血液型の誤記	14	8.4	3	11				
輸血依頼伝票の血液型の確認ミス	2	1.2			2			
血液センターへの発注ミス	1	0.6				1		
添付ラベルへの血液型の誤記	2	1.2			2			
添付ラベルの取り違え	1	0.6		1				
カルテの血液型の確認ミス	8	4.8	1	6	1			
バッグの取り違え[*1]	71	42.8	47	25	2	2	2	1
患者の取り違え[*2]	19	11.5	17	2				
不明	11	6.6	7	2				1
合計	166		78	72	18	3	2	2
割合（%）		100	44.6	41.1	10.3	1.8	1.1	1.1

[*1] バッグの取り違え：別の患者用の血液バッグを過って当該患者へ輸血した場合をいう．
[*2] 患者の取り違え：当該患者の血液バッグを過って別の患者に輸血した場合をいう．

（佐川公矯，ほか．日本内科学会雑誌 2004; 93: 1382-91[3]）より）

- 異型輸血の主な原因としては，バッグの取り違え，血液型判定ミス，患者の取り違え，輸血依頼伝票の誤記などがあげられる．当事者としては，看護師，医師，検査技師の順に多かった．輸血実施の最終段階である血液バッグの取り違えと患者の取り違えを合わせると異型輸血の原因の54.3%を占めていた．当然のことながら，手術室においてはこの段階に麻酔科医が関与する．また，血液バッグと患者の取り違えのうち30%（27/90）の症例において当事者が医師であったことを考慮すると異型輸血における麻酔科医の関与は少なくなかったと予想される．
- 近年では血液型検査やクロスマッチの機械化が進んでいるため，異型輸血の原因は調査当時と変化している可能性があるが，バッグや患者の取り違えなどは現在でも起きる可能性がある．
- 表2の結果から，赤血球のメジャーミスマッチ（Column参照）の輸血を受けた51人の患者では，半数以上に症状が出現し，9人（17.6%）の患者が死亡したことがわかる．一方，赤血球のマイナーミスマッチ（Column参照）の輸血および新鮮凍結血漿の輸血では，臨床症状が出現することはまれであり，死亡例もないことが判明した．したがって，赤血球のメジャーミスマッ

表2 ABO異型輸血後の症状および転帰

輸血した血液製剤		症状あり	症状なし	転帰（死亡）
赤血球	メジャーミスマッチ	28 (54.9%)	23 (45.1%)	9 (17.6%)*
	マイナーミスマッチ	2 (5.1%)	37 (94.9%)	
新鮮凍結血漿		1 (1.4%)	71 (98.6%)	

*9名のうち，6名が輸血による死亡，3名は原疾患か輸血か不明との回答.
（佐川公矯, ほか. 日本内科学会雑誌 2004; 93: 1382-91[3]）より）

> **Column** メジャーミスマッチとマイナーミスマッチ
>
> 　メジャーミスマッチとは，交差適合試験の主試験で陽性反応になる組み合わせである．輸血用血液中の赤血球と患者の血漿中に存在する抗体との反応をいう．
> - 輸血用血液A型で患者O型またはB型
> - 輸血用血液B型で患者O型またはA型
> - 輸血用血液AB型で患者O型，A型，B型
>
> 　マイナーミスマッチとは，交差適合試験の副試験で陽性反応になる組み合わせである．輸血用血液中の抗体と患者の赤血球との反応をいう．
> - 輸血用血液O型で患者A型，B型，AB型
> - 輸血用血液A型で患者AB型
> - 輸血用血液B型で患者AB型

> 赤血球のメジャーミスマッチが最も危険な輸血過誤

チが最も危険な輸血過誤であるといえる．

- また，ABO不適合輸血が死亡に関与した可能性のある8件（死亡9例のうち1例は重度外傷による出血死と報告された）の中で，6件がO型患者であった．

b．異型輸血の起きやすい状況

> 時間外の緊急手術における輸血において異型輸血のリスクが高い

- 報告された166件の異型輸血において，時間外輸血が100件（60.2％），緊急輸血が78件（47.0％），時間外かつ緊急輸血が61件（36.7％）であった[2]．手術室に置き換えれば，時間外の緊急手術における輸血において異型輸血のリスクが高いといえる．

❷ 異型不適合輸血を減らすための対策

> 過去に発生した事例の原因をふまえて対策を練ることが肝要

- 異型輸血を減らすためには，過去に発生した事例の原因をふまえて対策を練ることが肝要である．日本輸血学会の調査の後，各病院ではさまざまな対策が取られた．これらの対策は，a．全般的なこと，b．輸血の発注に関すること，c．検査に関すること，d．病棟・手術室での輸血の実施に関すること，e．小児の輸血について，に分けられる[2]（**表3**）．

表3 異型不適合輸血を減らすための対策

a. 全般的なこと
- 輸血マニュアルの作成・改訂・徹底
- 医師の教育の徹底
- 輸血依頼伝票にサイン欄, チェック欄を作成

b. 輸血の発注に関すること
- 血液型検査と交差適合試験用血液の同時採血は避ける
- 輸血依頼伝票の血液型記入を2人で確認
- 輸血依頼は口頭指示ではなく伝票またはFAXで実施

c. 検査に関すること
- 血液型検査は検査技師2人が実施
- 交差適合試験用の血液で血液型の再チェック
- 輸血依頼伝票と患者検体ラベルの照合
- コンピューターによる血液型確認, クロスマッチ
- 輸血用バッグに名札をつける(適合表を貼る, マジックで氏名を書く)
- 検査技師が24時間対応できるような体制をとる

d. 病棟・手術室等での輸血の実施に関すること
- 同時に2人分の血液を準備しないこと
- 同一人が責任をもって準備・照合・実施する
- 医療従事者2人による輸血直前の照合
- 輸血直前の血液型の再確認
- ベッドネームによる患者ならびに血液型の確認
- リストバンド(血液型入り)の装着
- 輸血を医師または看護師2人で実施
- 患者に声をかけ氏名, 血液型を確認
- 同姓の患者のベッド並列回避
- 病棟の冷蔵庫を撤去
- カルテの表紙に血液型を表示
- カルテの表紙に血液型を転記せず血液型報告書で確認する

e. 小児の輸血
- 投与者が血液バッグから注射器へ分注しラベルを貼る
- 部分使用のときは無菌接合器で処理

(柴田洋一, ほか. 日本輸血学会雑誌 2000; 46: 545–64[2])より)

③ 異型輸血後に出現する臨床症状と対処方法

a. 異型輸血によって引き起こされる生体反応

- 異型輸血に正しく対処するためには, 異型輸血によって引き起こされる生体反応について理解しておくことが必要である. 異型輸血後には溶血性輸血副作用 (HTR)★3 が起きる. この反応はGellとCoombsのアレルギー反応分類ではⅡ型(細胞障害型)に分類される. Ⅱ型反応のメカニズムとして補体の活性化や抗体依存性細胞障害反応 (ADCC)★4 があげられる.

表4 異型輸血後に出現する臨床症状

①発熱, 悪寒
②輸血部位に限局した疼痛
③腰部・腹部・胸部・頭部に限局した疼痛
④興奮, 苦痛, 錯乱
⑤悪心, 嘔吐
⑥紅潮
⑦呼吸困難
⑧低血圧, 頻脈, ショック
⑨ヘモグロビン尿(褐色尿)
⑩DICによる手術野からの血液の滲出

b. 臨床症状

- 表4にまとめたように臨床症状は多彩だが, 麻酔中で患者の意識がない状態では気づかない症状も多く, 注意を払う必要がある.

c. 具体的な対処方法

- 日本輸血学会では2001年に「輸血実施手順書」を作成した[4]. そのなかに「ABO型不適合輸血が起こってしまった場合の対処方法」が記載されている(図1).
- ABO型不適合輸血の際のHTRに対する治療の根本は腎血流の改善と血圧低下の防止である. 尿量を1時間あたり100 mL以上に保つようにする. 利

▶HTR:
hemolytic transfusion reaction

▶ADCC:
antibody-dependent cellular cytotoxicity

★3
HTR は輸血後 24 時間以内の発生か否かにより急性溶血性輸血副作用（AHTR）と遅発性溶血性輸血副作用（DHTR）に分類される．著しいヘモグロビン尿，ヘモグロビン血症が出現する場合は血管内溶血であり，AHTR の症状の一つである．AHTR の原因の大部分は ABO 不適合輸血である．赤血球製剤のメジャーミスマッチでは，輸血量 50 mL 以上で明らかに急性溶血，腎不全，ショックの合併症が高まり，死亡例も増加するが，50 mL 以下では死亡例を認めない[5]．

★4
細胞膜に存在する抗原に IgG や IgM が結合し，その後 IgG や IgM がマクロファージやナチュラルキラー細胞を呼び寄せ，IgG や IgM が結合している細胞を殺傷する反応．

治療の根本は腎血流の改善と血圧低下の防止

▶DIC：
disseminated intravascular coagulation（播種性血管内凝固）

ABO 型不適合輸血時の処置方法

表に示すような赤血球輸血のメジャーミスマッチの場合で，不適合輸血の症状が現れた場合には，下記のような処置が必要である．

患者の ABO 型	←	輸血した血液バッグの ABO 型
O 型	←	A 型または B 型または AB 型
A 型	←	B 型または AB 型
B 型	←	A 型または AB 型

① 直ちに輸血を中止する．
② 留置針はそのまま残し，接続部で新しい輸液セットに交換して，乳酸リンゲル液を急速に輸液し，血圧維持と利尿につとめる（通常は 2〜3 L）．
③ バイタルサイン（血圧，脈拍，呼吸数）を 15 分ごとにチェックし記録する．血圧低下がみられたときは，ドパミン（3〜5 μg/kg/分）を投与する．
④ 導尿し，時間尿を測定する．乏尿（時間尿が 50 mL 以下）の場合，利尿剤（ラシックスなど）を 1 アンプル静注する．輸液療法，利尿剤投与に反応せず，無尿あるいは乏尿となった場合は直ちに集中治療や腎疾患の専門医による血液透析などの治療が必要である．
⑤ FDP，フィブリノゲン，プロトロンビン時間，血小板数などを検査して，DIC の合併に注意する．
⑥ 患者から採血し，溶血の程度を調べ，ABO 型オモテ・ウラ検査を再検する．輸血した血液バッグの ABO 型を確認する．

図 1 ABO 型不適合輸血時の処置方法
（日本輸血・細胞治療学会．輸血実施手順書．2001 年 3 月，http://yuketsu.jstmct.or.jp/wp-content/themes/jstmct/images/medical/file/reference/Ref11-2.gif[4]）より

尿薬やマンニトールが腎血流を増加させる目的で投与される．DIC の多くは血圧の低下が引き金となる．ヘパリンの使用は術後に出血を起こす可能性があり一定の見解は得られていない．

d．Rh 異型輸血について

- 日本人の 0.5％が Rh 陰性であるといわれている．Rh 陰性血液型患者は，ABO 式血液型と異なり D 抗原の自然抗体（抗 D 抗体）をもたない．しかし，抗 D 抗体は IgG で胎盤を通過するため，Rh 型不適合妊娠により抗 D 抗体が産生される場合がある．

- すなわち，Rh 陰性の女性が初めて妊娠し，分娩時に Rh 陽性の胎児の血液が母体内に侵入すると，母体に抗 D 抗体が作られる．抗 D 抗体陽性患者に Rh 陽性血を輸血した場合，遅発性溶血性輸血副作用（DHTR）が起きることがある．DHTR は輸血終了数時間後から 3 週間後まで発生する可能性がある．血管外溶血が大部分であり，臨床症状は軽いことが多い．

- そのほか，患者が保有する不規則抗体（抗 RhE，抗 Fy$^{a\&b}$，抗 JK$^{a\&b}$）によっても DHTR が生じる可能性がある．溶血が生じた場合，利尿薬と輸液による強制利尿を行う．

❹ 危機的出血時における異型適合輸血

- 日本麻酔科学会は日本輸血・細胞治療学会と合同で「危機的出血への対応ガイドライン」を公表し[6]，厚生労働省の「血液製剤の使用にあたって：輸血療法の実施に関する指針・血液製剤の使用指針（第3版）」[7]よりも一歩踏み込んで，救命のための未交差同型血輸血と異型適合輸血を認めている．

> 「危機的出血への対応ガイドライン」では，救命のための未交差同型血輸血と異型適合輸血を認めている

表5 緊急時の適合血の選択

患者血液型	赤血球濃厚液	新鮮凍結血漿	血小板濃厚液
A	A>O	A>AB>B	A>AB>B
B	B>O	B>AB>A	B>AB>A
AB	AB>A=B>O	AB>A=B	AB>A=B
O	Oのみ	全型適合	全型適合

異型適合血を使用した場合，投与後の溶血反応に注意する．
(日本麻酔科学会．危機的出血への対応ガイドライン．2007年4月．http://www.anesth.or.jp/guide/pdf/kikitekiGL2.pdf[6]より)

表6 患者ABO血液型と異型血として用いられた血液製剤の血液型との関係

a. 赤血球濃厚液（症例数）

患者血液型	血液製剤				計
	A型	B型	AB型	O型	
A型				7	7
B型				6	6
AB型				9	9
O型					
不明				1	1
計				23	23

b. 新鮮凍結血漿（症例数）

患者血液型	血液製剤				計
	A型	B型	AB型	O型	
A型			6	1	7
B型			2		2
AB型					
O型					
不明			1		1
計			9	1	10

c. 血小板濃厚液（症例数）

患者血液型	血液製剤				計
	A型	B型	AB型	O型	
A型		8	22	2	32
B型	11		10	5	26
AB型	6	7		2	15
O型	9	11	8		28
不明					0
計	26	26	40	9	101

(入田和男，ほか．麻酔 2009; 58: 1045-54[8]より)

a. 血液製剤の選択[6] (表5)

赤血球濃厚液（RCC）
- 時間的な余裕がない場合は交差適合試験を省略し，ABO同型血を用いる．同型適合血が不足する場合はABO異型適合血を用いる．

新鮮凍結血漿（FFP）
- 大出血での希釈による凝固障害には凝固因子の補充が必要なためFFPを使用する．同型適合血が不足する場合はABO異型適合血を用いる．

血小板濃厚液（PC）
- 外科的止血が完了した後，血小板数が5万/mm^{3}を超えるまで投与する．同型適合血が不足する場合はABO異型適合血を用いる．

b. 日本における異型適合輸血の実際

- 2007年に病床数500床以上の384施設を対象として実施されたアンケート調査[8]では，手術室における異型輸血実施症例として105症例が報告された．異型血輸血が原因と考えられる溶血性副作用は104症例で認められなかったと報告され，1症例については無回答であった．異型適合RCC輸血が行われたのは18施設での23症例にとどまった．一方，異型PC輸血は15施設から83症例が報告された．在庫量が多く有効期間の長いFFPは異型輸血が10症例にとどまった（表6）．異型輸血は緊急入手が困難なPCに関して主に実施されていることがわかった．
- 筆者の施設では2012年の1年間に出血量が10,000 mLを超えた3症例においてO型の異型RCC輸血が実施された[9]．

（齋藤　繁，髙澤知規）

文献

1) 日本麻酔科学会．偶発症例調査2009-2011．2013年5月．https://member.anesth.or.jp/App/datura/news2013/pdf/r20130503.pdf
2) 柴田洋一，ほか．ABO型不適合輸血実態調査の結果報告．日本輸血学会雑誌 2000; 46: 545-64.
3) 佐川公矯，東谷孝徳．輸血過誤の現状と対策．日本内科学会雑誌 2004; 93: 1382-91.
4) 日本輸血・細胞治療学会．輸血実施手順書．2001年3月．http://yuketsu.jstmct.or.jp/wp-content/themes/jstmct/images/medical/file/reference/Ref11-2.gif
5) Janatpour KA, et al. Clinical outcomes of ABO-incompatible RBC transfusions. Am J Clin Pathol 2008; 129: 276-81.
6) 日本麻酔科学会．危機的出血への対応ガイドライン．2007年4月．http://www.anesth.or.jp/guide/pdf/kikitekiGL2.pdf
7) 厚生労働省．血液製剤の使用にあたって．第3版．輸血療法の実施に関する指針・血液製剤の使用指針．東京：じほう；2005.
8) 入田和男，ほか．手術室における異型輸血に関する実態調査．麻酔 2009; 58: 1045-54.
9) 門井雄司，ほか．当院における一年間の術中大量出血症例の検討．蘇生 2013; 32: 84-7.

2-4-1 術後出血

4. 術後の合併症・偶発症への対応

- 術後出血はまれな合併症であるが，術式によっては一定の傾向がある．
- これは，外科手術をするうえでは避けては通れない合併症であり，適切な対応をできずに見逃せば，重大な結果を招く可能性がある．
- ここでは出血の原因・時期・出血時に起こる体の反応・重症度・対処法について解説する．

1 術後出血の原因

a. 出血傾向

- 大量出血や播種性血管内凝固症候群（DIC）などの存在下で外科的手術を行なわなければならないとき，術後出血が遷延する可能性がある．

敗血症や分娩後
- 全身状態の悪化とともにDIC傾向となり，出血が増加する可能性がある．

抗凝固療法
- 血行障害など基礎疾患に対する治療を行っていると，薬剤性の凝固線溶系異常により出血傾向となるため，周術期は適切に休薬する必要がある．当院で採用されている抗血小板・血栓療法の内服中止基準を示す（**表1，表2**）．ただし，この基準は手術可否ではなく硬膜外穿刺・脊椎麻酔穿刺の可否のためのものを拡大解釈している．

薬剤溶出ステント（DES）
- 2004年に日本で保険認可され，冠動脈疾患に広く使用されるようになった．DES留置後のステント血栓症予防のため，最低12か月の2剤併用抗血小板療法（DAPT）が必要となる[1]★1．

DAPT中の外科手術が必要となった場合
- DAPTを中止するとステント内血栓の発症リスクが増加する．逆にDAPTを中止しないで外科手術を行うと止血困難や術後出血をきたすことがある．周術期の抗血栓療法にはおいては十分検討するべきである．

b. 麻酔と手術による身体の変化

麻酔薬による末梢血管の拡張
- 中枢から末梢組織への熱の再分布と熱の放散による損失増大で中枢温が低下する[2]．手術野からの熱の放散も体温低下を助長する．

体温低下の影響
- 血小板・凝固能障害が起き出血傾向を引き起こす可能性がある．心臓大血管手術での体外循環による低体温が長引くと，術後出血が問題となる．

▶DIC：
disseminated intravascular coagulation

▶DES：
drug-eluting stent

▶DAPT：
dual antiplatelet therapy

★1
DES留置患者は抗血栓療法中止と手術侵襲によって遅発性ステント血栓症のリスクが高まる．

周術期の抗血栓療法の継続・中止については十分検討する必要がある

表1 周術期抗血小板薬休薬のめやす

一般名	商品名	休薬期間
アスピリン	バイアスピリン	7日
アスピリン・ダイアルミネート	バファリン81mg	7日
アスピリン・ランソプラゾール	タケルダ	7日
チクロピジン塩酸塩	パナルジン	14日
クロピドグレル硫酸塩	プラビックス	14日
クロピドグレル硫酸塩・アスピリン	コンプラビン	14日
プラスグレル塩酸塩	エフィエント	14日
シロスタゾール	プレタール	3日
イコサペント酸エチル	エパデール	7日
ベラプロストナトリウム	ドルナー, ケアロードLA	1日
リマプロスト アルファデクス	オパルモン	1日
サルポグレラート塩酸塩	アンプラーグ	1日
ジピリダモール	ペルサンチン	1日
ジラゼプ塩酸塩	コメリアン	2日
トラピジル	ロコルナール	2日
オザグレルナトリウム	カタクロット	1日

表2 周術期抗凝固薬休薬のめやす

一般名	商品名	休薬期間
ダビガトランエテキシラート	プラザキサ	Ccr≧5：3日 30≦Ccr＜50：4日 Ccr＜30：禁忌
リバーロキサバン	イグザレルト	Ccr≧60：2日 30≦Ccr＜60：3日 Ccr＜30：4日
アピキサバン	エリキュース	Ccr≧50：3日 Ccr＜50：4日
エドキサバントシル	リクシアナ	3日
ワルファリンカリウム	ワーファリン	5日
未分化ヘパリン	ヘパリンNa, ヘパリンCa	4時間
ダルテパリンナトリウム	フラグミン	1日
エノキサパリンナトリウム	クレキサン	1日
ダナパロイドナトリウム	オルガラン	穿刺しない
フォンダパリヌクスナトリウム	アリクストラ	4日
アルガトロバン	ノバスタンHI	4時間, APTT正常, PLT≧10万
トロンボモデュリン アルファ	リコモジュリン	DIC根治後

Ccr：クレアチニンクリアランス, APTT：活性化部分トロンボプラスチン時間, PLT：血小板数, DIC：播種性血管内凝固症候群.

c. 術操作による術後出血

発症時期による分類

- 術後直後から24時間以内に起きる早期出血，術後数週間経過してから出血する晩期出血がある．術操作に起因する術後出血は早期出血に多く，再手術を含めた処置が必要となってくることが多い．
- 術中に一時的に止血していた部位からの出血や，臓器を剥離・切離した組織，血管を結紮切離した部位，思わぬ部位の副損傷などからの出血がある．症状は血圧低下，頻脈，末梢冷感，血液検査で進行性の貧血が認められる．

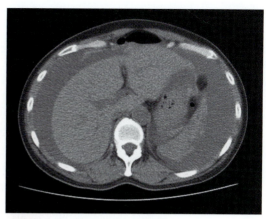

図1 腹部術後出血のCT画像

頭頸部の術後出血

- 脳圧亢進症状と意識レベルの低下，頸部の術後出血は呼吸困難が生じるため，緊急を要する．

腹部の術後出血

- CT画像で腹腔内に大量の腹水を認める（図1）．この症例は腹腔鏡下子宮全摘術約12時間後の出血性ショックで，開腹所見は腹腔鏡のトロッカーもしくは鉗子により大網を損傷したことによるものであった．

d. 組織や血管の脆弱性による出血

- 前述の術後数週間後に起こる出血，いわゆる後期出血は，組織や血管の脆弱性による出血に起因することが多い．これらの原因として，組織の感染や，消化管術後などでは膵液瘻などが関与していることがある．

❷ 出血の代償性反応

代償前

- 急性出血の，処置はバイタルサイン（血圧低下，頻脈）で判断するが，ヘマトクリット（Ht）値やヘモグロビン（Hb）値は出血直後では低下しない．

代償後

- 時間が経過するにつれ，容量不足を回復するために間質液からの血管内移動もしくは輸液をすることにより，初めてHt値やHb値の低下が認められる（図2）．

▶急性出血の場合，Ht値やHb値は，補液や代償反応が起きて初めて低下する

❸ 出血の重症度

a. 出血の分類

- 米国外科学会（ACS）では，出血に対し表3のような分類をしている[3]．出

▶ACS：American College of Surgeons

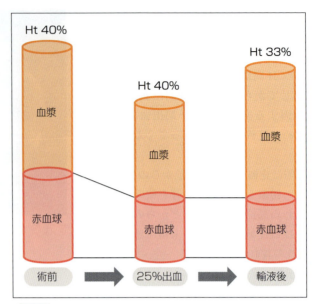

図2 急性出血の模式図
急性出血の場合，すぐにヘマトクリット（Ht）やヘモグロビン（Hb）は低下せず，補液や体の代償反応が起きて初めて低下する．

表3 急性出血の分類

	Class1	Class2	Class3	Class4
出血量 （%循環血液量）	<15%	15〜30%	30〜40%	>40%
脈拍数	<100	>100	>120	>140
血圧	不変	不変	低下	低下
脈圧	不変または上昇	低下	低下	低下
呼吸数	14〜20	20〜30	30〜40	>40か無呼吸
意識レベル	軽度の不安	不安	不安・不穏	不穏・無気力

(American College of Surgeons Committee on Trauma. Advanced Trauma Life Support for Doctors. 8th ed. American College of Surgeons; 2008. p. 61[3]）より)

> 出血が循環血液量の30%以上にならないと血圧の低下はみられない

血が循環血液量の30%以上にならないと血圧の低下はなく，それまでは体の代償性反応で補っている．血圧低下がみられるということは，かなりの出血量と考えるべきである．

b. ショックインデックス

● 術後出血で注意を要するのは，経過をみていい出血なのか，それとも外科的に止血をしなければならないのかを見極めることである．

ドレーンが挿入されている場合

● ドレーン排液の性状，量に注意が必要で，100 mL/時間以上の出血が持続す

> 100 mL/時間以上の出血が持続する場合は止血手術の適応

$$\text{ショックインデックス} = \frac{\text{心拍数}}{\text{収縮期血圧}}$$

図3 ショックインデックスの計算

表4 ショックインデックスと出血量

ショックインデックス	0.5〜0.67	1.0	1.5
心拍数（bpm）	60〜80	100	120
収縮期血圧（mmHg）	120	100	80
出血量（％）	0〜10	10〜30	30〜50

Advice 出血時の心拍出量

DO_2 を規定する近似式は，
　　$DO_2(mL/分) = CO(L/分) \times CaO_2(mL/dL) \times 10^{*1}$
　　$DO_2 = CO \times (1.34 \times Hb \times SaO_2/100 + 0.003 \times PaO_2) \times 10$ となり，
$0.003 \times PaO_2$ は小さい値なので無視できるとみなす．
　DO_2 の正常値が900〜1,100 mL/分，SaO_2 はほぼ100だとすると，出血でHb5.0 gになった場合，
　　$1,000 = CO \times (1.34 \times 5 \times 100 \div 100) \times 10$
つまり $CO = 14.9$ L/分となる．正常時の DO_2 には予備力が含まれているが，同じだけの DO_2 を維持するためにはかなりの心拍出量を保たないといけないことになる．

[*1] ここで×10するのは mL/dL を mL/L に変換するため．

るような場合は，止血手術の適応である．

ショックインデックス（SI，図3，表4）[4]

- 心拍数（bpm）/収縮期血圧（mmHg）で表され，SI×1,000 mL で失われた循環血液量が算出される[★2]．絶対的あるいは相対的に減少した循環血液量を示し，重症度の評価をベッドサイドで行うことが可能である．
- ショックインデックスが1.5以上は重症であり，循環を補正しなければならない．

④ 全身への酸素運搬

酸素供給量（DO_2）

- 出血による最大の問題は，全身の酸素供給量（DO_2）の減少である．治療の目標は，重要臓器への DO_2 を維持することである．
- DO_2 を規定する近似式は，$DO_2 = CO \times CaO_2 \times 10$ である．よって出血時に心拍出量とHb値を保つことが目標となる．

嫌気性代謝

- DO_2 が保てないと，結果として，嫌気性代謝が生じ血清乳酸値の上昇を伴う．血清乳酸値の上昇と代謝性アシドーシスは，出血性ショックの診断的根拠ともなる．

▶SI：
shock index

[★2]
産科危機的出血のガイドラインでもショックインデックス（SI）は使用されるが，SIが1は1.5L，SIが1.5で約2.5Lと推測される．

SIが1.5以上は重症であり，循環を補正する必要がある

出血時にHb値と心拍出量を維持することが目標

❺ 対処法

- 止血法には再手術，動脈塞栓，保存的止血，などがあげられるが，出血速度や，バイタルサイン，出血部位による生命の危機によって，その方法を選択しなくてはならない．

a. 輸液・輸血

出血への対応
- 前述したとおり，Hb 値と心拍出量を保つことが目的となる．

輸血
- Hb 値の上昇には有効だが，免疫反応などの副作用や，生体には予備能もある．酸素欠乏の指標である代謝性アシドーシスや乳酸値の上昇，浮腫が生じない範囲で輸液も併用する．

大量出血時
- おおむね 1,000 mL 以上の出血では凝固異常も生じるので，新鮮凍結血漿や血小板製剤も投与する．アルブミンは低タンパク血症がなければ投与する必要はない．循環血液量の 50％ 以上の多量の出血が疑われる場合は投与を考慮する[5]．

心拍出量
- 晶質液よりも膠質液のほうが，心拍出量を増加させる効果は優れている[6]．

下肢の受動的挙上
- 術後患者に，必ずしもドレーンが留置されているとは限らない．血圧が低い場合，その原因が出血による循環血液量不足か，心機能が悪化したのか判断に迷うことがある．下肢の受動的挙上は鑑別に役立つ．下肢を水平面から45°挙上すると 150〜750mL の血液が移動する[7]．これで血圧が上昇すれば輸液反応性があると判断し，その時点で輸液を負荷すれば，必要のない容量負荷を減らすことが可能である．

> 下肢の受動的挙上は，出血による循環血液量不足か，心機能が悪化したのかの鑑別に役立つ

b. 再手術

バイタルサインの維持
- ショックまたはプレショック状態の場合は，まず輸液・輸血により安定をはかる．場合によっては異型輸血も考慮しなければならない．

再手術の考慮
- それでもバイタルサインが安定しなければ，止血手術を考慮する．
- 出血部位が，頭蓋内，頸部，咽頭などの場合は，出血により生命維持に直接的な危機をもたらすので，出血量よりも臨床症状をみて早急に再手術を選択する．

c. 動脈塞栓術

- 後期出血などある程度時間が経過した後の出血に対しては，癒着や組織の脆弱さなどを考慮し，カテーテルによる動脈塞栓術が第一選択となる場合が多い．

❻ 特殊な術後出血

- 術後出血は，前述したように輸液・輸血・手術などにより止血を行うことで循環動態の安定をはかる．しかし，輸液，輸血以外でも注意しなければならない病態が存在する．

a. 脳外科の術後出血

脳圧亢進
- 脳外科の術後出血の場合，腹部術後とは違い骨に囲まれた閉鎖腔である．よって，出血をきたした場合，脳圧亢進が生じる場合がある．
- Cushing 反射
- Cushing 反射とは，急激な脳圧亢進が生じた場合の，血圧上昇と徐脈のことである（図4）．

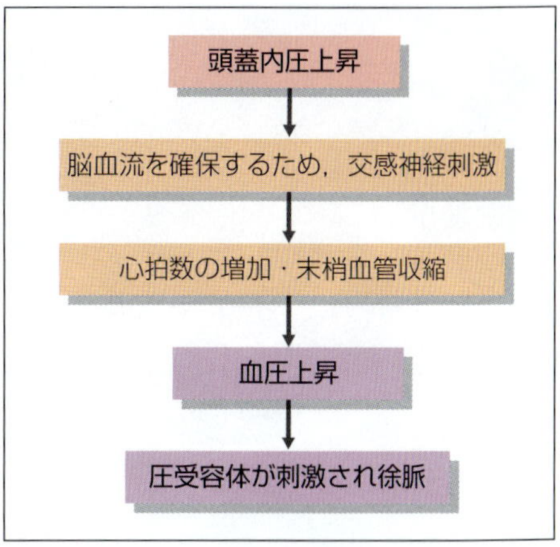

図4 Cushing 反射の病態

b. 頚部・咽喉頭の術後出血

- 頚部，咽喉頭の術後出血は，前述したように生命にかかわる出血である．

気道確保
- 出血により，気道が圧迫もしくは閉塞し呼吸状態が急激に悪化した場合，緊急の再手術が必要となるが，麻酔導入時に換気困難となる可能性が高い．そのため気道確保困難のアルゴリズムをよく理解しておくことが望ましい．

緊急気管切開
- 術前の状態をよく把握し，躊躇せず挿管が難しいと判断した場合は気管切開を先行したほうが良い場合がある．

c. 心臓血管外科の術後出血

心臓血管外科手術の場合
- 通常ドレーンが留置されているので，ドレーンの性状や量に注意する．ドレーンが閉塞した場合に生じる特殊な循環動態を示すものとして，心タンポナーデが存在する．

Beck の三徴
- 心タンポナーデの特徴としてよく知られているのが頚静脈怒張，低血圧，心音減弱の三徴候である[★3]．

心タンポナーデ
- 心エコー検査が最も優れた診断方法である（図5）．

循環変動
- 麻酔中は，循環維持に努めなければいけないが，心タンポナーデが解除される際，心抑制も同時に解除されるので急激な血圧上昇に注意をする．

★3
大量の心嚢液が貯留していたとしても，緩徐に貯留した場合，静脈還流が障害されず，心タンポナーデとはならない．

心タンポナーデ解除時の急激な血圧上昇に注意する

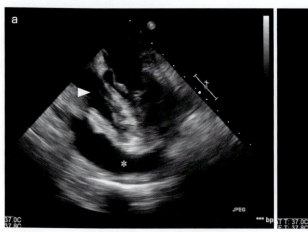
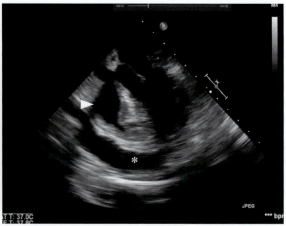

図5 心タンポナーデの経食道心エコー
a：拡張期（a）に心嚢液（＊）の圧が高く右心室（▷）が十分に拡張せず虚脱している．
b：収縮期．

> **Advice** 心タンポナーデ解除時の急激な血圧上昇に注意
>
> スタンフォードA型の急性大動脈解離は心タンポナーデを生じることがある．心タンポナーデが解除されたときに，血圧が急上昇し大動脈破裂を生じることがあるので十分注意する．

d. 脊椎手術・神経ブロック後の出血

- 脊髄は脊椎という閉鎖腔に囲まれているため，わずか数 mL の血腫で麻痺を生じる．

初期症状

- 下肢の麻痺，背部痛を見逃さず，疑わしい場合は早急に MRI で確認する．

硬膜外麻酔

- 女性，硬膜外腔の狭い上部胸椎，脊柱管狭窄症，凝固異常がある場合，硬膜外血腫の可能性が高くなる．穿刺だけではなく，カテーテル抜去時も同様の注意が必要である．

e. 産科出血

播種性血管内凝固症候群（DIC）

- 胎児がいる場合，母体の合併症は比較的まれといわれている．しかし，いざ胎児死亡や常位胎盤早期剥離，羊水塞栓などが起こると中等量の出血でも簡単に DIC を引き起こし，急速な血液凝固障害を生じる．
- 2010年4月には，日本産科婦人科学会，日本産婦人科医会，日本周産期・新生児医学会，日本麻酔科学会，日本輸血・細胞治療学会が共同して「産科危機的出血への対応ガイドライン」を作成している[8]．この対応については他項に譲る．産科危機的出血の場合，赤血球製剤のみならず新鮮凍結血漿，血小板濃厚液も投与することとなっている．

凝固因子製剤

- 血中フィブリノゲン値は，100 mg/dL 以上を維持しなければ，止血機能を

改善させることができない．出血が持続しているような場合は，新鮮凍結血漿だけを投与しても有効な血中フィブリノゲン値の上昇が期待できない．そのようなときは，クリオプレシピテートを投与することが望ましい．
- クリオプレシピテートは止血に重要なフィブリノゲン，第 VIII 因子，von Willebrand 因子，フィブロネクチン，第 XIII 因子が含まれ止血に有用である．

（亀山良亘，山内正憲）

文献

1) Fleisher LA, et al. ACC/AHA 2007 guidelines on perioperative cardiovascular evaluation and care for noncardiac surgery: A report of the American College of Cardiology/American Heart Association Task Force on Practice Guidelines (Writing Committee to Revise the 2002 Guidelines on Perioperative Cardiovascular Evaluation for Noncardiac Surgery): Developed in collaboration with the American Society of Echocardiography, American Society of Nuclear Cardiology, Heart Rhythm Society, Society of Cardiovascular Anesthesiologists, Society for Cardiovascular Angiography and Interventions, Society for Vascular Medicine and Biology, and Society for Vascular Surgery. Circulation 2007; 116: e418-99.
2) Schmied H, et al. Mild hypothermia increases blood loss and transfusion requirements during total hip arthroplasty. Lancet 1996; 347: 289-92.
3) American College of Surgeons Committee on Trauma. Advanced Trauma Life Support for Doctors. 8th ed. Chicago: American College of Surgeons; 2008. p. 61.
4) 佐藤守仁．ショック．日本臨床検査医学会ガイドライン作成委員会，編．臨床検査のガイドライン JSLM2012．東京：日本臨床検査医学会；2012: p. 101-4.
5) 日本麻酔科学会．麻酔薬および麻酔関連薬使用ガイドライン第3版．http://www.anesth.or.jp/guide/pdf/publication4-7_20160325.pdf
6) Shoemaker WC. Relationship of oxygen transport patterns to the pathophysiology and therapy of shock states. Intensive Care Med 1987; 13: 230-43.
7) Enomoto TM, Harder L. Dynamic indices of preload. Crit Care Clin 2010; 26: 307-21.
8) 日本産科婦人科学会，ほか編．産科危機的出血への対応ガイドライン．2010. http://www.anesth.or.jp/guide/pdf/100327guideline.pdf

2-4-2 抜管後の気道トラブル

4. 術後の合併症・偶発症への対応

- 周術期の重要な手順である抜管には常にトラブルの危険性が潜んでいる．抜管には，まず人工呼吸による補助換気は必要ないこと，次に気管の開存が維持されていることである．これらが確認できたのちに抜管となる．しかし，客観的評価が難しい場合も多く，エビデンスが少ないのも確かである．また，抜管は麻酔の覚醒とともに行われるために，循環・呼吸も不安定であり非常に危険な行為であることを知っておくべきである．

- DAS（Difficult Airway Society）では 2012 年に抜管ガイドラインを作成している[1]．このガイドラインでは，「Step 1 抜管の計画」「Step 2 抜管の準備」「Step 3 抜管施行」「Step 4 抜管後のケア」という4つのステップを示している（図1）．

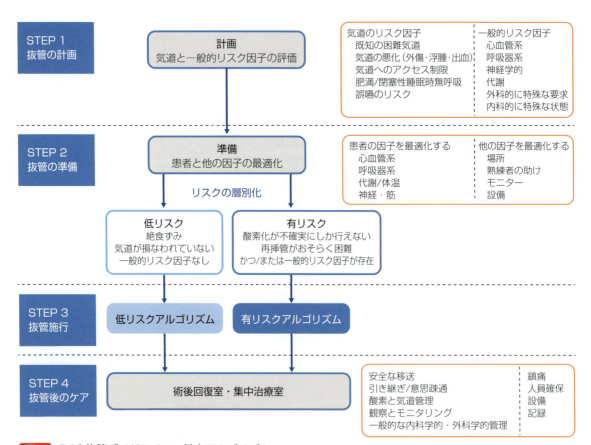

図1 DAS 抜管ガイドライン：基本アルゴリズム

(Difficult Airway Society Extubation Guidelines Group, Popat M, et al. Anaesthesia 2012; 67: 318-40[1] / 田中克明．Anet 2014; 18: 7-11[4]）より）

表1 DASの抜管ガイドラインにおける気道危険因子

術前因子
- マスク換気困難
- 挿管困難
- DAMの既往
- 肥満/閉塞性睡眠時無呼吸（OSA）
- 胃内容の誤嚥危険性

周術期の気道トラブル
- 外科的因子（解剖学的変化，出血，血腫，浮腫など）
- それ以外の因子（体位，気道外傷，大量輸液など）

気道へアクセス制限
- ハローベスト装着
- 顎間固定
- インプラント
- 頸部固定
- 頭部や頸部の大きな包帯

DAM : difficult airway management
(Artime CA, et al. Respir Care 2014; 59: 991-1002[3]より)

表2 抜管失敗に関与する患者側因子

肥満/閉塞性睡眠時無呼吸（OSA）

低換気
- 肥満低換気症候群
- COPD
- 神経筋疾患

頭頸部疾患
- 頭頸部腫瘍
- 頭頸部放射線治療の既往

妊娠

リウマチ性関節炎
- 頸部可動性低下
- 喉頭偏位
- 輪状披裂関節炎
- 喉頭リウマチ結節

意識レベル低下

COPD : 慢性閉塞性肺疾患
(Artime CA, et al. Respir Care 2014; 59: 991-1002[3]より)

- 通常予定手術の全身麻酔で再挿管が必要となるのは0.1～0.45％といわれている[2]．再挿管の原因には気道系のトラブルがまず重要である．再挿管になるまではほとんどが2時間以内で，24時間を超えて起こることはまれである[2]．
- 抜管後の気道トラブルをできるだけ回避し，起こった場合も適切な対応をすることが重要である．本項ではDASの抜管ガイドラインに沿って抜管後の気道トラブルに関する考え方を概説する．

1 リスクファクターとその評価

- DASの抜管ガイドライン[1]における「Step1 抜管の計画」の中で最も重要であるのはリスクファクターの評価である．DASでは**表1**に示すように術前因子，周術期の気道トラブル，気道へのアクセス制限の3つに分けて，抜管後の気道管理のリスクファクターを示している[3]．
- 術前因子ではマスク換気や気管挿管が難しい症例や肥満や閉塞性睡眠時無呼吸（OSA）のある患者は抜管後に上気道の閉塞を起こす可能性が高いので，リスクファクターとして認識すべきである．
- 周術期の因子では外科的因子として，頸部の手術で解剖学的変化や口腔内の手術での出血，浮腫などはリスクファクターである（**表1**）[3]．それ以外の因子としては気管挿管時の外傷や術中の大量輸液も気道浮腫の引き金となる．
- 抜管は麻酔覚醒とともに行われるので，その際の息こらえ，咳，バッキン

「Step1 抜管の計画」の中で最も重要なのはリスクファクターの評価

- グ，喉頭痙攣などの過剰な喉頭反射を示し，その結果気道閉塞となる可能性もある．
- 反対に鎮静薬や筋弛緩薬の残存のために気道反射が低下して気道閉塞や誤嚥の可能性もある．とくに，OSAではオピオイドや残存麻酔薬に高感受性であるために，抜管後に上気道の閉塞を起こす可能性が高い．咽頭反射の低下のために吸気時に気道閉塞を起こすこともある．
- このように，麻酔に関連する薬剤の代謝，感受性に関しては十分な知識が必要であり，麻酔に関連する薬剤はリスクファクターであることを認識すべきである．
- 術後のハローベスト装着などのような頸部可動制限や顎間固定なども抜管後の気道管理を考えるうえで非常に重要な因子である．また，低体温や代謝異常も意識状態に影響し，その結果として気道開存に影響する可能性もある．
- 全身麻酔後の抜管後の気道トラブルを管理するうえで，単に気道に起こっていることだけの対応では十分でない．したがって，**表1**，**表2**に示されるリスクファクターをチェックしたうえで，さらに全身の評価を確実にしたうえで抜管に臨むべきである．

> 麻酔に関連する薬剤はリスクファクターであることを認識すべき

❷ 抜管の準備と抜管施行

- リスクファクターの評価によって①気道のリスクと②全身のリスクを総合的に評価して低リスク抜管と高リスク抜管に分けて，その抜管計画を考える（**図1**）[1,4]．
- 低リスクの場合は低リスクアルゴリズムに従って抜管を行う（**図2**）[1,4]．とくに完全に覚醒させずに抜管する場合には鎮静薬を投与したままであることが多いので，とくに気道が開存しているかの判断が必要になる．
- 一方，高リスク抜管では評価した段階で，抜管が安全にできるかを判断する（**図3**）[1,4]．それに従い，抜管するなら覚醒抜管あるいは声門上デバイスやairway exchange catheter（AEC）などの使用を判断し，それぞれ手順に従う．さらに抜管しない場合には抜管延期や気管切開を決定する（**図3**）．
- このように，どの抜管も同じ準備ではなく，リスクファクターの評価に基づいた抜管計画と抜管準備をすべきである．また，抜管実施にあたっても手順に沿って行い，そのうえでトラブルが生じた場合の対応が抜管後の気道管理であると考える．
- 抜管直前に再度，①気道：換気を妨げる浮腫，出血，異物，外傷について観察し，②喉頭：カフリークテスト（Column参照）をして，③下気道：吸引やX線写真で下気道の外傷，浮腫，喀痰増加，気胸，片肺挿管などをチェックする．

> リスクファクターの評価に基づいた抜管計画と抜管準備をすべき

❸ 気道のトラブル：原因と対応

- 抜管後の多くは上気道のトラブルであり，気道の開存が維持できない結果閉

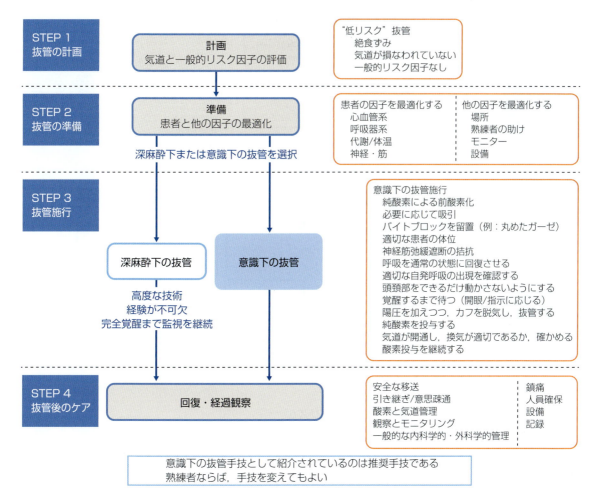

図2 DAS 抜管ガイドライン："低リスク"アルゴリズム
(Difficult Airway Society Extubation Guidelines Group, Popat M, et al. Anaesthesia 2012; 67: 318-40[1] / 田中克明. Anet 2014; 18: 7-11[4]より)

塞となる．その多くは咽頭・喉頭で起こり，完全な気道閉塞では急速に酸素飽和度が低下する．
- 脳組織は5分間で不可逆的な障害が残るため，迅速な判断と処置を行う．迅速な対応のためにも，その原因を知っておく．
- 対応としては基本的に再挿管して，気道確保すれば問題ない．しかし，2つの大きな問題がある．再挿管の判断と再挿管手技の難しさである．
- 再挿管の判断は回復室やICUがある施設では問題ないが，病室しかない場合には気管挿管＝人工呼吸管理となるので問題が多い．そのため，再挿管の判断が遅くなり，致命的な合併症に陥る可能性がある．とくに喉頭浮腫などの場合は分単位で気道閉塞となる可能性があり，気管挿管の難易度も上昇する．
- 最近は非侵襲的陽圧換気（NIV）などもデバイスが使用可能であり，有効に使える場合もある．多くの報告では再挿管率は変えないとされている．また，一過性に症状軽快して判断が遅れる場合もあり，常に呼吸状態の変化に

▶NIV：
noninvasive ventilation

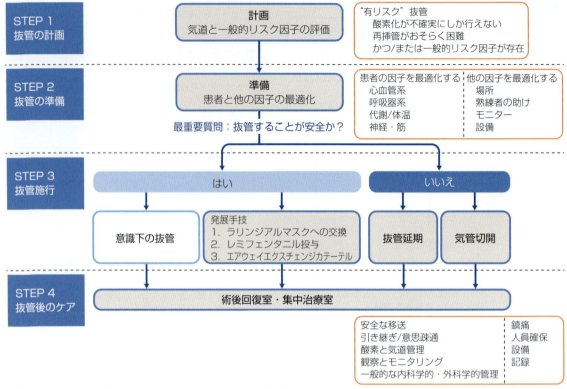

図3 DAS抜管ガイドライン:"有リスク"アルゴリズム
(Difficult Airway Society Extubation Guidelines Group, Popat M, Mitchell V et al. Anaesthesia 2012; 67: 318-40[1]/田中克明. Anet 2014; 18: 7-11[4]より)

> 抜管後の再挿管では気管挿管の難易度は上昇していると考える
>
> ▶DAM:
> difficult airway management

注意する.
- 次に,再挿管と判断した場合には気管挿管の難易度は上昇していると考える.そのためにまず人を集め,DAMのアルゴリズム(図4)[5]に沿って準備をして,再挿管を試みる.しかし,安易に一人で再挿管を試みて失敗した場合は心停止になることもある.したがって,さまざまなデバイスの習熟など,日頃からのトレーニングが必要である.
- 抜管後のA(airway)の異常には早期発見と適切な対処が必須であることを常に念頭におく.以下に各原因と対応を述べる.

a. 鎮静薬・筋弛緩薬の残存

- 上気道閉塞は,鎮静薬や筋弛緩薬の影響で咽頭筋のトーヌスが低下して舌根と喉頭蓋が咽頭に落ち込むために気道の開存が維持できないことにより起こる(図5).とくに筋弛緩薬の残存の場合は呼吸筋の筋力も低下しているために,1回換気量の少ない,速く,浅い呼吸となる.呼吸機能検査では最大吸気流量や努力肺活量の低下が認められる.
- 拮抗薬投与後も再度筋弛緩作用が出る場合もあり,注意が必要である.TOFR(train-of-four ratio)が0.9より小さい場合は筋弛緩薬の効果が残存

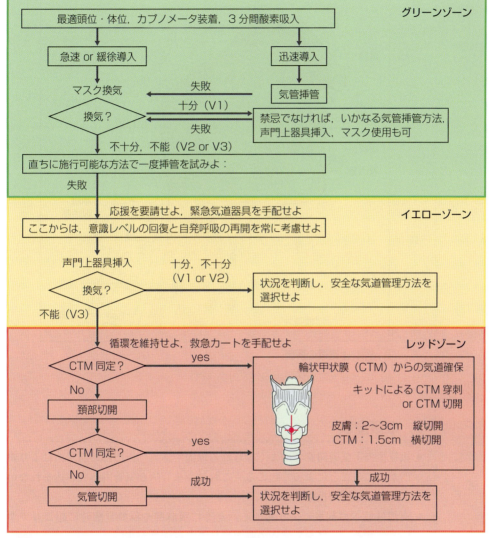

図4 麻酔導入時の日本麻酔科学会（JSA）気道管理アルゴリズム（JSA-AMA）
(Japanese Society of Anesthesiologists. J Anesth 2014; 28: 482–93[5]/http://www.anesth.or.jp/guide/pdf/20150427-2guidelin.pdf より)

していると判定する．筋弛緩薬の効果が残存する場合は低酸素血症に対する換気応答が働かないこともあり，注意する．

- 筋弛緩薬の投与量，投与間隔，拮抗薬の作用を知っておくことは当然であるが，その代謝経路や代謝産物の作用なども重要な情報である．そのために患者の腎機能や肝機能を把握しておく．麻酔薬や鎮静薬も同様で，薬物動態を知っておく．
- OSAではオピオイドや残存麻酔薬に高感受性であるために，抜管後に上気道の閉塞を起こす可能性が高いので注意する．再挿管の絶対適応であり，放置すると肺合併症を起こす．

TOFRが0.9より小さい場合は筋弛緩薬の効果が残存していると判定

筋弛緩薬・麻酔薬・鎮静薬の薬物動態も把握しておく

OSAでは抜管後に上気道閉塞を起こす可能性が高い

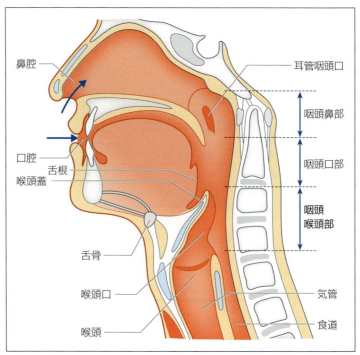

図5 上気道の解剖

b. 喉頭痙攣

- 抜管後の上気道閉塞ではよくみられる原因である．声門部の筋攣縮により声門が閉じることによって起こる．これは本来異物が気管内へ吸い込まれないようにする防御反応である．
- 声門付近への刺激により起こる．とくに浅麻酔や麻酔覚醒時に起こりやすい．気管チューブや分泌物の刺激で起こる可能性が高い．
- 術前から上気道に炎症がある患者や喉頭部への手術などでは分泌物の増加や出血のために頻度が高い．さらに小児は成人の約3倍の頻度である．
- 対応はまず，気道刺激物を取り除く．必要なら少量の筋弛緩薬投与で再挿管する．

c. 喉頭浮腫

- 上気道閉塞の原因で最も多いものである．浮腫を起こす部位は①声門上，②後披裂部（retro-arytenoid），③声門下に大別できる．
- 声門上は最も一般的で，その部の外科手術，血腫形成，輸液過剰投与，上大静脈のうっ滞，長期挿管などで起こる（図5）．
- 声門下は小児，とくに乳児・新生児で多くみられ，1時間以上の気管挿管，気管挿管中のバッキング，太い挿管チューブなどが原因となる．
- 後披裂部（retro-arytenoid）の浮腫は少ないが，挿管操作による直接的な外

傷などが原因となる.
- これらの浮腫は抜管後30〜60分でストラーダとして現れる．術後6時間で起こす場合もあり，24時間は厳重に監視すべきである[4].
- 喉頭浮腫の予防としてステロイド投与はICUなどにおける長時間挿管では反復投与により有効性も認められているが[7]，麻酔におけるステロイド投与に関して有効性のエビデンスはない．少なくとも喉頭浮腫の危険性がある場合や挿管困難があった場合の抜管には，AECを抜管後留置することが推奨されている[4].
- 抜管後喉頭浮腫が起こった場合の対応は加湿酸素投与，アドレナリンのネブライザー吸入★1，頭部挙上などが有効である．
- 治療としてのステロイドの効果に関するRCTはない．急激に浮腫がくる場合にはあまり効果は期待できない．
- NIVに関するRCTもない．呼吸仕事量の軽減には有効であるが，再挿管のタイミングを逸する可能性もあり注意する．

 Column カフリークテスト

喉頭浮腫の予測にはカフリークテストがある．Millerらはカフを入れた状態の1回換気量から，抜いた状態の1回換気量を引いた量が，110 mL以上の場合，カフリークテスト陰性とされ，浮腫はないと判定し，110 mL以上の場合は，カフリークテスト陽性とされ，浮腫が存在すると判定した[6].

陽性の場合は抜管後喉頭浮腫の確率は高いが，陰性でも喉頭浮腫の可能性はある．喉頭鏡や内視鏡による直接観察もあるが，喉頭浮腫のまったくない場合は完全否定できるが，重症度評価などは客観性に乏しい．

d. 声帯の機能不全

- 迷走神経麻痺や反回神経麻痺で声帯の麻痺が起こる．甲状腺手術や胸部操作のある手術ではみられる．片側の麻痺の場合は嗄声があるが，そのまま経過をみることも可能である．しかし，両側の麻痺はすぐに再挿管を行わなければならず，さらに気管切開が必要となることもある．挿管操作による外傷で声帯の機能不全を起こすので注意する．
- まれではあるが声帯の奇異性運動を認めるものがあり，術後のストラーダと診断されている[4]．気管支鏡で観察すると吸気時の声帯が閉じており，完全閉塞の可能性もあり注意する．原因は精神的な疾患であることが多い．対応はベンゾジアゼピンなどの鎮静薬や鎮痛薬を使用しながら，酸素投与を行う．

e. その他

- 気道出血・分泌物増加による物理的な気道閉塞や，内頸静脈穿刺後の頸部腫脹等による外部からの圧迫などによる気道閉塞がある．これらはそれぞれの操作に伴う合併症で，予測可能なものも多い．とくに声帯の機能不全や外部からの圧迫による気道閉塞は，抜管後に単にSpO_2の測定だけでなく，呼吸パターンの観察や聴診などを注意深くすれば，対応は可能である．
- 対応は再挿管の適応であるが，気管挿管の難易度は上昇していると考えるべきである．

24時間は厳重に監視すべき

★1
1,000倍アドレナリン〈ボスミン®〉を，乳幼児では0.1〜0.2 mL，学童では0.2〜0.3 mLを，2〜5 mLの生理食塩水にて希釈し，ネブライザーにて吸入させる．作用時間は2〜3時間と短く，効果消失とともに呼吸困難が再発するため注意．

挿管操作による外傷に注意が必要

表3 再挿管の手順

1. 患者評価
   1) 挿管困難
   2) 換気困難
2. 挿管計画
   1) 鎮静薬と鎮痛薬の選択
   2) 筋弛緩薬の使用の有無と種類の選択
   3) 挿管補助器具の選択（LMAなど）
3. DAMカートの準備
4. 挿管前の酸素化
5. 挿管
   1) 意識下挿管
   2) 鎮静薬・鎮痛薬投与のタイミング
   3) 成功しない場合の判断
6. 外科的気道確保の判断

LMA：ラリンジアルマスク，DAM：difficult airway management.

> 意識と自発呼吸を回復させるというステップがない点を考慮する

> 再挿管の手順をチェックリストにして，チームで再挿管を行うことが重要

❹ 再挿管

- 抜管後の再挿管は通常の麻酔導入の挿管とは違う戦略が必要である．それは緊急性と"意識と自発呼吸を回復させる"というステップがない点である．その点を考慮して日本麻酔科学会の「気道管理ガイドライン2014（日本語訳）」に沿って対応する（図3）[5]．

- そのためにもAEC，声門上デバイス，ビデオ喉頭鏡，気管支ファイバーなどの使用法には習熟しておく．さらに外科的気道確保も行えるような準備が必要である．

- 表3のようなステップをチェックリストにして，挿管を行う者だけでなくチームで再挿管を行う．気管挿管はテクニカル・スキルであるので個々に技量の差がある．トレーニングには個々に最高レベルの技量を目指すのでなく，誰でも安全に気管挿管できるシステムが重要である．そのうえで，抜管後の再挿管は通常以上に難易度が上昇していると考え，普段からトレーニングを重ねておく．

（安宅一晃）

文献

1) Difficult Airway Society Extubation Guidelines Group, Popat M, et al. Difficult Airway Society Guidelines for the management of tracheal extubation. Anaesthesia 2012; 67: 318-40.
2) Cavallone LF, Vannucci A. Review article: Extubation of the difficult airway and extubation failure. Anesth Analg 2013; 116: 368-83.
3) Artime CA, Hagberg CA. Tracheal extubation. Respir Care 2014; 59: 991-1002.
4) 田中克明. 手術室における抜管後喉頭浮腫. Anet 2014; 18: 7-11.
5) Japanese Society of Anesthesiologists. JSA airway management guideline 2014: To improve the safety of induction of anesthesia. J Anesth 2014; 28: 482-93.
6) Miller RL, Cole RP. Association between reduced cuff leak volume and postextubation stridor. Chest 1996; 110: 1035-40.
7) François B, et al. 12-h pretreatment with methylprednisolone versus placebo for prevention of postextubation laryngeal oedema: A randomised double-blind trial. Lancet 2007; 369: 1083-9.

2-4-3 全身麻酔後の上肢・下肢の神経障害

4. 術後の合併症・偶発症への対応

❶ 疫学

a. アメリカ麻酔科学会（ASA）Closed Claims Database[1, 2]

- 麻酔に関する有害事象を評価するため，ASA は 1984 年に損害賠償請求事例を検討する Closed Claims Project を発足させた．その解析結果によると，神経障害は 1970 年から 2010 年までの 40 年間に 1,564 件あり，どの時期においても 2 番目に多い原因であった．その内訳を表 1 に示す．
- 最も多い尺骨神経障害は，最近の 20 年間（1990～2010）ではそれ以前（1970～1989）よりも減少し，一方で腕神経叢障害，脊髄損傷，腰仙部神経根障害は増加している．尺骨神経障害の 84％，腕神経叢障害の 76％ は全身麻酔症例であったが，腰仙部神経根障害と脊髄損傷は区域麻酔症例に多かった．
- 周術期末梢神経障害の機序は科学的に十分には解明されていないが，術中の不適切な体位は要因の一つと考えられている．

▶ASA：
American Society of Anesthesiologists

b. 発生率

- 周術期末梢神経障害はまれな合併症であり，その発生率を正確に調べることは難しい．報告によって周術期末梢神経障害の定義，背景因子（手術，患者，麻酔），調査方法の違いがあることに留意する必要がある．後ろ向き大

表1 ASA Closed Claims Database でみる周術期末梢神経障害

障害神経	1970～2010 総数（％）	全身麻酔後数（％総数）	区域麻酔後数（％総数）	1970～1989 総数（％）	1990～2010 総数（％）
尺骨神経	332 (21%)	❶ 280 (84%)	44 (13%)	❶ 188 (33%)	144 (14%)
腕神経叢	311 (20%)	❷ 235 (76%)	❸ 59 (19%)	❷ 122 (21%)	❷ 189 (19%)
脊髄	296 (19%)	❸ 123 (42%)	❷ 124 (42%)	51 (9%)	❶ 245 (25%)
腰仙部神経根	268 (17%)	30 (11%)	❶ 220 (82%)	❸ 90 (16%)	❸ 178 (18%)
坐骨神経	100 (6%)	66 (66%)	28 (28%)	35 (6%)	65 (7%)
正中神経	91 (6%)	51 (56%)	33 (36%)	30 (5%)	61 (6%)
橈骨神経	61 (4%)	40 (65%)	10 (16%)	21 (4%)	40 (4%)
大腿神経	53 (3%)	26 (49%)	24 (45%)	17 (3%)	36 (4%)
他の神経	159 (10%)	98 (62%)	41 (26%)	36 (6%)	123 (12%)

(MillerRD, ed. Miller's Anesthesia. 8th ed. Churchill Livingstone; 2014. p. 1240-65[2]より)

規模調査では周術期末梢神経障害の発生率は0.03〜0.12%と報告されている[3]．

> 全身麻酔後の上肢・下肢の神経障害は，まれであるが重大な合併症である

❷ 神経障害の症状，経過[2,4]

- 全身麻酔からの覚醒直後に症状を認める場合もあるが，数日して顕在化また出現することもある．
- 障害された神経の支配領域に疼痛，しびれ，感覚麻痺，感覚鈍麻，異常感覚，知覚過敏などの知覚神経障害を生じる．さらに運動神経障害では筋力低下を生じる．まれに自律神経障害も進行することがある．重症例では，筋萎縮，関節拘縮，骨の脆弱，神経障害性疼痛に至ることもある．
- 多くの場合は6〜12週までに軽快する．知覚神経障害のみの場合は1年以内にほとんど寛解する．しかし知覚・運動混合障害では1年以内の完全回復率は低下する．
- 回復困難な場合の程度はさまざまで，ごく小範囲の知覚脱失のみの場合から，患者のQOLに影響するような運動機能障害や神経障害性疼痛などの永続的な症状を残すこともある．

> 一過性の軽い知覚障害から回復困難な運動障害まで程度はさまざまである

❸ 周術期末梢神経障害の要因[2,4]

- 圧迫，牽引，外傷，血流障害など単独または複数の機序によって神経組織が障害されると考えられる．
- 全身麻酔中の患者は，体位や手術に関連して生じる下記のような要因が起こっていても自力で回避できないため，神経障害に至るおそれがある．

> 体位，手術操作など周術期要因による末梢神経の圧迫，牽引，虚血が発症原因と考えられている

a. 圧迫，牽引

- 不適切な体位やパッド保護，開創器等の手術器材，離被架や体位固定などの手術台付属物によるものがまず考えられる．ほかには，タニケット使用（不適切な位置，高圧，長時間），神経周囲の血腫も原因としてあげられる．

b. 外傷

- 手術で使用するメス，電気メス，針による直接の外傷があるが，状況によっては避けられない場合もある．採血，静脈路確保，中心静脈カテーテル留置の際の穿刺でも起こりうる[★1]．

c. 虚血，血流障害

- 不適切な体位やパッド保護，体位固定具，外科操作，タニケット使用（高圧，長時間），血腫による神経局所または血管の圧迫によって起こりうる．術中の低体温，低血圧（脱水），出血による貧血，低酸素も血流障害を悪化させる可能性がある．長時間手術も組織の浮腫を起こし，血流障害の原因となる．

> ★1
> 主要な末梢神経に近接する血管穿刺では注意する．たとえば，肘窩での尺側皮静脈，尺側正中皮静脈，上腕動脈を穿刺する場合，直接の外傷や血腫の圧迫による正中神経障害の危険性がある．内頸静脈への中心静脈カテーテル留置では腕神経叢障害，横隔神経障害，反回神経障害の危険性があるが，超音波ガイド下に穿刺することにより外傷や血腫のリスクを減らすことができる．

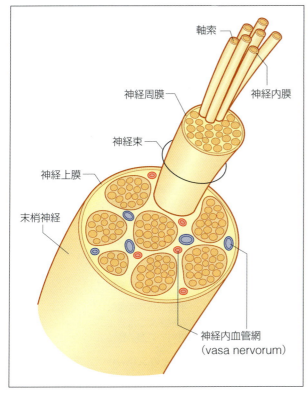

図1 末梢神経の構造

個々の神経軸索(神経線維)は髄鞘を形成するSchwann細胞で包まれ,その周囲には神経内膜という結合組織がある.数本から数千本の神経線維の集合は神経周膜に包まれ神経束を形成する.複数の神経束は神経上膜(結合組織)に囲まれ,末梢神経が完成する.とくに神経周膜は強靭な結合組織で,一定内圧の維持(mechanical barrier)や固有の透過性(diffusion barrier)による神経束内の環境調整など神経保護の役割をもつ.末梢神経では,微小血管が豊富に吻合して途切れのない神経内血管網が形成されていて(vasa nervorum),安定した栄養の供給が保たれている.

d. その他

- 区域麻酔を併用した場合,針による外傷,添加アドレナリンによる血流障害,局所麻酔薬の神経毒性(長時間,高濃度),血腫による圧迫などが要因となる.
- 患者因子には発症リスクを高める要因となるものが多い[★2].体格(極度の痩せ・肥満),既存の神経症状,高血圧,糖尿病,喫煙,血管疾患,アルコール依存(アルコール性神経障害,ビタミン不足),関節炎,高齢者,性別[★3],血液凝固障害,神経周囲の腫瘍や膿瘍の存在,頸椎・腰椎疾患,頸肋(胸郭出口症候群)のような解剖学的異常,化学療法や放射線治療後などがある.

❹ 末梢神経障害の病態生理(機序)[4-6]

- 図1に末梢神経の構造を示す.
- 神経組織の牽引,圧迫,それに伴う血流障害が,全身麻酔中の末梢神経障害の主たる機序と考えられる.牽引では,神経栄養血管(vasa nervorum)の流入出路がねじれ,虚血やうっ血が生じる.圧迫は局所の血流減少や細胞の正常な機能・構造の破壊により虚血や組織浮腫を引き起こすと考えられる.

患者因子は発症リスクを高める要因となる

★2

すでに近位で圧迫を受けている軸索では,軸索輸送の障害により遠位での圧迫神経障害が起こりやすいというdouble crush syndromeとよばれる仮説がある(Upton & McComas〈カナダ神経内科医〉,1973).このことから糖尿病などの患者因子がある場合でも,神経が障害を受けやすい状態にあると考えられる.このことからも術前評価は重要といえる.

★3

尺骨神経障害は男性に多いことが,WarnerらによるMayo Clinicでの大規模調査,ASA Closed Claims Databaseの分析結果で示されている[1].

表2 神経障害の病態生理学的分類

Seddon (1943)	Sunderland (1951)	病態	予後
neurapraxia (一過性神経伝導障害)	Type 1	局所的な髄鞘の損傷 軸索は温存	良好 数週～数か月で回復
axonotmesis (軸索断裂)	Type 2	軸索断裂，軸索変性 神経内膜，神経周膜，神経外膜は温存 (Schwann 管温存)	良好 軸索の再生により回復
	Type 3	軸索断裂，軸索変性 神経内膜の断裂 神経周膜，神経上膜は温存 (Schwann 管断裂)	不良 一部瘢痕化 再生軸索の misdirection* 外科的治療必要性（±）
	Type 4	軸索断裂，軸索変性 神経内膜，神経周膜の断裂 神経上膜は温存	不良（自然回復なし） 再生に必要な部位の破壊 神経広範の瘢痕化 外科的治療必要性（＋）
neurotmesis (神経断裂)	Type 5	神経上膜まで断裂	不良（自然回復なし） 神経全周の瘢痕化 外科的処置必要性（＋）

* Sunderland 分類 Type 3，4 では Schwann 管の損傷があるので，軸索がもとの Schwann 管に再生せずに神経過誤支配（misdirection）を生じる．

Topics　術後末梢神経障害には炎症反応も関わる

術後末梢神経障害患者の中には神経上膜の血管周囲にリンパ球性炎症が生じている場合があると報告されている[6]．このことから周術期に惹起される局所の炎症や全身性の炎症・免疫反応も周術期神経障害の要因の一つと考えられている．

そのため牽引，圧迫が長時間に及ぶと一時的もしくは永久的な神経障害，さらに壊死に至る可能性がある．

- また全身麻酔中の長時間の不動化では間質の浮腫が進み，障害をさらに悪化させる可能性がある（Topics 参照）．
- 古典的な病態生理では，圧迫によって neurapraxia，axonotmesis，neurotmesis の3タイプの障害が起こる（Seddon 分類，表2）．Sunderland 分類では，axonotmesis は損傷の程度によって3タイプに分類される（表2）．

末梢神経に生じる障害の程度が予後に影響する

- 圧迫が長引くと，神経局所の脱髄が生じる（neurapraxia）．手根管症候群のように慢性的な圧迫病変は，主に脱髄障害である．neurapraxia は予後が良く，髄鞘の再生により数か月以内に回復する．さらに強度または長時間の圧迫による虚血は軸索障害（圧挫傷）を引き起こす（axonotmesis）．この場合，軸索輸送が途絶えるため障害部位より遠位（筋組織）に向かって軸索変性が生じる（ワーラー変性）．この軸索変性は障害部位と効果器の距離により1～4週間で完成する．その後，障害部位から遠位へ向かって軸索が再生し始めるが，速度は0.5～1 mm/日と遅いため，回復には長期間を要する．

- Sunderland 分類 Type 1 は Schwann 管が温存されているので，神経再生により順調に回復する．Sunderland 分類 Type 3, 4 では，軸索の再生は不完全で，瘢痕化も加わり予後不良である．neurotmesis は末梢神経全体の完全遮断なので，軸索は再生しない．しかし圧迫だけで neurotmesis となる可能性は少ない．

❺ 体位等による神経障害[2,4)]

- 不適切な体位は末梢神経障害や軟部組織損傷の原因となる．末梢神経にはそれぞれ牽引・圧迫を受けやすい部位がある．

a. 上肢

- 上肢末梢神経障害による症状を**表3**に示す．

■ 腕神経叢

- 腕神経叢は，椎間孔と腋窩神経血管鞘の2点で固定されており，鎖骨と胸筋を下から吊り上げるような走行をするため，腕や頭頸部の動作や体位で牽引を受ける．また鎖骨と第一肋骨の間を通過するので，鎖骨や上腕骨などの動きにより圧迫される．頸部や腋窩では皮膚表面近くを走行するため体表からの圧迫も受けやすい．
- 仰臥位での腕の外転（>90°）により伸展されることがあり，肩の外旋および後方移動，頸部の対側への屈曲はその伸展を強めるおそれがある．
- 側臥位では，胸郭と上腕骨頭に挟まれて圧迫されることがある．急峻な頭低位においてショルダーブレースの使用は，内側で固定すると神経幹付近の圧迫，外側では肩を尾側に押し下げて牽引障害を起こす可能性がある★4．胸骨正中切開術後の発生もよく知られている★5．

■ 筋皮神経，腋窩神経

- 肩の脱臼後に生じることがある．

■ 尺骨神経

- 上肢神経障害の中で最も多く，さまざまな特徴が報告されている★6．
- 肘部で上腕骨内側上顆から尺骨筋突起結節に向かって，栄養血管の後尺骨反回動脈とともに皮膚表面近くを走行する．この肘部管で圧迫または牽引を受けやすい．肘関節を過度に屈曲し両前腕を前胸部でクロスさせる体位でも圧迫の可能性がある．

■ 橈骨神経

- 橈骨神経は後神経束から起始し，腋窩から背側に回って上腕骨橈骨神経溝を走行する．この上腕骨中部で圧迫を受けやすい★7．
- たとえば，側臥位で上腕骨とベッドにはさまれての圧迫，仰臥位で90°以上

★4
腕の外転や頭頸部の位置など体位による腕神経叢障害では下位型（尺骨神経障害）が多いとされる．急峻な頭低位でショルダーブレースを使用した場合は，上・中神経幹障害によると考えられる橈骨・正中神経領域の運動神経障害を呈することがある．

★5
心臓外科手術など胸骨正中切開を行う場合，とくに内胸動脈を採取する場合，開創器操作により腕神経叢障害が起こることがある．内側神経束が第一肋骨の移動によって圧迫・牽引されると考えられており，下位障害（尺骨神経障害）を呈することが多い．

★6
男性に多いこと（70%），術後24時間以降の遅発性が多いこと（57%），両側発症があること（9%），術後長期臥床や極度の肥満や痩せと関係すること，術中の適切な体位管理にもかかわらず発症する場合があることなどが報告されている[7)]．男性のほうが女性より尺骨神経障害の発生率が高いのは（約3倍），成人男性では筋突起結節が女性よりも1.5倍大きく皮下脂肪が少ないことにより圧迫を受けやすいためと考えられている．

★7
土曜の夜に飲み過ぎて上腕を枕にした姿勢のまま睡眠することで起こる "Saturday night palsy" や，新郎が新婦を腕枕して眠ることで起こる "honeymoon palsy" の障害部位である．

表3　上肢の末梢神経障害による運動・感覚障害

神経	運動障害	感覚障害
腕神経叢障害		
上位型（C5-6）	筋皮神経，腋窩神経，肩甲上神経障害の症状 Waiter's tip position 　肩内転，肘内転，前腕回内位の特徴的な肢位	
下位型（C8-T1）	尺骨神経障害の症状	
長胸神経（C5-7神経根から）	翼状肩甲（リュックサック麻痺） 　肩甲骨の前方回旋障害（前鋸筋）	
腋窩神経（C5-6）	肩の外転障害（三角筋）	肩の外側
筋皮神経（C5-7）	肘屈曲の障害（上腕二頭筋）	掌側前腕橈側面（肘より末梢の障害は感覚のみ）
尺骨神経 （C7-T1）	指の外転，内転の障害 鷲手（鉤爪変形） 　環指・小指のMP関節過度伸展とDIP/PIP関節屈曲による	小指・環指（小指側）の掌背側 手の尺側の掌背側
橈骨神経（C5-T1）	下垂手 　手首と中手関節伸展障害 　肘伸展障害（腋窩部で障害，上腕三頭筋）	手・母指・示指・中指の背側面 背側前腕の橈側面
後骨間神経	下垂手 　肘遠位Frohseアーケードでの障害，長橈側手根伸筋	なし
正中神経（C5-T1）	母指外転障害（手根管の障害） 手指，手首屈曲障害（肘部より上部の障害） 前腕回内障害	手，母指・示指・中指・環指半分の手掌側
前骨間神経	涙のしずくサイン 　母指，示指第一関節屈曲障害（長母指屈筋，示指深指屈筋）	なし

MP関節：中手指節関節，DIP/PIP関節：遠位指節間／近位指節間関節．

に外転させた腕への離被架による圧迫などがある．また肘部溝で外側に回る部位（前腕），腋窩でも圧迫を受ける可能性がある．

■ 正中神経
- 肘関節，手関節の過伸展で牽引される可能性がある．手根管は手根骨と横手根靱帯で囲まれ圧迫を受けやすい．

b. 下肢

- 下肢末梢神経障害による症状を**表4**に示す．

■ 坐骨神経，総腓骨神経，脛骨神経
- 坐骨神経は臀部で圧迫または牽引を受けることがある．極度に痩せた患者は圧迫を受けやすい．砕石位や座位で，股関節の過屈曲をする場合，砕石位で

表4　下肢の末梢神経障害による運動・感覚障害

神経	運動障害	感覚障害
大腿神経（L2-4）	股関節屈曲障害（腸腰筋） 膝伸展障害（大腿四頭筋）	大腿から膝の前面
伏在神経		膝，下腿，および足の内側面
閉鎖神経（L2-4）	大腿内転障害（長・短・大内転筋）	大腿内側面
坐骨神経（L4-S3）	膝屈曲障害（ハムストリング筋群） 膝下のすべての運動障害 不完全損傷では主に腓骨神経障害の症状	脛骨神経と総腓骨神経の感覚領域 大腿後面（後大腿皮神経：大坐骨孔で分枝）
脛骨神経（L4-5, S1-2）	足首，足指の底屈障害（腓腹筋，ヒラメ筋） 足内反障害（後脛骨筋） 足指屈曲障害（長母指屈筋，指屈筋）	踵と足底
腓腹神経（脛骨神経の枝）		下腿後面と足外側面
総腓骨神経 （L4-5, S1-2）	尖足 　足首，足指の背屈障害	下腿外側面と足背 第5趾を除いた足趾背側
外側大腿皮神経（L2-3）		大腿上部前面外側

大腿を最大限に外旋させる場合，下肢を外転・伸展する場合は，牽引されることがある．
- 総腓骨神経は腓骨頭付近で下腿外側から圧迫を受けやすい．砕石位の支持器による圧迫，側臥位で腓骨頭と手術ベッドにはさまれて圧迫されることがある★8．
- 脛骨神経は膝窩部で圧迫を受けやすい．

◾ 大腿神経，伏在神経
- 大腿神経は下腹部手術の腹壁開創器により障害されることがある．伏在神経は下腿内側から圧迫を受けることがある．

◾ 閉鎖神経
- 骨盤腔深くに置かれた手術用開創器，困難な鉗子分娩，股関節の過屈曲などにより障害されることがある．

◾ 外側大腿皮神経
- 腹部に大腿が接するような過度な股関節屈曲や側臥位または腹臥位で前腸骨稜の上から圧迫されることがある．

6 周術期末梢神経障害の予防に関するASA作業部会からの勧告[8]

- 周術期末梢神経障害は有意な罹患を認めるものの，まれな合併症なため，予

★8
砕石位や側臥位では下腿のコンパートメント症候群のリスクがあるので注意する．下腿のコンパートメント症候群では筋崩壊に伴う諸症状だけでなく，腓骨神経障害なども起こすことがある．

防介入の有効性に関する科学的文献が少ない．そのため専門家の経験的知識とコンセンサスをもとに勧告として ASA から公表された．スタンダードやガイドラインではなく，各施設の状況に合わせて対策をとることが推奨されている．主に体位を中心とした対策で，表5にその勧告の要約を示す．

- 現時点では，適切な体位作成を行っても完全には予防できないというのがコンセンサスとなっている．しかし，麻酔科医，外科医，手術室スタッフが意識を高め，それぞれが協力して良好な体位作成をすることは重要である．
- そして体位作成において麻酔科医が最も注意することは，患者の気道および血管ルートの保持と体位に伴う生体変化に対する恒常性維持であるということを忘れてはいけない．

> 適切な体位作成によりリスクを減らすことができる

▶MMT：
manual muscle testing

> 術後に末梢神経障害を認めた場合，症状を評価・記録し，専門家へコンサルトする

★9 Tinel 徴候
知覚線維の再生過程では，軸索再生後に遅れて髄鞘が再生するため（9～20日遅れる），再生部ではまず無髄軸索が形成される．この部分は機械的刺激に敏感なので，軽い打診により知覚神経支配領域に放散痛を生じる．放散痛を生じる部位が遠位へ移行する現象を Tinel 徴候といい，神経の再生過程を示す．軸索再生の困難な神経断裂（Sunderland type 3, 4）では遠位への移行はみられない．

▶EMG：
electromyography

★10
正常の EMG では最大収縮時に多くの筋線維収縮による干渉波がみられる．軸索変性による減少では，振幅は低下せず疎になる．

▶NCS：
nerve conduction study

▶CMAP：
compound muscle action potential

▶SNAP：
sensory nerve action potential

⑦ 周術期末梢神経障害の評価と治療[2,4]

- 術後に神経障害の症状が現れた場合，身体検査により知覚・運動障害の範囲および程度を調べ，病歴，術前の診察所見，術中事象と照らし合わせて検討し，カルテに記載する．
- 運動障害は徒手筋力検査（MMT）で 0 ～ 5 の 6 段階で評価する．
- 早めに神経専門医（神経内科医，整形外科医）の診察を依頼し，他の疾患（神経根症状，既存の神経疾患など）との鑑別，障害神経の同定および重症度の評価，検査，治療についてコンサルトする．
- 多くの場合は回復するが，長期化また回復困難な場合があるので専門家の診療のもと経過をみる．回復過程では Tinel 徴候により障害の局在が明らかになることがある[★9]．

a. 電気生理学的検査

■ 筋電図検査（EMG）

- 運動神経障害の客観的評価となる．軸索変性により正常な軸索が減少すると，最大収縮時の干渉波が減少する[★10]．軸索変性の完成する 1 ～ 4 週間後に最大限の減少となる．これが変性の程度を表す．
- また重症の軸索障害もしくは神経切断では，受傷 1 ～ 4 週間後に，線維自発電位，線維束自発電位，陽性棘波という異常な自発電気活動が安静時の筋電図に現れる（脱神経電位）．
- 受傷初期にこれらが認められる場合は，術前から存在する神経障害を示唆することがある．刺入時電位の亢進も脱神経で認める活動で，これは受傷早期（数日後）から現れる．

■ 神経伝導検査（NCS）

- 運動・感覚神経いずれも評価できる．障害の程度，病変部位同定，軸索変性と脱髄の病態鑑別を行う．最大上神経刺激による，複合筋活動電位（CMAP）の振幅，または感覚神経活動電位（SNAP）の潜時を評価する．軸索変性の進行とともに CMAP の振幅は低下し，SNAP の潜時は延長す

表5 周術期末梢神経障害の予防に関する ASA の勧告

I. 術前病歴と身体評価	
術前評価は体位作成において役立つ情報となる*1	
II. 上肢末梢神経障害予防のための体位戦略	
腕神経叢	仰臥位では腕の外転は 90°までにする*2. 腹臥位では 90°以上の外転でも耐えられることが多い
尺骨神経	仰臥位で腕を手台に載せる場合, 上腕骨肘部管が圧迫されないようにする. その場合, 上肢を回外または中間位とする. 仰臥位で上肢を体側に包む場合は, 前腕を中間位にする
橈骨神経	上腕骨外側橈骨神経溝部の長時間の圧迫は避ける
正中神経	肘関節の過伸展はしない
術中は定期的な体位の観察・評価を行う*3	
III. 下肢末梢神経障害予防のための体位戦略	
坐骨神経	ハムストリング筋群(膝屈筋群)の過伸展は避ける(砕石位)*4
大腿神経	股関節の伸展, 屈曲はいずれも大腿神経障害のリスクを増やさない
腓骨神経	腓骨頭付近の長時間の圧迫は避ける
IV. 保護パッド	
1) パッド付き手台の使用, 2) 側臥位で chest roll の使用(腋窩でなく側胸壁を支えるように適切な位置)は, 上肢神経障害のリスクを減らす可能性がある. 肘部パッド, 腓骨頭部パッドの使用も神経障害のリスクを減らす可能性がある. 逆に, パッドの不適切な使用は合併症のリスクとなる	
V. 器材に関して	
適切に機能する自動血圧計のカフによる血圧測定は上肢神経障害のリスクに影響しない(ただし, 肘窩よりも上に適切に巻く). 急傾斜な頭低位でのショルダーブレースの使用は, 腕神経叢障害を起こす危険性がある*5	
VI. 術後の身体評価	
術後の簡単な四肢神経機能の評価は末梢神経障害の早期発見につながる	
VII. 記録	
体位やケアに関する具体的な記録は, 1) 医療従事者の意識向上, 2) 体位戦略への情報提供をもたらし, 持続的な改善プロセスに有効であり, 最終的には患者ケア改善につながる	

*1 周術期末梢神経障害リスクの高い場合, 患者因子(❸参照), 関節および筋の快適な可動域をチェックして, 体位に快適に耐えられるかを検討する. 状況に応じてインフォームドコンセントを行う.
*2 肩の外旋および後方移動や頚部の対側への屈曲・外旋が加わると, さらに腕神経叢を牽引する危険があるので注意が必要である. そのため, 頭・頚部はできるだけニュートラルポジションが望ましい. 肘, 手首の過伸展も腕神経叢の張力を高めるので注意する.
*3 血圧測定不良やパルスオキシメータ脈拍検出不良は, 神経・血管障害の徴候として, 不適切な体位・肢位の発見につながることがある. また無理な体位等において, somatosensory evoked potential(SSEP)が神経障害の進展を検知できることがあるという報告もある.
*4 坐骨神経は股関節と膝関節の近くを通過するため, 股関節屈曲と膝関節伸展で坐骨神経が過伸展するおそれがある. そのため砕石位で股関節を屈曲固定するときは, 股関節の屈曲を緩めることと膝関節を屈曲することにより坐骨神経の過伸展を避ける.
*5 急峻な頭低位ではマジックベッド(beanbags)での固定も腕神経叢障害のリスクとなる. ショルダーブレースやマジックベッドを使用する場合は, すべり止めマットレスの使用が推奨されている. 可能であれば腕の外転は避けるほうが良いとされる.
(Practice advisory for the prevention of perioperative peripheral neuropathies. Anesthesiology 2011; 114: 741-54[8])より)

- る．受傷1〜4週間後最大に達し，軸索変性の程度を表す．
- また脱髄では障害部位をはさんで伝導速度が遅延し，その程度は脱髄の重症度に比例する．髄鞘の再生とともに4〜6週間で回復する．
- 伝導速度検査は無症候性多発ニューロパチーの存在を明らかにすることがある．

- EMG，NCSいずれの検査も受傷初期においては障害程度を正確に評価できていない恐れがある．また神経再生や回復の指標として有用性は限られる★11．

★11
再生神経の径は正常よりも細い，脱髄からのSchwann細胞再生による髄鞘では絞輪間が短い（絞輪の数が増える），筋萎縮の進行などがその理由である．

b. MRI検査

- MRI検査は，神経障害の原因が腫瘍（癌，良性腫瘍）や腫瘤（血腫，膿瘍）によるものかを判断するのに役立つ．たとえば，Pancoast腫瘍による腕神経叢浸潤，腹部・骨盤内臓腫瘍の腰仙骨神経叢浸潤などがある．
- 分解能の高い3テスラのMRIでは神経障害部位の確認に有効な場合がある．

c. 治療

- 通常，ビタミンB_{12}製剤の内服を行う．筋萎縮，関節拘縮が懸念される場合はリハビリテーションを行う．炎症や浮腫の関与が推測される場合は，ステロイドが有効なこともある．神経障害性疼痛に対しては薬物療法を開始する．長期間の機能障害では，患者の精神的苦痛に対するケアも必要になることがある．

（森　隆，西川精宣）

文献

1) Cheney FW, et al. Nerve injury associated with anesthesia: A closed claims analysis. Anesthesiology 1999; 90: 1062-9.
2) Cassorla L, Lee JW. Patients positioning and associated risks. Miller RD, ed. Miller's Anesthesia. 8th ed. Philadelphia: Churchill Livingstone; 2014. p. 1240-65.
3) Welch MB, et al. Perioperative peripheral nerve injuries: A retrospective study of 380,680 cases during a 10-year period at a single institution. Anesthesiology 2009; 111: 490-7.
4) Sawyer RJ, et al. Peripheral nerve injuries associated with anaesthesia. Anaesthesia 2000; 55: 980-91.
5) Johnson RL, et al. Neuropathies after surgery: Anatomical considerations of pathologic mechanisms. Clin Anat 2015; 28: 678-82.
6) Staff NP, et al. Post-surgical inflammatory neuropathy. Brain 2010; 133: 2866-80.
7) Warner MA, et al. Ulnar neuropathy. Incidence, outcome, and risk factors in sedated or anesthetized patients. Anesthesiology 1994; 81: 1332-40.
8) American Society of Anesthesiologists Task Force on Prevention of Perioperative Peripheral Neuropathies. Practice advisory for the prevention of perioperative peripheral neuropathies: An updated report by the American Society of Anesthesiologists Task Force on prevention of perioperative peripheral neuropathies. Anesthesiology 2011; 114: 741-54.

4. 術後の合併症・偶発症への対応

2-4-4 全身麻酔後の視機能障害

- 非眼科手術後の視機能障害（postoperative visual dysfunction：POVD）[★1]は，まれな合併症であるが，ひとたび発生すると患者の機能予後にかかわる重大な合併症となる可能性がある．そのため術前からのリスク評価と予防対策が重要である．
- POVDの発生率は，対象や評価法により大きく異なるが，とくに腹臥位での脊椎脊髄手術や，心臓血管外科手術において高いという報告がある[1-5][★2]．しかしこれらの報告は，失明など重度の視機能障害のみを抽出しており，患者が自覚しない無症候性の軽度視機能障害も含めるとその発生率はさらに高くなると考えられる．
- ここでは，POVDを理解するのに必要な，基本的な解剖，生理学的機序から，POVDの成因と分類，さらに予防と発生時の対応などについて解説する．

[★1] 海外の文献ではperioperative visual loss（POVL）と表現されることが多い．

[★2] 最近の報告では，脊椎脊髄手術で0.03〜0.2％，心臓血管外科手術で0.06〜0.33％とされている．

① 眼の解剖と生理学

a．眼の構造

- 角膜と水晶体で光を網膜に集束し，虹彩が光量を調整する．水晶体と網膜のあいだは硝子体で満たされている．角膜を除けば，眼球は外層の強膜，血管に富む中層の脈絡膜，内層の網膜で覆われている（図1）．

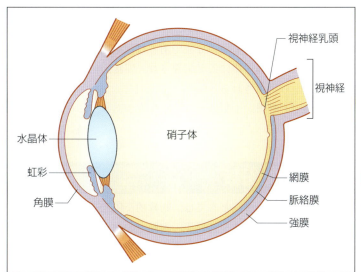

図1 眼の構造
水晶体より前方に角膜があり，後方には硝子体と網膜がある．網膜は最内層で，それを保護する最外層が強膜，強膜と網膜とのあいだにあるのが脈絡膜である．
(Sylvia BS. Drug News Perspect 2002; 15: 226–32 より)

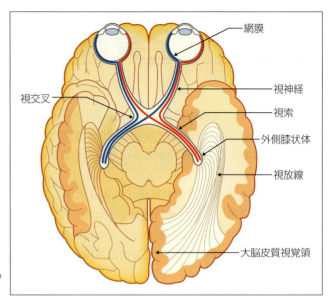

図2 視覚路
この視覚路のどこが障害されるかによって，異なる視野障害が起こる．

b. 視神経と視覚路

- 視覚路とは網膜に始まり，視神経，視交叉，視索，外側膝状体，視放線を経て大脳皮質視覚領に至る経路である（図2）．
- 視神経の軸索は，視神経交叉で鼻側網膜からの軸索が交叉し，耳側網膜からの軸索と合流して視索を形成する．そのため，右視野は左脳が，左視野は右脳がつかさどっている．

c. 視神経への血流支配

- 眼への血流の大部分は内頸動脈の分枝である眼動脈から供給される（図3）．
- 眼動脈からの分枝である後毛様体動脈および網膜中心動脈が主に視神経へ供血する．
- 前部視神経領域は主に後毛様体動脈の分枝である短後毛様体動脈から供血される．後部視神経領域は軟膜循環により栄養され，間接的に後毛様体動脈や網膜中心動脈の分枝から供血される．
- 眼静脈系には，網膜中心静脈，上眼静脈，下眼静脈があり，これらが海綿静脈洞に集まる．

❷ POVDの成因と分類

- 非眼科手術後に発生する眼合併症としては，物理的な圧迫による角膜損傷のほかに，前部および後部の虚血性視神経症，網膜中心動脈閉塞症，網膜動脈分枝閉塞症，皮質盲などがある．各疾患の鑑別診断を表1にまとめた．
- POVDの成因については十分に解明されておらず，以前は眼圧との関連が

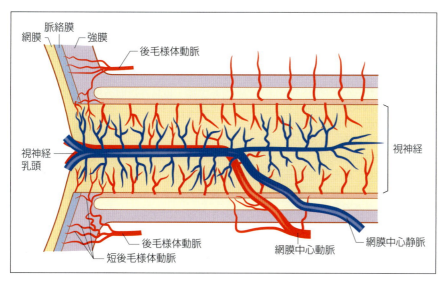

図3 視神経の血流支配
吻合のない終動脈である短後毛様体動脈により栄養されている領域が分水界とされ，虚血に弱い領域と考えられている．

表1 非眼科手術後の眼合併症の鑑別診断

	前部虚血性視神経症	後部虚血性視神経症	網膜中心静脈閉塞症	網膜動脈分枝閉塞症	皮質盲
視神経乳頭	蒼白・浮腫 周囲の出血	正常（初期）	正常	正常	正常
網膜	正常	正常（初期）	蒼白化 チェリーレッド斑 網膜動脈狭小化	一部蒼白化 塞栓の存在 網膜動脈狭小化	正常
対光反射	欠如・減衰	欠如・減衰	欠如・減衰	欠如・減衰	正常
視野	水平半盲	水平半盲 失明	失明	視野欠損	半盲 時に全盲
大脳	正常	正常	正常	正常	異常

考えられていたが（Advice 参照），現在は外科的損傷以外では，虚血や梗塞が主な要因と考えられている．

a. 虚血性視神経症

- 虚血性視神経症は後毛様体動脈などの血流低下によって起こり，虚血が発生する場所によって前部虚血性視神経症（anterior ischemic optic neuropathy：AION）と後部虚血性視神経症（posterior ischemic optic neuropathy：PION）に分類される[★3]．
- 症状は視野異常[★4]として水平半盲（図4）や失明などを示すが，中心暗点となることもある．対光反射の欠如もしくは減弱がみられる[★5]．

★3
両者はさらに動脈炎性と非動脈炎性に分類されるが，周術期に多くみられるのは非動脈炎性である．

★4
視野検査にはゴールドマン視野検査（動的視野検査）とハンフリー視野検査（静的視野検査）がある．

> **Advice 眼圧とPOVD**
>
> 眼圧とPOVDの関連については以前から議論されてきたが，現在のところ眼圧が上昇したからといってPOVDが起こるという直接的な因果関係については明らかになっていない．眼潅流圧は簡略的に平均動脈圧から眼圧を差し引いて算出される．つまり理論的には眼圧が上昇することで眼潅流圧が低下し，眼虚血になる可能性がある．しかし，最も頻度の多い虚血性視神経症では眼圧上昇により影響されると考えられる網膜や脈絡膜などに異常がみられないため，眼圧上昇の関与は否定的となっている．

■ **前部虚血性視神経症（AION）**
- 前部視神経とは，視神経乳頭や強膜管内の視神経を指す．AIONでは視神経乳頭が障害されるため，眼底所見で視神経乳頭の蒼白や浮腫，視神経周囲の出血などがみられる（図5）．

■ **後部虚血性視神経症（PION）**
- 後部視神経とは，眼窩内における眼球よりも後部の領域を指し，軟膜循環によって栄養される．PIONでは病変部位は視神経乳頭より後方に位置するので，眼底所見は通常，初期には正常である．

b. 網膜動脈閉塞症
- 網膜動脈閉塞症として網膜中心動脈閉塞症と網膜動脈分枝閉塞症に分類される．
- 対光反射の欠如もしくは減弱や，時に外眼筋機能不全などの眼球運動障害を伴うことがある．

■ **網膜中心動脈閉塞症**
- 網膜中心動脈閉塞症では，網膜全体の虚血から視力低下や失明などが起こる．眼底検査では，蒼白な網膜やチェリーレッド斑と網膜動脈の狭小化が特徴的である（図6）．

■ **網膜動脈分枝閉塞症**
- 網膜動脈分枝閉塞症では，塞栓などで閉塞した箇所から先の網膜だけが障害され，それ以外の網膜は正常に機能する．眼底検査では塞栓の存在や，部分的な網膜の蒼白化を認める．
- 症状は虚血部位に相当する視野欠損で，たとえば上半分の網膜が障害されれば下半分の視野が制限される．黄斑が正常であれば視力低下は起こりにくい．

c. 皮質盲
- 皮質盲は外側膝状体から頭頂葉・側頭葉を経由する視放線，後頭葉の大脳皮質視覚領に至る視経路の損傷に起因する．脳腫瘍や外科的損傷以外では，虚血や梗塞などにより発生する．
- 網膜および外側膝状体までの視経路は正常であるため，対光反射や眼底所見

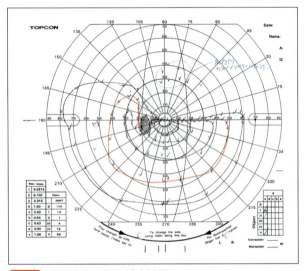

図4 水平半盲の視野検査結果
脈絡膜は上下に分割されたような血流支配が多いため，視野異常として水平半盲をきたすことが多い．画像では上視野の欠損を認める．

★5
直接対光反射の異常は同側の視神経病変を示す．間接対光反射が保たれていれば，視交叉以降の視覚路は障害されていない．

は正常である．空間認知および大きさと距離の関連性感覚の障害や注視力の制限，視覚的威嚇への無反応などが特徴的である．
- 両側の後頭葉に損傷があれば完全盲になる場合もあるが，局所的な損傷では同側性半盲を呈する場合が多い．

3 POVD の危険因子

- POVD の危険因子として明確な根拠のあるものはなく，さまざまな因子が複合的に作用し POVD が発生すると考えられている．
- 術前からの危険因子として，貧血，肥満，喫煙や高血圧，糖尿病，末梢血管病変，冠動脈疾患，緑内障の既往などが報告されている[6]．
- 長時間手術，出血量の多い手術は POVD が発生しやすい[1]．
- 脊椎脊髄手術，心臓血管外科手術も POVD の発生率が高い[1-5]．
- 心臓血管外科手術では低血圧，貧血が起こりやすいことに加え血栓のリスクも高い．
- 脳神経外科手術では，術操作により視覚路が傷害されると POVD が発生する可能性がある．とくに下垂体腫瘍や後頭葉腫瘍では注意が必要である．
- 最近は，長時間の高度頭低位をとるロボット手術などで POVD が問題となっている[7]．

4 POVD の予防のための麻酔管理

- 眼球への外的圧力を避けることが大切である．麻酔マスクによる圧迫や，腹臥位手術でのヘッドレストなどの不適切な使用による圧迫，顔面付近の手術での外科医の腕などによる圧迫に注意する．とくに腹臥位手術では，眼球が圧迫されていないか適宜確認し，ヘッドレストなどの直接的な圧迫だけでなく，挿管チューブや体温計プローブ，心電図のコードなどが眼球に触れていないことを確認する．
- 術中の血圧を保つことは眼潅流圧を維持す

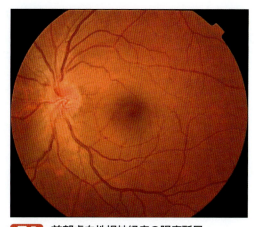

図5 前部虚血性視神経症の眼底所見
視神経乳頭の蒼白や浮腫，視神経周囲の出血が特徴的である．

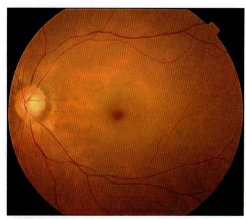

図6 網膜中心動脈閉塞症の眼底所見
蒼白な網膜やチェリーレッド斑と網膜動脈の狭小化が特徴的である．

> **Topics　緑内障患者に注意**
>
> 　術前の眼圧が正常範囲内であっても正常眼圧緑内障が含まれている可能性があるため注意が必要である．さらに，高齢であるほど緑内障と診断されていない潜在患者が増加する．40歳を過ぎると高眼圧は4〜10％に認められ[8]，これらの患者では開放隅角緑内障の発生率が10〜15倍とされている[9]．

表2	アメリカ麻酔科学会によるPOVD予防のための提言

- 6.5時間以上の長時間手術，循環血液量の44.7％以上の出血を認める手術の患者をPOVDの高リスク患者とする
- 高リスク患者では術前の24％以内の平均血圧，または84 mmHg以上の収縮期血圧を維持する
- 高リスク患者の輸液管理では，中心静脈圧モニターの使用が推奨される．血管内容量維持のため，晶質液に加え膠質液を使用する
- 高リスク患者では，ヘモグロビン値を9.4 g/dL以上，ヘマトクリット値を28％以上に維持する

(American Society of Anesthesiologists Task Force on Perioperative Visual Loss. Anesthesiology 2012; 116: 274-85[1])より一部抜粋)

るうえで重要である[10]．また，出血量が多い場合には血圧を適切に維持する輸液管理に加えて，ヘモグロビンとヘマトクリット値も正常値近くに維持すべきである．

- どの程度の血圧低下が許容されるか，またヘモグロビンとヘマトクリット値をどの程度に維持するかなど，具体的な指針に関してはアメリカ麻酔科学会から脊椎手術におけるPOVD予防に関する臨床的な提言[1]が発表されており，他の手術においても参考になると考えられる（表2）．

⑤ 起こってしまった場合の対処法

- POVDは，症状の現れ方が軽微であり，また多くの麻酔科医や外科医がこれに精通していないため診断が困難となることが多い．また，術後鎮静管理された症例や，麻酔からの覚醒が遅い場合も診断が遅れる可能性がある．
- POVDを疑った場合には，血圧，ヘモグロビンとヘマトクリット，酸素化レベルを補正する．

頭蓋内病変との鑑別は必要

- POVDの典型的な初期の訴えは，視野のぼやけと視力異常であるため，これらの症状を訴える患者は，直ちに眼科医の診察が必要である．
- まず最初に瞳孔反射，眼底検査，遠近調節反射，眼圧，眼球運動，および視野を評価する．

片側の瞳孔症状には注意

- 術後の瞳孔症状は，麻薬の残存や術後静脈内鎮痛として麻薬が使用された場合には容易に見落とされるため注意する．
- 皮質盲の診断にはCTおよびMRIが有用である．
- 今までに試みられた各疾患の治療法については以下のとおりであるが，その効果はいずれも満足できるものではない．

虚血性視神経炎

★6
網膜血流を増加させる．

- アセタゾラミド（ダイアモックス®）★6，D-マンニトール（マンニットール®），フロセミド（ラシックス®），ステロイドなどの投与や視神経減圧術などがあるが，それら効果は立証されていない[11]．

網膜動脈閉塞症

★7
これにより眼圧を下げ塞栓をより末梢側に移動させる．緑内障患者では禁忌となる．

- 眼球マッサージ★7，アセタゾラミドの投与，5％二酸化炭素加酸素の吸入★8，さらに外科手術後には注意を要する血栓溶解療法などがあるが，それら効果は立証されていない[11]．

皮質盲

★8
血管拡張により網膜への酸素供給を増やす．

- 有用な薬物はなく，その進行の予防に努める[12]．

6 おわりに

- POVDはまれな合併症であるが，その予後は不良であり，予防対策と適切な麻酔管理が大切である．
- POVDに関しては，その発生の機序も含めて十分に解明されていないことも多く，今後さらなる検証が必要である．

（小川裕貴，川口昌彦）

文献

1) American Society of Anesthesiologists Task Force on Perioperative Visual Loss. Practice advisory for perioperative visual loss associated with spine surgery: An updated report by the American Society of Anesthesiologists Task Force on Perioperative Visual Loss. Anesthesiology 2012; 116: 274-85.
2) Shen Y, et al. The prevalence of perioperative visual loss in the United States: A 10-year study from 1996 to 2005 of spinal, orthopedic, cardiac, and general surgery. Anesth Analg 2009; 109: 1534-45.
3) Nuttall GA, et al. Risk factors for ischemic optic neuropathy after cardiopulmonary bypass: A matched case/control study. Anesth Analg 2001; 93: 1410-6.
4) Kalyani SD, et al. Incidence of and risk factors for perioperative optic neuropathy after cardiac surgery. Ann Thorac Surg 2004; 78: 34-7.
5) Holy SE, et al. Perioperative ischemic optic neuropathy: A case control analysis of 126,666 surgical procedures at a single institution. Anesthesiology 2009; 110: 246-53.
6) American Society of Anesthesiologists Task Force on Perioperative Blindness. Practice advisory for perioperative visual loss associated with spine surgery: A report by the American Society of Anesthesiologists Task Force on Perioperative Blindness. Anesthesiology 2006; 104: 1319-28.
7) Weber ED, et al. Posterior ischemic optic neuropathy after minimally invasive prostatectomy. J Neuroophthalmol 2007; 27: 285-7.
8) Rao HL, et al. Agreement among 3 methods of optic disc diameter measurement. J Glaucoma 2010; 19: 650-4.
9) Leske MC, et al. Distribution of intraocular pressure. The Barbados Eye Study. Arch Ophthalmol 1997; 115: 1051-7.
10) Nickels TJ, et al. Perioperative visual loss after spine surgery. World Orthop 2014; 5: 100-6.
11) Roth S. Perioperative visual loss: What do we know, what can we do? Br J Anaesth 2009; 103(Suppl 1): i31-40.
12) Roth S. Postoperative blindness. In: Miller RD, ed. Miller's Anesthesia. 6th ed. New York: Elsevier, Churchill Livingstone; 2005. p. 2991-3020.

2-4-5 全身麻酔後の嚥下・発音障害

4. 術後の合併症・偶発症への対応

- 喉頭は咽頭と食道のあいだに位置し（図1a），口腔内の食物などが気道へ入らないように防御している．ヒトの場合，解剖学的な特徴により（図1b）誤嚥しやすい．
- 全身麻酔下の手術ではほとんどの場合，気管チューブもしくは声門上器具を用い気道を確保する．周術期には手術操作，気道確保手技，気道確保デバイス留置の影響により喉頭機能（嚥下・発音）が障害されることがある．

1 嚥下と発音

a. 嚥下のメカニズム

- 嚥下は口腔期，咽頭期，食道期の3期に分けられる[1]．
- 口腔期（図2a）は咀嚼された口腔内の食塊を咽頭へ送る随意的な相で，嚥下反射の開始にあたる．口腔内に食物が入ると舌背部と咽頭壁が刺激され，舌咽神経と迷走神経を求心路としてその刺激は延髄嚥下中枢へと伝達される

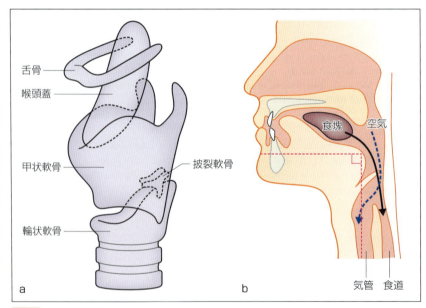

図1 喉頭の構造
a：喉頭は咽頭と気管のあいだ（舌骨から気管上縁まで）に位置し上気道の一部を構成する．
b：哺乳類の口腔底と気管の角度は緩やかである．ヒトの場合，喉頭が他の哺乳類に比べ尾側の頸部に存在するため，気管が口腔底に対して垂直に近い（赤点線）．その結果，空気（青破線）と食塊（黒線）が喉頭で交差する．

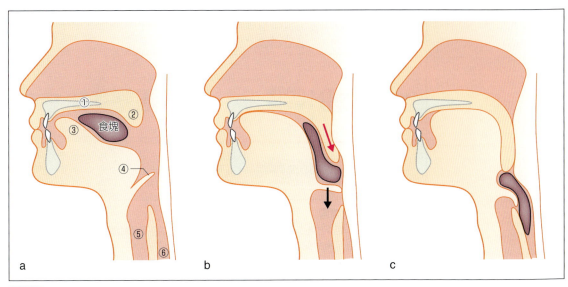

図2 嚥下のメカニズム
①：硬口蓋，②：軟口蓋，③：舌，④：喉頭蓋，⑤：気管，⑥：食道．
a：口腔期．口腔内の食塊（茶色で示されたもの）が舌により硬口蓋に押しつけられ咽頭側へ移動する．
b：咽頭期．軟口蓋が咽頭後壁に押しつけられ上咽頭入り口を閉鎖する．舌の挙上により口腔と咽頭の交通が遮断される（←）．また，舌骨挙上，喉頭前方移動，舌根後方移動により喉頭蓋が喉頭口を閉鎖する（←）．
c：食道期．咽頭内圧の上昇により食塊は食道へ移送される．

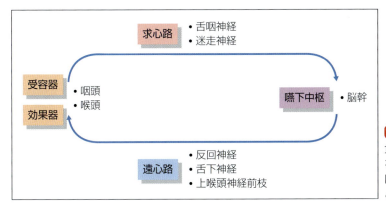

図3 嚥下反射の神経支配
食塊の咽頭壁刺激が舌咽神経・迷走神経を求心路として嚥下中枢へ伝達され，反回神経，舌下神経，上喉頭神経を遠心路とし，嚥下反射が起こる．

（図3）．舌と下顎が挙上され食塊は咽頭側へ移動する．
- この相においては三叉神経支配の咀嚼筋群，顔面神経支配の口輪筋，舌下神経支配の舌筋の運動が中心的な役割を担う．
- 咽頭期（**図2b**）は食塊を食道へ送る反射的な相である．この反射の求心路は舌咽神経，迷走神経で遠心路は舌下神経，迷走神経運動枝である．この遠心路は軟口蓋，喉頭蓋，咽頭収縮筋などを支配する運動ニューロン群である．
- 咽頭への食塊の流入開始により軟口蓋が挙上し上咽頭が下咽頭から遮断されるので，鼻咽腔への食塊の逆流が防止される．
- 咽頭部へ食塊が移動すると，その刺激が嚥下中枢である下部脳幹網様体へ伝

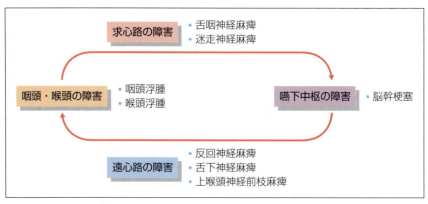

図4 嚥下反射障害
効果器，求心路，嚥下中枢，遠心路のどの部分の障害でも嚥下反射障害は生じるが，頻度は遠心路の反回神経麻痺が多い．

達され，下咽頭が収縮し咽頭後壁の蠕動運動が生じる．
- 舌骨の最大挙上と喉頭の前上方移動，および舌根部の後下方移動が起こることにより喉頭蓋が下がり，喉頭口が閉鎖される．
- この喉頭から遮断される動きが不完全な場合は誤嚥が起こりやすくなる．
- 食道期（図2c）は咽頭の食塊を食道へ送り込む反射的な相である．喉頭は輪状咽頭筋を持続収縮させ食塊の逆流を防ぐ．

b. 周術期の嚥下障害

- 周術期の嚥下障害による最も重要な問題は誤嚥であり，誤嚥は嚥下の咽頭期の障害により起こる．
- 受容器，求心路，嚥下中枢，遠心路，効果器のそれぞれの障害により誤嚥が生じうる（図4）．
- 周術期の嚥下障害は麻酔の手技が原因となるものは少なく，手術に関連した報告が多い．
- 頸椎前方手術の術後に嚥下障害が生じることがある[2]．発症頻度は報告にもよるが3〜54%と比較的高い．
- 嚥下障害は機械的な通過障害である器質的障害と器質的障害を伴わない機能的障害に分けられる．器質的障害は開創器や挿管チューブなどの刺激による下咽頭・喉頭の浮腫・腫脹による狭窄などであり，機能的障害は反回神経麻痺，舌下神経麻痺，上喉頭神経前枝などによる障害である．
- 反回神経麻痺は前方手術後の12%に生じ，反回神経の走行（図5）から下位胸椎手術に生じやすいと報告されている[3]．
- 脊椎後方手術で舌下神経麻痺の報告がある[4]が，症例報告が主で発生頻度や原因の詳細は不明である．舌下神経麻痺が生じると舌口蓋閉鎖不全による嚥下圧形成不全が生じ嚥下障害を生じる．
- 上喉頭神経内枝の麻痺の報告も散見されるが[5]，発生頻度は不明である．上喉頭神経麻痺による嚥下障害は喉頭の感覚低下による口腔内容貯留が原因と考え

られる.
- まれではあるが，頸椎手術で咽頭後壁の肥厚により咽頭腔の狭窄を生じることがある（図6）.
- 開頭術後の嚥下障害の原因としては嚥下中枢である下位脳神経の直接損傷によるものや，脳浮腫などによって脳幹が圧迫されることで下位脳神経麻痺が引き起こされるものが考えられる.
- 直接損傷がない場合には一過性神経伝達障害が原因と考えられ，リハビリテーションなどの介入で改善することが多い.
- 開心術後の嚥下障害の報告は比較的多く，その頻度は1.9〜6.9％とされている[6]．胸部大動脈瘤手術後の嚥下障害の発症頻度は通常の開心術の5.6倍であり[7]，その原因のほとんどは反回神経麻痺である.

c. 発声のメカニズム

- 喉頭は気管の入り口にあり，気管と食道の分岐部にあたる．ヒトでは気道への異物侵入を防ぐ機能のほかに発声機能が発達している.
- 発音は発声と構音から成る．発声とは喉頭の運動により音を生成することである．構音は喉頭，口唇，鼻腔の形状を変化させ発声された音を言語音に変化させることである.
- 周術期に生じる発音障害は発声に関連するものがほとんどである.
- 発声には肺から呼出される気流の呼気流が必要である．呼気流は吸気によって拡張した肺と胸郭の弾性復元力によって生じ，その圧は通常5〜10 cmH$_2$O程度である.
- 声門の開閉は内喉頭筋によって調節されている．声門閉鎖筋群（甲状披裂筋，外側輪状披裂筋，披裂筋）の興奮と声門開大筋（後輪状披裂筋）（図7）の抑制によって声門が閉じる．声門閉鎖時に気管から呼気流が送られると声帯の振動が起こり，発声する.
- 声の強弱は主として呼気圧によって調節され，声の高低は声帯の振動数で決まる.
- 声帯の緊張を変化させることで振動数は決まるが，この調節には上喉頭神経外枝支配である輪状喉頭筋が主に関与している.
- 発声の中枢は脳幹の傍水道中心灰白質（periaqueductal gray：PAG），PAG外側部，PAG腹外側部，中脳網様体，網様体外側部から橋網様体腹外側部まで連続して存在するとされる[8]．

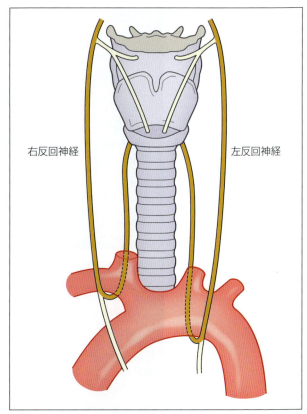

図5 反回神経の走行
左反回神経は大動脈弓を，右反回神経は腕頭動脈を反回する．左反回神経のほうが長いため障害を生じやすい．同じ理由で脊椎手術でも下位胸椎の手術で反回神経障害が生じやすい.

内喉頭筋のうち後輪状披裂筋のみが声門を開大する筋である

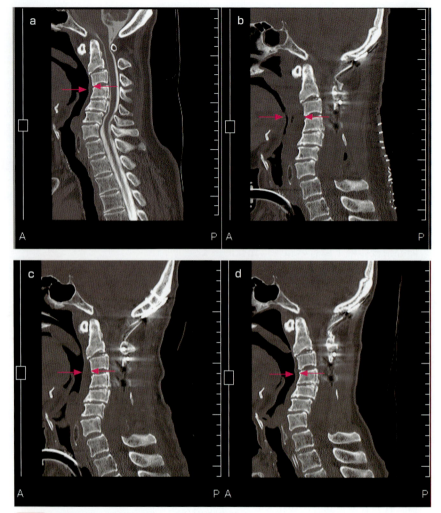

図6 頸椎手術後咽頭浮腫の一例（CT画像）
→←は咽頭後壁.
a：術前. 咽頭腔は正常.
b：頸椎後方固定手術後. 咽頭後壁が浮腫を起こし（→←部分），咽頭腔が狭小化している.
c：手術後19日. 浮腫はやや軽減.
d：手術後174日. ほぼ手術前の状態に改善.

d. 発声障害

- 発声の障害は声帯の器質的変化, 機能的変化によって生じる.
- 周術期の声帯の器質的変化には以下のものがあげられる.
  軽度炎症：浮腫, 粘膜下出血, 好中球の浸潤（図8a）.
  声帯肉芽：気管チューブと披裂軟骨が接し粘膜の虚血が生じると，粘膜潰瘍を形成し肉芽を形成することがある（図8b）.
  声帯血腫：気管挿管手技に使用するデバイスで声帯を損傷し発症することがある.

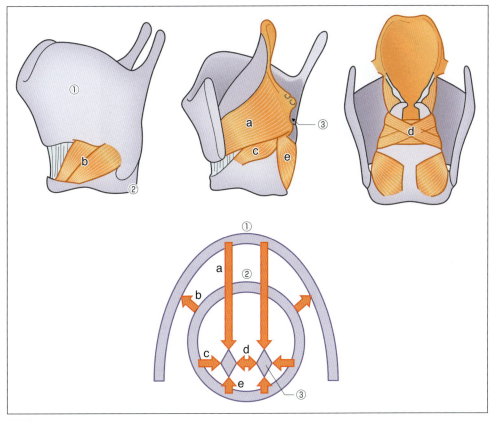

図7　内喉頭筋の模式図
①：甲状軟骨，②：輪状軟骨，③：披裂軟骨．
a：甲状披裂筋，b：輪状甲状筋，c：外側輪状披裂筋，d：披裂筋，e：後輪状披裂筋．
声門の閉鎖に関与するのは内喉頭筋であり（声門閉鎖筋群），後輪状披裂筋のみが声門の開大に関与する．

披裂軟骨脱臼：頻度は少なく気管挿管管理下全身麻酔症例の0.023％とされている[9]．喉頭展開操作や挿管操作に起因することが多い．その他声門上器具等のデバイスでも生じうる．片側の声帯麻痺との区別は困難である（図8c）．

> 心血管手術で使用する経食道心エコー留置に伴う披裂軟骨脱臼の報告が散見されるため，原因として念頭におく必要がある

- 発声中枢（PAG，延髄の後疑核，発声に関与する運動核），遠心路（反回神経，上喉頭神経），効果器（内喉頭筋，声帯）それぞれの障害により発声障害が生じる．
- 周術期に発症する発声障害の多くは嗄声である．気管挿管に伴う障害が麻酔科医にかかわりが深い．嗄声は手術に起因する事例のほうが多い．嗄声の発症は頸部，胸部，頭部の手術の順に多い（表1）．

> 嗄声と関連が深い手術と機序を理解する

- 頭部手術後に嗄声を発症した例が少数例報告されているが，これは手術の影響による発声中枢の障害と考えられる．脳梗塞による両側性対麻痺の報告があるので，周術期にも麻痺が発症する可能性はある．
- 発声の遠心路は上喉頭神経と反回神経であり，この遠心路の障害によるものが全体の80％に上る．

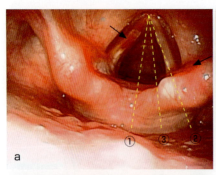
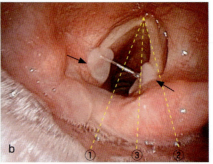
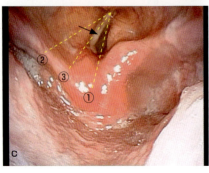

図8 声帯の器質的障害の例と声帯の位置
①：正中位，②：開大位，③：中間位．
a：粘膜下出血．左の声帯ひだに出血がみられる（←）．
b：両側声帯ヒダに肉芽形成がみられる（←）．
c：発声時．左声帯は中間位に固定され（←），声門閉鎖が不完全．

表1 嗄声を発生しうる手術

頸部手術	胸部手術	頭部手術
甲状腺癌	食道癌	頭蓋底腫瘍
良性甲状腺疾患	肺癌	頭蓋内腫瘍
神経鞘腫	縦隔腫瘍	
その他	大動脈瘤	
	心疾患	

反回神経に近い部位の手術で術後嗄声が生じやすい．頸部手術では反回神経の末梢障害，胸部手術は反回神経中枢の障害が生じやすい．まれではあるが，頭蓋内の障害で嗄声が生じることがある．

- 神経の切断による障害でなければ，ほとんどの場合は可逆性である．一過性による障害の原因は一過性の神経伝達障害と考えられる．
- 右反回神経は腕頭動脈を，左反回神経は大動脈弓を反回する．反回神経周囲に操作が及ぶ胸部の手術は反回神経中枢側の障害を生じやすい．左反回神経のほうが長いので，左反回神経のほうが傷害されやすい（図5）．一方，頸部手術では末梢レベルでの反回神経や上喉頭神経の障害が生じやすい．

❷ 嚥下・発音障害への対応

- 嚥下障害のみの場合，誤嚥しない限り急を要することは少ない．専門診療科へコンサルトする．
- 抜管直後に嗄声を生じた場合，呼吸苦の有無により対応が分かれる．

a．呼吸苦がある場合

- 気道狭窄音を伴う呼吸苦の訴えは上気道の強い狭窄を示し，喉頭浮腫と両側声帯麻痺を念頭に対応する．
- 頭頸部，心血管系，胸部外科手術後で両側の反回神経損傷が疑われ，陥没呼吸がある場合は，再気道確保がほぼ必要である．

呼吸苦を伴う気道狭窄ではすみやかに緊急気道確保の準備を行う

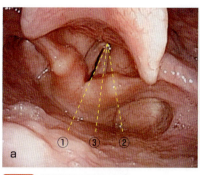 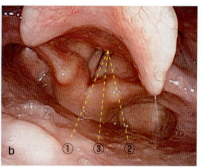

図9 両側反回神経麻痺
①：正中位，②：開大位，③：中間位．
吸気時（a），呼気時（b）とも正中位で声帯は固定している．

- 声門の観察が可能で挿管操作も行えるビデオ喉頭鏡が有用である．
- 声門観察時のポイントは声帯の固定位置で，吸気相に声帯が両側とも正中に固定している場合（図9a, b）は，再挿管もしくは気管切開を行う．

b．呼吸苦がない場合

- 喉頭ファイバースコープで声門を観察する．フェイスマスクでの補助換気が可能な場合は声門上器具の挿入後に観察するほうが，補助換気を行わずに観察するよりも安全である．
- 片側声帯の正中固定の場合，しばらく症状は残るが急を要することは少ない．しかし浮腫を伴う場合，症状が進行することがあるため，緊急気道確保ができる部署での管理が望ましい．
- 症状が進行し，呼吸苦を伴う場合は a．に準じる．

c．再気道確保以外の治療

- 嗄声を起こす可能性のある手術以外の術後に嗄声が生じた場合，その原因は気管挿管に関連している可能性が高い．
- 声帯の麻痺を伴わない喉頭浮腫で気道が保たれている場合，アドレナリン1 mg＋生理食塩水5 mLの吸入が有効である[11]．さらに0.5 mg/kg/日のプレドニゾロンの投与が推奨されるとの意見もある[12]．
- ただし，片側反回神経麻痺＋反対側の披裂軟骨脱臼のように一見すると声門の形状だけでは診断が難しいこともあるため，早期に専門診療科へコンサルトする．

（浅賀健彦，白神豪太郎）

> **Topics　ステロイドによる喉頭浮腫の予防**
>
> 1990年代の報告では抜管後の喉頭浮腫をステロイドは予防しないとするものが多かった．Françoisら（2007）は，抜管24時間前から6時間ごとにメチルプレドニゾロン20 mg，計80 mgを投与することにより抜管後の喉頭浮腫を有意に予防できたと報告している[10]．
> 予防効果を期待する場合は24時間前から複数回投与することが望ましい．

吸気・呼気相で声帯が正中に固定している場合は再挿管を行う．手術操作による一過性神経伝達障害は回復に数か月かかることが多い

文献

1) 湯本英二．嚥下障害に対する診断の進め方．湯本英二，ほか編．嚥下障害を治す．耳鼻咽喉科診療プラクティス．東京：文光堂；2002. p. 2-11.
2) Weisberg NK, et al: Stretch-induced nerve injury as a cause of paralysis secondary to the anterior cervical approach. Otolaryngol Head Neck Surg 1997; 116: 317-26.
3) Boakye M, et al. Cervical spondylotic myelopathy: Complications and outcomes after spinal fusion. neurosurgery 2008; 62: 455-62.
4) 平山三智子，西川光一．頸椎後方手術後に脳神経麻痺による嚥下障害を生じた3症例．日本臨床麻酔学会誌 2012；32：943-7.
5) 廣田隆一，ほか．上喉頭神経内枝麻痺を伴った頸椎前方手術後嚥下障害の2例．耳鼻と臨床 2009；55：S142-50.
6) Shafei H, et al. Vocal cord dysfunction after cardiac surgery: An overlooked complication. Eur J Cardiothorac Surg 1997; 11: 564-6.
7) Itagaki T, et al. Incident and risk factors of postoperative vocal cord paralysis in 987 patients after cardiovascular surgery. Ann Thrac Surg 2007; 83: 2147-52.
8) 本多清志．発声と構音．小澤瀞司，福田康一郎，監修．標準生理学．第8版．東京：医学書院；2014. p. 375-82.
9) Szigeti Cl, et al. Arytenoid dislocation with lighted stylet intubation: Case report and retrospective review. Anesth Analg 1994; 78: 185-6.
10) François B, et al. 12-h pretreatment with methylprednisolone versus placebo for prevention of postextubation laryngeal oedema: a randomised double-blind trial. Lancet 2007; 369: 1083-9.
11) MacDonnell SP, et al. Adrenaline administered via a nebulizer in adult patients with upper airway obstruction. Anesthesia 1995; 50: 35-6.
12) Wittekamp BH, et al. Clinical review: Post-extubation laryngeal edema and extubation failure in critically ill adult patients. Crit Care 2009; 13: 233.

4. 術後の合併症・偶発症への対応

2-4-6 末梢神経ブロック後の神経障害

- 末梢神経ブロックは，超音波ガイド下に行われるようになって以来，一部の専門家が行う特別な手技から麻酔や鎮痛の選択肢として一般的な手技となった．
- 末梢神経ブロックによる神経障害の発生率を調べることは難しい（Column参照）．周術期の神経障害は手術や神経ブロックを含む複数の要因が重なって生じることが多いと考えられるためである．
- 末梢神経ブロック後の神経障害は，時間とともに回復するものが多く，硬膜外麻酔や脊髄くも膜下麻酔と比べ重篤なものは少ない．
- 超音波ガイド下に末梢神経ブロックを行うことによって，血管穿刺や局麻中毒などの合併症を減らすことができるが，神経障害については現時点では減らないとされている[1]．
- 末梢神経ブロックを施行するにあたっては，神経障害をなるべく起こさない安全な手技を学んで実践するとともに，実際に術後に神経障害が生じた場合の対処についても知っておく．

> 末梢神経ブロックを行うためには，合併症として起こりうる神経障害についての知識が必要である

 末梢神経ブロック後の神経障害の発生頻度

　末梢神経ブロックによる神経障害の発生頻度は報告により異なっている．1995年以降の10年間の臨床研究をまとめた総説[2]では，末梢神経ブロックによる神経障害の発生頻度は各ブロックにより異なり，最も発生率の高い腕神経叢ブロック斜角筋間アプローチで2.84％，腋窩アプローチで1.48％，下肢のブロックではそれより低く腰神経叢ブロック0.19％，大腿神経ブロック0.34％，坐骨神経ブロック0.41％であった．この報告では脊髄くも膜下麻酔による発生率は0.04％，硬膜外麻酔は0.02％だったので，末梢神経ブロックのほうが発生率は高かった．しかし，1年以上遷延するような障害に限ると，脊髄くも膜下麻酔や硬膜外麻酔で多く，末梢神経ブロックでは1例のみ（0.004％）と非常にまれであった．
　8年間，12,000例以上の超音波ガイド下末梢神経ブロックの合併症の発生頻度を調査した報告[3]では，5日間以上持続する神経症状の発生率は0.18％，半年以上持続する神経症状の発生率は0.09％であった．ブロック別では，斜角筋間アプローチの腕神経叢ブロックが長期の神経障害の発生率が高かった．長期の神経障害の発生数はほかのブロックも含めた全体で12例と前述の報告より多かったが，これは手術やほかの要因による神経障害を厳密に除外できないためとされていた．
　整形外科手術は手術の合併症としても神経障害が起こりうるので，末梢神経ブロックを行った場合，術後に生じた神経障害への神経ブロックの関与の鑑別は難しい．人工肩関節手術[4]や人工膝関節手術[5]などの手術で，神経ブロックを行っても術後の神経障害のリスクは増加しなかったことを示した報告は，神経ブロック単独が原因で生じる神経障害の頻度はかなり少ないことを示唆したものといえるのかもしれない．

表1 術後の神経障害の発生要因
手術側の要因
手術操作に伴うもの ターニケット 間欠的空気圧迫装置 血腫や炎症 術中，術後の体位 神経ブロック
患者側の要因
解剖学的要因 術前合併症

神経障害が起こる要因は手術操作や神経ブロックだけではない

★1 double crush 現象
病的な末梢神経は，術中の圧迫や虚血などの影響や局所麻酔薬の神経毒性などの有害な影響を健常な神経より強く受けやすいとする考え方で，神経の軸索輸送の阻害が関与していると推測されている．軸索輸送の阻害は個々の損傷が軽度であっても，同一神経の複数か所で発生すれば影響は相加的になるため，結果的に神経障害の程度は大きなものとなる．

❶ 術後の神経障害の発生要因

- 術後に神経障害が発生する要因には大きく分けて，手術側の要因と患者側の要因がある（**表1**）．

a. 手術側の要因

- 手術側の要因は，手術操作によるもの，体位や装具などによるもの，末梢神経ブロックが原因であるものに分けられる．
- 手術操作によるものには，術中に生じた神経の損傷や圧迫・牽引による障害だけでなく，術後の炎症や血腫，血流障害による神経の虚血なども含まれる．
- 体位や装具についても，術中だけでなく，術後のギプスによる圧迫や，弾性ストッキング，間欠的空気圧迫装置の不適切な使用も原因となりうる．また，神経ブロックの効果である運動麻痺や知覚麻痺により，患側の四肢が不良な肢位になったり，一定部位が長時間の圧迫を受けても患者が苦痛を訴えないため発見が遅れる可能性もある．
- 神経ブロックによる神経障害は，ブロック針による神経の直接損傷や周囲組織の損傷などの機械的損傷，浮腫や出血による血流障害，局所麻酔薬の神経内注入による障害，局所麻酔薬の神経毒性などにより生じる．

b. 患者側の要因

- 糖尿病などでもともと障害が生じている神経では，局所麻酔薬による神経ブロックの持続時間が延長したり，神経へのダメージが健常な神経より大きくなったりする[6]．糖尿病以外にも末梢神経に異常をきたすおそれのある併存疾患があると，術前からある神経症状が術後に悪化したり，新たな神経症状が起こったりしやすくなる．これは double crush 現象[★1]とよばれる考え方で説明されている．

❷ 神経ブロックによる神経障害の発生機序

- 神経ブロックによる神経障害の機序を理解するためには，末梢神経の構造を知る必要がある（Column 参照）．

a. ブロック針による機械的損傷

- ブロック針が神経を直接損傷すれば，その外傷によりなんらかの障害を生じる可能性がある．とくに，針が神経周膜を穿刺し神経束を損傷すれば，神経線維が切断されたり，神経束内の固有血管の血流低下や神経束の炎症，浮腫を起こして正常な神経伝達が障害されるおそれがある．
- しかし，ブロック針による神経の穿刺があっても必ず神経障害を生じるわけではない（b. 神経内注入参照）．
- ブロック針による神経の機械的損傷を避けるには，針先端のカットが鈍角で

末梢神経の構造

　末梢神経の軸索は，固有血管を含む結合組織である神経内膜により包まれている．そして，数本から数千本の軸索が集まって神経束となり，その周囲には緻密な膠原線維の皮膜である神経周膜がある．さらに神経束が数本から数千本集まって1本の神経となるが，その周囲は疎な結合組織である神経上膜が取り囲んでいる（図1）．末梢神経の断面をみると神経は神経線維と結合組織の部分とで構成されていることがわかる．神経線維の占める割合は30～70％だが，末梢では結合組織の割合が高く，神経根に近い部位では神経線維の割合が大きくなる．そして末梢では結合組織が多いことが，神経に保護的に作用すると考えられている．

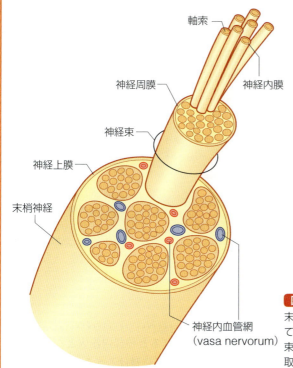

図1 末梢神経の構造
末梢神経の軸索は神経内膜により包まれ，軸索が集まってできた神経束は神経周膜に包まれている．さらに神経束が集まって1本の神経となり，その周囲は神経上膜が取り囲んでいる．

ある鈍針を用いるほうがよい．これは，針が神経に達したとき，鈍針は神経を穿刺しにくい（ゆっくり針を進めると神経が押されて移動することにより穿刺されない），またもし，神経上膜を損傷したとしても，鈍針は神経周膜を損傷して神経束内に入る可能性が低いからである[7]．
- 一方，実験で直接神経を突き通した場合には，針が鈍なほうが神経の損傷が大きくなるという結果も出ている[8]．

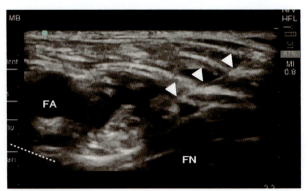

図2 神経内注入の超音波画像
大腿神経ブロック時にみられた神経内注入の所見．大腿神経が膨化している様子がわかる．
FA：大腿動脈，FN：大腿神経，三角印：ブロック針．

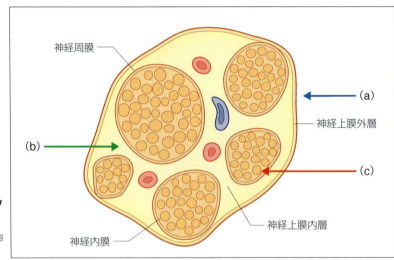

図3 神経の断面図とブロック針の針先の位置
a：神経上膜外，b：神経上膜内（神経束外），c：神経束内．

b．神経内注入

- ブロック針が神経内に達し，薬液が注入されると神経内注入となる．従来，神経内注入は神経障害の原因となるので，絶対に避けるべきこととされていた．

- 超音波ガイド下の神経ブロックの普及とともに，これまでみえなかった神経内注入が，超音波画像上でみえるようになった（**図2**）．その結果，神経内注入に対する考え方は大きく変化した．多くの研究結果から，神経内注入は予想以上に多く起きていて，そのとき患者の多くは無症状であり，神経ブロックの効果の発現は早くなるが，必ずしも術後にも異常は起こらないということがわかった[9,10]．

- 神経内注入は，神経内のどこに針が達し，薬液注入されるかにより大きく異なる（**図3**）★2．緻密な構造である神経周膜は，針によって穿刺されにくいが，針が刺入され，薬液が注入されたときは注入圧が上昇し，神経に組織学的損傷を生じる（intrafascicular injection：神経束内注入）[11]．一方，神経上

★2
神経根に近いレベルでは末梢の神経とは構造が異なるため，神経内注入が起こると局所麻酔薬が中枢に広がったり，重篤な神経障害を生じる可能性があるのでより慎重に行う．

> **Topics** paraneural sheath
>
> 　坐骨神経分岐部レベル周辺では，神経上膜のさらに外側にparaneural sheathが存在するということが示されている[12]．この部分では分岐した総腓骨神経と脛骨神経をいっしょに取り囲むparaneural sheath内に局所麻酔薬を投与すれば，分岐したそれぞれの神経の周囲に局所麻酔薬が広がるように投与しなくても，神経ブロックの効果発現はより早い．そのときの超音波画像上は神経内注入の所見とは明らかに異なり，神経内注入になっているわけではない[13]．
>
> 　ほかの部位や神経については，まだ明らかにされていないが，今後の研究によっては，このparaneural sheath内注入は本来のextraneural injectionとも危険を伴うintraneural injectionとも異なる，安全で確実なブロックの目標部位として期待できるかもしれない．

膜は疎な結合組織であり，針が刺入される危険性は高くなるが，神経上膜を穿刺しただけで神経周膜を穿刺していなければ，薬液を注入しても注入圧は高くならず，組織学的な神経の損傷も少ない（extrafascicular injection：神経束外注入）．さらに近年，神経内でもなく神経外でもないparaneural sheath内という概念も出てきている（Topics参照）．

c. 神経虚血

- 神経の栄養血管が障害を受けると神経虚血に陥る可能性がある．
- 神経周膜外の血管は交感神経支配を受けているので，局所麻酔薬にアドレナリンなどの血管収縮薬が添加されていると血流は低下するおそれがある[★3]．
- 神経周膜内に薬液が注入されると，神経周膜は緻密な構造なので内圧が高まり，還流圧の低下から，固有血管の血流障害により神経が虚血に陥る可能性がある（神経内注入による神経障害の機序の一つ）．

d. 局所麻酔薬の神経毒性

- 針を神経に接触させず，局所麻酔薬で取り囲めば神経ブロックは成功し，針による神経の損傷も起こらない．しかし，すべての局所麻酔薬には神経毒性があり，局所麻酔薬による神経障害の可能性はゼロにはならない．
- 局所麻酔薬の神経毒性は種類によって異なり（レボブピバカイン＝ブピバカイン＜リドカイン），用量依存性である．したがって，必要以上に高用量の局所麻酔薬を使用するのは避けたほうがよい．とくに，狭い範囲に長時間局所麻酔薬が作用しやすい持続投与では注意すべきである．

❸ 術後に神経障害が生じたときの対処

- 末梢神経ブロック後に神経障害が起こった場合，すべてが神経ブロックに起

★3 実際には血管収縮薬の添加が神経の虚血をどの程度起こすのかは明らかではない．神経ブロック時のアドレナリンの添加は血管内注入の早期発見や局所麻酔薬の吸収を遅らせる，作用時間を延長するなど利点も多いので，末梢神経障害がもともとある患者の場合などを除き，積極的に避ける必要はないと考えられる．

因するとは限らない．
- 神経ブロックを行った患者に術後神経障害が生じた場合には，神経ブロックと症状の因果関係について検討する．

a．術後の神経障害の鑑別診断

- 神経症状の部位診断が鑑別診断には重要である．まず，重篤な結果を招きかねない中枢性の障害を除外し，それから末梢性神経障害の部位診断を行う．
- 神経学的症状について，どの部位にいつからどのような症状があるのかを調べる．麻酔薬の作用時間が通常より延長しているケースや，予想を超える範囲に局所麻酔薬が広がったケース，低濃度の局所麻酔薬であっても持続投与により運動麻痺が出現したケースなどもあるので，持続投与を中止したり，局所麻酔薬の最終投与からの時間経過を考慮して症状の変化をみたりすることも重要である．
- 症状のある範囲のデルマトームや筋から神経のどの部位で障害が起こっているのかを判定し，施行した神経ブロックでその神経障害が起こりうるかについて検討する．
- 麻酔や術後鎮痛に末梢神経ブロックを用いる機会の多い整形外科手術は，手術による神経の損傷や，牽引，圧迫などにより術後に神経障害を生じるリスクがある．これらの手術によって起こりやすい神経障害や頻度についても知っておくことは鑑別診断に有用である．

b．神経障害の治療

- 発症の初期は除去可能な原因（装具の圧迫など）を発見して除去するように努め，対症療法と注意深い観察を行う．
- 症状が疼痛である場合には疼痛に対する治療を，麻痺には理学療法を行う．
- 潜在的な神経疾患の存在の確認なども含めて，専門医へのコンサルトも必要に応じて行う．

❹ 末梢神経ブロック後の神経障害の予防

- 神経障害は起こってしまってからの治療手段は少ないので予防が重要である．
- 広い意味での予防は術前から始まる．

a．術前診察，ブロック施行時の記録

- 術前からの神経学的症状を見逃さないように術前診察を行い，診療録に記載しておく．このことは術後の神経障害の予防にも鑑別診断にも有用である．
- 手術侵襲や術後痛の程度と患者の術前評価に基づいて施行する神経ブロックの種類，アプローチ法，持続法の有無や，局所麻酔薬の種類，薬液濃度などを含めた麻酔計画を立てる．
- 糖尿病などの末梢神経障害のある患者では，神経ブロックの持続時間も延長

するので局所麻酔薬の濃度を薄くする，症状の強い部位にはブロックしないなどの対処をする．
- 手術操作による神経障害の早期評価が必要な手術では，術前は短時間作用性の局所麻酔薬を用いるか，カテーテル挿入のみにとどめておいて，術後に神経障害がないことを確認して局所麻酔薬を投与する計画にする．
- 施行した神経ブロック，使用した局所麻酔薬，施行時の状況，神経ブロックの効果なども記録しておく★4．

表2　神経ブロック施行時の記録項目
・神経ブロックの種類とアプローチ法
・使用薬剤 　・局所麻酔薬名，濃度，使用量，添加薬物
・ガイド法 　・神経刺激の有無，閾値，動きのパターン 　・超音波ガイドの有無，画像上の神経内注入の有無，画像
・施行時間，作用発現時間
・放散痛の有無

b. 神経ブロックの施行時に行う予防

- 神経ブロックの実施時は，ブロック針による損傷や神経内注入を避ける努力を行う．そのためには，超音波ガイド法や薬液注入時の圧のモニターなどが助けになると考えられている．

ブロック時の痛み

- ブロック施行時の放散痛を指標にする方法は行わない．放散痛がなかったということは，神経内注入が起こっていない証拠にはならないが，放散痛があったときは神経障害を生じる可能性が高くなる．放散痛の訴えがあれば，針をすぐに引き戻し，放散痛のある部位で薬液の注入はしない．
- ブロック針を進めているときの放散痛や，薬液の注入時痛がないことを確認しながら神経ブロックを行うために，深い鎮静や全身麻酔下での神経ブロックは小児など必要な場合を除いて避けたほうがよい．

超音波装置の使用

- 超音波ガイド下の穿刺は，正しく神経とブロック針を描出できていれば神経障害を避けるのに適した方法である．しかし，超音波画像は平面画像であるため，超音波画像上で針先をとらえているつもりでも本当の針先は別のところにあることがある．少しでも不安があれば，針を進めることはせずに，必ず戻ってやり直す★5．
- 超音波ガイド下にブロック針を神経に近づける場合は，神経の接線方向に近づけるようにすると神経内注入のうちでもより危険な神経束内注入は起こりにくいと考えられる．
- 超音波画像上では，神経束内注入と神経束外注入を見分けることはできない．したがって，神経障害を生じる可能性の高い神経束内注入を避けるためには超音波画像上，神経内注入にならないことを目標とする．もしも，画像上神経内注入を疑う所見がみられた場合はすぐに注入を中止し，針を引き戻す．

★4
施行した神経ブロックのアプローチ方法や使用薬剤はもちろんだが，より詳しい神経ブロック施行時の情報を残しておくことは多くの点で有用である．表2のような項目を施行時に記録し，さらに術後診察にて，持続時間，神経症状を含む異常所見の有無などを記録しておけば，神経障害発生時の鑑別診断に役立つだけでなく，神経ブロックの実施データの蓄積として，後に各ブロックの有用性の検討や合併症の調査などを行うことができる．

★5
超音波画像上でみえている先端が本当にブロック針の先端か確かめる方法として，少量の薬液を投与してみるとよい．画像上の針先が正しければ，ごく少量の薬液でも針先周囲に液体の低エコースペースが生じる．画面上で確認できなければ，針を引き戻してやり直す．

■ 神経刺激装置の併用

- 神経刺激装置の使用が神経内注入を減らすというエビデンスはない．理論的には筋収縮を得られる電流値と針先から神経までの距離は相関するはずであるが，実際には，従来の電流で神経を探すときに適切な針先と神経の距離の指標とされていた 0.5 mA を大きく超える電流に反応しない場合でも神経内注入になっていることがあり，単純に電流の値だけで判断はできない．
- 逆に，0.5 mA 未満の電流で筋収縮を得られるところで局所麻酔薬を注入した場合には，多くの神経内注入が起こっていることが報告されている[9]．そのため，神経刺激法を併用する場合には，最小電流値が 0.5 mA 以上になるように針先の位置を調整する．

■ 注入圧モニターの併用

- 注入圧のモニターは神経束内注入の予防に有用である．
- 注入圧を簡易に測定する器具はあるが，日本では市販されていない．
- 手の感触による圧の判定は正確ではないが，日頃から神経ブロックには一定のサイズのシリンジや針を用いるようにし，介助者が通常より高い注入圧力を必要とすると感じたときにはすぐに術者に報告し，注入を中止する．

5 おわりに

- 神経ブロック単独が原因で起こる神経障害は頻度としては少ない．ほかの複数の要因が重なって生じることが多い．
- 神経内注入，とくに神経束内注入は術後神経障害の原因となる可能性がある．
- 神経内注入を避けるには，超音波ガイド下に針先を見失わないように穿刺を行い，神経刺激装置で 0.5 mA 未満では筋収縮が起こらないことを確認する．薬液の注入は少量ずつ行い，高い注入圧や超音波画像上で神経内注入を疑う所見がみられたときはすぐに注入を中止する．
- 穿刺が困難な場合は，刺入回数の増加により針による組織の損傷の可能性も増えるので，経験豊富な人と交代する，神経ブロックをあきらめるなどの判断も重要である．

（原かおる，佐倉伸一）

文献

1) Neal JM. Ultrasound-guided regional anesthesia and patient safety: Update of an evidence-based analysis. Reg Anesth Pain Med 2016; 41: 195–204.
2) Brull R, et al. Neurological complications after regional anesthesia: Contemporary estimates of risk. Anesth Analg 2007; 104: 965–74.
3) Sites BD, et al. Incidence of local anesthetic systemic toxicity and postoperative neurologic symptoms associated with 12,668 ultrasound-guided nerve blocks: An analysis from a prospective clinical registry. Reg Anesth Pain Med 2012; 37: 478–82.
4) Sviggum HP, et al. Perioperative nerve injury after total shoulder arthroplasty:

Assessment of risk after regional anesthesia. Reg Anesth Pain Med 2012; 37: 490-4.
5) Jacob AK, et al. Perioperative nerve injury after total knee arthroplasty: Regional anesthesia risk during a 20-year cohort study. Anesthesiology 2011; 114: 311-7.
6) Kroin JS, et al. Local anesthetic sciatic nerve block and nerve fiber damage in diabetic rats. Reg Anesth Pain Med 2010; 35: 343-50.
7) Sala-Blanch X, et al. Structural injury to the human sciatic nerve after intraneural needle insertion. Reg Anesth Pain Med 2009; 34: 201-5.
8) Steinfeldt T, et al. Nerve injury by needle nerve perforation in regional anaesthesia: Does size matter? Br J Anaesth 2010; 104: 245-53.
9) Sala Blanch X, et al. Intraneural injecion during nerve stimulator-guided sciatic nerve block at the popliteal fossa. Br J Anaesth 2009; 102: 855-61.
10) Hara K, et al. Incidence and effects of unintentional intraneural injection during ultrasound-guided subgluteal sciatic nerve block. Reg Anesth Pain Med 2012; 37: 289-93.
11) Kapur E, et al. Neurologic and histologic outcome after intraneural injections of lidocaine in canine sciatic nerves. Acta Anaesthesiol Scand 2007; 51: 101-7.
12) Andersen HL, et al. Injection inside the paraneural sheath of the sciatic nerve: Direct comparison among ultrasound imaging, macroscopic anatomy, and histologic analysis. Reg Anesth Pain Med 2012; 37: 410-4.
13) Perlas A, et al. Ultrasound-guided popliteal block through a common paraneural sheath versus conventional injection: A prospective, randomized, double-blind study. Reg Anesth Pain Med 2013; 38: 218-25.

参考文献

1) 佐倉伸一, 編. 周術期 超音波ガイド下神経ブロック 改訂第2版. 東京：真興交易（株）医書出版部；2014.

2-4-7 脊髄くも膜下麻酔・硬膜外麻酔後の神経障害

4. 術後の合併症・偶発症への対応

- 脊髄くも膜下麻酔,硬膜外麻酔は手術中・周術期の鎮痛法として質の高い鎮痛が得られ,周術期の合併症を減少させることが期待できる.そのため,周術期管理における重要な役割を果たしている.
- しかし,脊髄くも膜下麻酔,硬膜外麻酔の重篤な合併症の一つとして永続的な神経障害がある.このような合併症が発生した場合にはその後の患者の生活の質を著しく低下させる.
- そこで安全に脊髄くも膜下麻酔,硬膜外麻酔を施行するためには,これらの麻酔に起因する神経損傷の原因を十分理解し,予防法や発生後の対処法に精通しておくことが重要である.

① 疫学

- 脊髄くも膜下麻酔,硬膜外麻酔後の神経系合併症として対麻痺,神経根障害,馬尾症候群,末梢神経障害が起こることが知られている.
- これらのうち,永続的で重篤な神経障害が起こる頻度は脊髄くも膜下麻酔では1万人に対し4人とされ,硬膜外麻酔では1万人に対し2.6人と報告されている[1].

② 脊髄くも膜下麻酔による神経障害の原因と対策

- 脊髄くも膜下麻酔による神経障害の主な原因として,穿刺による直接的な神経損傷,血腫や膿瘍の発生による神経の圧迫,局所麻酔薬などの薬剤による障害がある.

a. 脊髄穿刺・神経根穿刺

■ 原因

- 成人では脊髄円錐はL1〜L2の上端にあるとされる.これより高位での穿刺を行うと脊髄穿刺を起こす可能性が高くなる.
- 穿刺時の放散痛は神経根穿刺の可能性があるが,一過性の症状では神経損傷の程度が軽く,その後に永続的な神経障害が残る頻度は少ない.しかし,局所麻酔薬の注入中に痛みが生じた場合は,神経損傷の程度が強く,長期にわたり神経障害が生じる可能性が高くなる[2].

■ 対策・対応

- 脊髄穿刺を避けるために,穿刺部位の確認を十分行い,穿刺はL2/3より低位で行う.

脊髄穿刺を避けるために,穿刺はL2/3より低位で行う

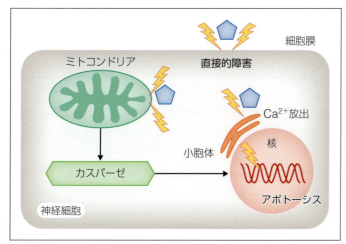

図1 局所麻酔薬による神経障害のメカニズム

⬠：局所麻酔薬

局所麻酔薬による神経障害の機序は，神経細胞の細胞膜への直接的障害，小胞体やミトコンドリアを介するアポトーシスの誘導などのさまざまなメカニズムが想定されている．

- 穿刺時に放散痛などの異常感覚があった場合は，神経根穿刺と考え薬液の注入やそれ以上の針の刺入を中止する．そして穿刺針を抜去し再度穿刺を行い，放散痛などの異常感覚がない位置で麻酔を完遂する．

b. 一過性神経症候群

◾ 原因

- 脊髄くも膜下麻酔後に，早期に一時的な運動障害が起こることがある．運動障害に伴い，異常知覚や放散痛が起こることがある[3]．症状は数日〜1週間で消失し，後遺症を残さないことが多い．原因の詳細については明らかになってはいないが，局所麻酔薬の神経毒性が原因として疑われている（図1）．

◾ 対策・対応

- 局所麻酔薬は濃度に依存し毒性が高くなるため，高濃度の局所麻酔薬の使用を避ける．とくに，5％以上のリドカインでの報告が多いため，高濃度リドカインは脊髄くも膜下麻酔には使用しない．
- 神経障害の症状の多くは自然に軽快するので，まずは経過観察を行う．一方，放散痛などの痛みを伴う場合は，痛みに対する治療が必要となる．

> 高濃度リドカインは脊髄くも膜下麻酔には使用しない

c. 馬尾症候群

◾ 原因

- 脊髄くも膜下麻酔後に永続的な膀胱直腸障害，会陰部の知覚障害，下肢運動麻痺が起こる．持続脊髄くも膜下麻酔での報告が多く，局所での局所麻酔薬の濃度が高くなり過ぎることが原因と考えられている．

◾ 対策・対応

- 持続くも膜下麻酔を行う際には，高濃度の局所麻酔薬を使用しない．とくに5％リドカインによる発症が多く報告されているため，高濃度のリドカイン

はくも膜下に投与しない[4].
- 馬尾症候群が発症した場合には有効な治療法は確立されていない.

d. 癒着性くも膜炎

◾ 原因
- 脊髄くも膜下麻酔,硬膜外麻酔後に 70 万例に 1 例の頻度で,癒着性くも膜炎となり下肢の運動障害・感覚障害などの重篤な神経障害が起こることが報告されている.
- 原因は完全には究明されていないが,局所麻酔薬の毒性や,血液,消毒液,洗浄液などの混入が疑われている[5].

◾ 対策・対応
- クロルヘキシジンやアルコールなどの消毒液が穿刺針に触れると,偶発的にくも膜下に投与される可能性があるため,消毒液の取り扱いには十分注意する.

> 消毒液が穿刺針に触れないよう取り扱いには十分注意する

❸ 硬膜外麻酔

- 硬膜外麻酔ではカテーテルを留置する場合,穿刺時からカテーテル抜去後まで神経障害の発生の可能性がある.神経障害が発生した場合は,原因を検索し迅速な対応を行わなければならない.
- 術前より抗凝固療法が行われている患者では,硬膜外麻酔の利点と合併症などのリスクや,抗凝固療法の中断による血栓症のリスクを考慮し,硬膜外麻酔の適応を慎重に判断しなければならない.

a. 神経損傷

◾ 原因
- 穿刺針や硬膜外留置カテーテルにより脊髄,神経根の損傷が起こる.

◾ 対策・対応
- 穿刺時やカテーテル挿入時に異常知覚や放散痛を伴う場合には,それ以上の穿刺や挿入を中止し抜去する.持続ブロック用カテーテルは 5 cm 以上硬膜外腔に挿入すると,硬膜外腔からの逸脱やカテーテルの結紮リスクが高まるため必要以上に挿入しない.
- カテーテルの抜去時に抵抗を感じる場合や痛みを伴う場合は無理にカテーテルを抜去せず,脊椎を前後左右に屈曲し抵抗のない体位で抜去する.抜去困難な場合は,CT でカテーテルの結紮の有無や脊髄・神経根との位置関係を評価する.

> 持続ブロック用カテーテルは必要以上に挿入しない

表1 硬膜外麻酔における血腫発生頻度

		合併症の頻度
硬膜外穿刺後にヘパリン投与を行わない	全例	1:150,000
	穿刺時の出血	
	穿刺時に出血を伴わない場合	1:220,000
	穿刺時に出血を伴う場合	1:20,000
	アスピリン投与	
	アスピリン投与を行わない	1:150,000
	アスピリン投与を行う	1:150,000
硬膜外穿刺後にヘパリン投与を行う	全例	1:22,000
	穿刺時の出血	
	穿刺時に出血を伴わない場合	1:70,000
	穿刺時に出血を伴う場合	1:2,000
	ヘパリン投与のタイミング	
	穿刺後1時間以降に投与	1:100,000
	穿刺後1時間以前に投与	1:8,700
	アスピリン投与	
	アスピリン投与を行わない	1:62,000
	アスピリン投与を行う	1:8,500

(Stafford-Smith M. Can J Anesth 1996; 43: R129-41[7])より)

b. 硬膜外血腫

原因

- 硬膜外麻酔後の硬膜外血腫の頻度は，抗凝固薬未使用で穿刺時に血管損傷がなければ，22万例に1例である[6,7]（**表1**）．
- 硬膜外血腫のリスク因子として，高齢者，女性，硬膜外穿刺困難，脊柱管変形，腎不全，凝固系異常，抗凝固薬・血栓溶解薬の使用などがある．硬膜外血腫は穿刺時やカテーテル抜去時に硬膜外腔の動静脈，根動静脈を損傷することで起こる．症状は，進行性で重篤な背部痛と知覚・運動麻痺である．

対策・対応

- 術前血液検査で血小板数＞8万/mm^3，PT-INR＜1.5，APTTが正常値であることを確認する[8]．
- 上記の条件を満たさない場合でも，硬膜外麻酔に明らかな利点がある場合はリスクの説明を患者に十分行ってから施行する．
- 術後に運動障害がある場合は，硬膜外血腫の可能性を常に考えなければならない．硬膜外に投与した局所麻酔薬の影響が疑わしい場合は局所麻酔薬の投

▶PT-INR：
prothrombin time-international normalized ratio

▶APTT：
activated partial thromboplastin time

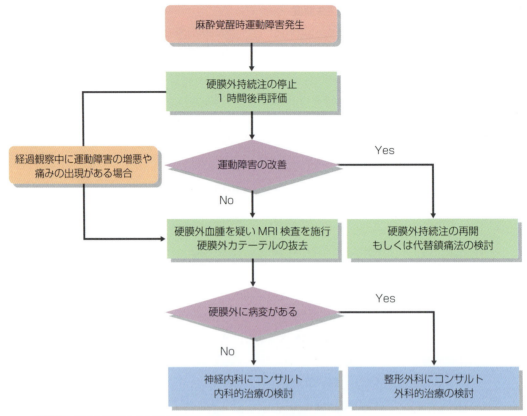

図2 麻酔覚醒時に硬膜外麻酔を施行した患者に運動障害を認めた場合

> **術後に運動障害がある場合は，硬膜外血腫の可能性を常に考える**

与を中止して観察する（**図2**）．MRIで血腫と脊髄圧迫の所見を認めれば，硬膜外血腫の診断がつく．
- 硬膜外血腫の治療は椎弓切除術による減圧で，発症早期の手術は神経学的予後が良いが，時間が経過するとともに予後が悪くなる（**表2**）[9]．

■ 抗凝固・抗血小板薬使用患者

- 抗血小板薬・抗凝固薬使用の患者や術後に抗凝固療法を行う患者では硬膜外血腫のリスクが高くなるため，十分な休薬期間をおいてからの硬膜外穿刺が望ましい（**表3**）．

> **十分な休薬期間をおいてからの硬膜外穿刺が望ましい**

- 術後抗凝固療法を行う患者では硬膜外カテーテル抜去のタイミングと抗凝固療法の開始のタイミングを考慮しなければならない（**表4**）．

C. 硬膜外膿瘍

■ 原因

- 硬膜外膿瘍の発生頻度は1万人に1〜10人とされ，感染経路は直接感染と血行感染がある[10]．
- 初発症状としては背部痛（76％）と発熱（74％）が多く，血液検査所見では

表2 中枢神経ブロック後の脊髄血腫に対して椎弓切除術が行われた患者の神経学的予後

	後遺症なし	軽度の後遺症	重度の後遺症
8時間以内	6	4	3
8〜24時間	1	2	4
24時間以上	2	0	10
手術なし	1	1	8

(Horlocker TT, et al. Reg Anesth Pain Med 2010; 35: 64-101[9]より)

表3 硬膜外麻酔施行時の抗血小板薬の休薬期間

一般名（商品名）	休薬期間
アスピリン（バイアスピリン®）	7〜10日間
チクロピジン塩酸塩（パナルジン®）	10〜14日間
クロピドグレル塩酸塩（プラビックス®）	7〜14日間
シロスタゾール（プレタール®）	2日間
イコサペント酸エチル（エパデール®）	7日間
ベラプロストナトリウム（ドルナー®）	1日間
サルポグレラート塩酸塩（アンプラーグ®）	1〜2日間
リマプロストアルファデクス（オパルモン®）	1日間
ダビガトラン（プラザキサ®）	4〜7日間
リバーロキサバン（イグザレルト®）	4〜7日間
アピキサバン（エリキュース®）	4〜7日間

表4 硬膜外麻酔と周術期抗凝固療法

	硬膜外穿刺の施行	カテーテル抜去	カテーテル抜去後の再投与
未分画ヘパリン静注 ヘパリン	最終投与から4時間あける	最終投与から2〜4時間あける またはAPTTが正常値	1時間あける
未分画ヘパリン皮下注 ヘパリンカルシウム（カプロシン）	最終投与から8〜12時間あける	最終投与から8〜12時間あける	2時間あける
低分子ヘパリン エノキサパリン（クレキサン®） ダルテパリン（フラグミン®）	最終投与から10〜12時間あける	最終投与から10〜12時間あける	2時間あける
ワルファリン	3〜5日前に中止 必要ならばヘパリンに変更する PT-INR<1.5またはACT<180秒を確認する	PT-INR<1.5で行う	
フォンダパリヌクス（アリクストラ®）	最終投与から36〜42時間あける		6〜12時間あける
直接トロンビン阻害薬 アルガトロバン（スロンノン®HI）	8〜10時間あける		2〜4時間あける

PT-INR：prothrombin time-international normalized ratio，ACT：activated clotting time，APTT：activated partial thromboplastin time.

(Vandermeulen EP, et al. Anesth Analg 1994; 79: 1165-77[8]より)

CRPの上昇，白血球数の増加が起こる．脳脊髄液検査では，髄液中の白血球の増加，タンパクの増加が起こる．
- 膿瘍が脊髄・神経根を圧迫すると当該神経領域の知覚低下や異常知覚，筋力

▶CRP：
C-reactive protein

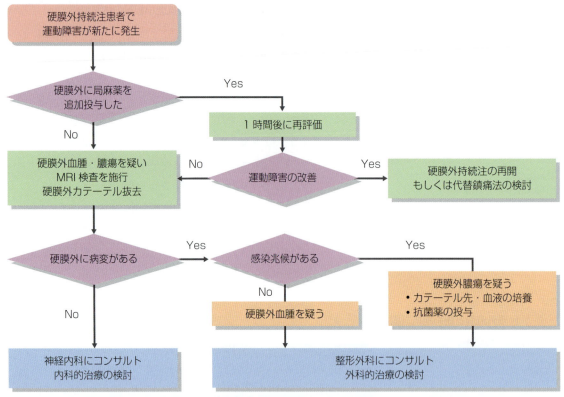

図3 硬膜外麻酔を施行した患者に術後に新たな運動障害が発生した場合

低下がみられる．さらに進行すると運動麻痺が急速に進行する．
- 危険因子には，糖尿病，慢性腎不全，免疫抑制，ステロイドの使用などがある．硬膜外膿瘍を起こした患者におけるカテーテルの留置期間はさまざま（数時間〜10週間）である．
- 起因菌は黄色ブドウ球菌（Staphylococcus aureus）が最も多い．表皮ブドウ球菌（Staphylococcus epidermidis），緑膿菌（Pseudomonas aeruginosa），肺炎球菌（Streptococcus pneumoniae），大腸菌（Escherichia coli）なども起因菌となる．
- およそ半数の患者は完全回復するが，残り半数で何らかの神経学的後遺症を残す．

🟦 対策・対応

- 症状により硬膜外膿瘍が疑われたら，カテーテルを抜去して先端を培養し，血液検査を行う．膿瘍による脊髄の圧迫の有無を評価するために，MRI検査を施行する（図3）.
- 治療は，抗菌薬投与，経皮的ドレナージ，椎弓切除術を行う．
- 発生の予防のために，手指衛生を徹底し，マスク，帽子，滅菌手袋を装着する．皮膚消毒にクロルヘキシジン含有エタノールを用い，適切な時間をお

硬膜外血腫・膿瘍が疑われたらMRI検査を施行

き，滅菌ドレープを用いる．カテーテル留置部位は密閉できる滅菌済みのドレッシング剤を用いる．

❹ おわりに

- 脊髄くも膜下麻酔・硬膜外麻酔後の神経障害はまれだが，常にリスクを考慮しておかなければならない．
- 脊髄くも膜下麻酔・硬膜外麻酔後の神経障害は手技への注意や薬剤の選択により頻度を減少させられるものもあるが，避けられないものも多い．神経障害が起こった場合にはすみやかに原因検索を行い，障害が重篤化する前に対処する．
- 脊髄くも膜下麻酔・硬膜外麻酔を行う際には，事前に患者に神経障害のリスクや頻度，末梢神経ブロックやオピオイドによる鎮痛法などの代替手段について十分な説明を行う．

（石田高志，川真田樹人）

> 神経障害が起こった場合はすみやかに原因検索を行い，障害が重篤化する前に対処する

文献

1) Brull R, et al. Neurological complications after regional anesthesia: Contemporary estimates of risk. Anesth Analg 2007; 104: 965–74.
2) Auroy Y, et al. Serious complications related to regional anesthesia: Results of a prospective survey in France. Anesthesiology 1997; 87: 479–86.
3) Schneider M, et al. Transient neurologic toxicity after hyperbaric subarachnoid anesthesia with 5% lidocaine. Anesth Analg 1993; 76: 1154–7.
4) Rigler ML, et al. Cauda equina syndrome after continuous spinal anesthesia. Anesth Analg 1991; 72: 275–81.
5) Killeen T, et al. Severe adhesive arachnoiditis resulting in progressive paraplegia following obstetric spinal anaesthesia: A case report and review. Anaesthesia 2012; 67: 1386–94.
6) Horlocker TT, et al. Preoperative antiplatelet therapy does not increase the risk of spinal hematoma associated with regional anesthesia. Anesth Analg 1995; 80: 303–9.
7) Stafford-Smith M. Impaired haemostasis and regional anaesthesia. Can J Anaesth 1996; 43: R129–41.
8) Vandermeulen EP, et al. Anticoagulants and spinal-epidural anesthesia. Anesth Analg 1994; 79: 1165–77.
9) Horlocker TT, et al. Regional anesthesia in the patient receiving antithrombotic or thrombolytic therapy: American Society of Regional Anesthesia and Pain Medicine Evidence-Based Guidelines (Third Edition). Reg Anesth Pain Med 2010; 35: 64–101.
10) Kindler CH, et al. Epidural abscess complicating epidural anesthesia and analgesia. An analysis of the literature. Acta Anaesthesiol Scand 1998; 42: 614–20.

2-4-8 覚醒遅延

4. 術後の合併症・偶発症への対応

❶ 覚醒遅延の定義

- 覚醒遅延とはその名のとおり，「麻酔覚醒」が「遅延」することである．ただ，麻酔終了から覚醒までの時間は麻酔方法や個々の麻酔科医の方針によることも多い．さらに，麻酔関連薬の改良は日進月歩であることから比較検討が難しい側面もある．覚醒遅延に対する確固たる定義はないため，文献的にも系統的な調査はほとんどみられない．ゆえに本項では覚醒遅延を「麻酔科医の予測を超えて覚醒が遅延すること」と定義し，網羅的な対応を考察したい．

❷ 覚醒遅延の原因と助長因子

> 覚醒遅延の明確な定義はなくその原因もさまざま（使用薬剤，代謝因子，神経疾患，手術因子）である

- 覚醒遅延の原因となる因子はさまざまであるが，**表1**のように「使用薬剤」「代謝因子」「神経疾患」「手術因子」に分類できる．以下，それぞれの項目について解説する．

a. 使用薬剤

- 使用薬剤としては，麻酔薬，オピオイド，筋弛緩薬，前投薬，患者の日常内服薬などのさまざまな種類が覚醒遅延の因子になる可能性がある．薬剤の感受性や排泄に関しては個人差が報告されており，どちらも覚醒遅延の原因となる．
- 前述したように多くの静脈麻酔薬は相互作用を有し，鎮痛薬との相乗作用を有するため，しばしば適切な投与量を把握することは困難となる．

■ 麻酔薬

- セボフルラン，デスフルランなどの吸入麻酔薬だけでなく，プロポフォールなどの静脈麻酔薬が覚醒遅延の原因となりうる．
- プロポフォールはTarget Controlled Infusion様式が確立したといっても，肝機能や腎機能の影響や個人差は把握されていない．また覚醒後4.5時間でも血漿濃度の低下がみられなかった報告もあり，UGT-glucuronosyl-transferaseなどの機能異常なども関与している可能性が示唆されている．また，多くの麻酔薬は相互作用を有するためさらに「適切な投与量」を把握することは難しくなる．

■ オピオイド

- モルヒネなどの長時間作用型オピオイドからフェンタニルなどの中時間作用

表1 覚醒遅延の原因と手がかりの分類

覚醒遅延の原因	頻度が多いもの	鑑別の手がかり	治療とその対策
使用薬剤	麻酔薬 オピオイド 筋弛緩薬 前投薬 内服薬	患者カルテ 麻酔記録 既往歴 筋弛緩モニター BISモニター	拮抗薬の考慮 麻酔薬排出
代謝因子	低体温 低血糖 電解質異常 アシドーシス 甲状腺機能異常 副甲状腺機能異常 非ケトン性高浸透圧性昏睡	体温測定 血糖測定 血液ガス検査 既往歴	加温 血糖補正 電解質補正 pH補正
神経疾患	脳梗塞 脳虚血 脳出血 痙攣性疾患	既往歴 CT MRI 瞳孔不同 INVOS™値の変化	早期診断と神経内科コンサルト，集中治療管理
手術因子	開頭術 人工心肺使用 長時間手術 硬膜外カテーテル迷入 局所麻酔薬中毒	CT MRI BIS INVOS™ 麻酔記録 髄液吸引	神経学的評価 脂肪乳剤投与

BIS：Bispectral Index

型，レミフェンタニルのように超短時間作用型などが開発され，オピオイドが原因の覚醒遅延は減少していると考えられる．しかし，オピオイド感受性等の問題や持続投与なども行われている現実から頻度としては無視できない．多くの場合，呼吸抑制を伴っていると考えられる．
- 術者が手術終了時に局所麻酔を行い，術後鎮痛のためのオピオイドが相対的過量になることも臨床現場では覚醒遅延の原因になりうるかもしれない．

筋弛緩薬
- パンクロニウム，ベクロニウムから，ロクロニウムへの変遷を経て筋弛緩薬による覚醒遅延も減少傾向にあると考えられる．また，スガマデクスの登場により理論的にはほぼ100％のロクロニウムを拮抗できるとされる．しかし，ロクロニウムを持続投与した場合などには筋弛緩作用の増強や遅延が起こる可能性も否定できず，筋弛緩モニタリングなどで過剰量投与を避けるべきであろう．

前投薬・患者の内服薬
- 前投薬を行う頻度は日本全体では減少傾向かもしれないが，小児などでは入

室時の不安を除去するために多くの施設で施行されていると考えられる．
- さらに，抗精神病薬や抗痙攣薬なども麻酔薬との相互作用は否定できないため，覚醒遅延時は鑑別する．

b. 代謝因子

- 代謝因子は，患者自身の基礎疾患，手術による影響，麻酔管理による影響などさまざまであるが，下記のように分類される．下記の病態はそれぞれが独立しているのではなく相互に重複し覚醒遅延を形成することもある．

◼ 低体温

- とくに，開腹手術，開胸手術では術野が外気にさらされる状態となり，低体温に陥りやすい．また，洗浄を繰り返すことも体温低下の原因となりうる．
- 体温低下はわずかなものであっても生体のさまざまな酵素活性を低下させ，薬物代謝や排泄を遅延させる．さらに低体温はそれ自体患者の意識レベルを低下させるため覚醒遅延の原因となりうる．

◼ 低血糖

- 糖尿病と診断されていなくても手術侵襲により炎症性サイトカインが発生し，すべての患者は多かれ少なかれ surgical diabetes という耐糖能異常をきたす．耐糖能異常では低血糖や高血糖により周術期管理にさまざまな影響を及ぼすが，低血糖は覚醒遅延の原因になりうる．

◼ 電解質異常

- 手術による影響としては甲状腺・副甲状腺手術などで低カルシウム血症や，経尿道的手術のように低ナトリウム血症によりしばしば覚醒遅延が発生する．さらには大量輸血による電解質異常，産科での術前のマグネシウム投与なども鑑別する必要がある．

◼ アシドーシス

- ショックや敗血症などではしばしば代謝性アシドーシスが発生し覚醒遅延が発生する．

◼ 甲状腺機能異常

- 甲状腺機能低下症では一般的に薬物代謝が発生し，麻酔薬の相対的過量が起こりやすい．さらに低体温なども起こりやすいため覚醒遅延のリスク因子と考えられる．

◼ 非ケトン性高浸透圧性昏睡

- 高浸透圧血症によって脳神経細胞が脱水をきたし，障害されて昏睡に陥る病態である．高浸透圧血症の要因としては，血液中のブドウ糖濃度の急激な上昇と，これに伴って腎臓から過剰にグルコースが排泄（尿糖）されて浸透圧

利尿が生じることが関与する．
- また浸透圧利尿はさらに高ナトリウム血症をもたらし，中枢神経障害を助長する悪循環となる．

c. 神経疾患

- 使用薬剤や代謝系の異常とは異なり術中に発生する脳出血や脳梗塞などが含まれる．さらには過剰輸液による一過的な脳浮腫なども広義には含まれると考えられる．
- 脳出血は術中のヘパリン化や異常高血圧により惹起される可能性もある．脳梗塞の原因は心房細動を有する患者の心原性梗塞だけでなく，頸動脈内膜剥離術や人工心肺を用いた心臓血管外科手術もリスクと考えられる．また，過剰な輸液制限により脳梗塞のリスクは上昇すると考えられる．

d. 手術因子

- しばしば，脳外科や肝切除術，心臓外科手術などの長時間・高侵襲手術では覚醒遅延が発生すると，「手術術式の影響の可能性」ということで上記a.〜c.の検索が甘くなる可能性がある．しかし，覚醒遅延に遭遇した場合，まずは麻酔薬の相対的過量を考慮しつつ，代謝因子や神経疾患などの緊急性が高く，診断と適切な対応により解除可能な原因を鑑別すべきである．そのうえで手術因子による覚醒遅延を疑い，適切な処置や経過観察が必要となる．
- また，所謂手術によるものだけでなく，われわれ麻酔科医による硬膜外麻酔や神経ブロックでも覚醒遅延が発生する可能性がある．硬膜外カテーテルがくも膜下迷入した場合，自発呼吸消失や循環抑制を伴う覚醒遅延が発生することも考えられる．さらに超音波ガイド下神経ブロックにおいても血管内注入は完全には否定できないことや術中にコンパートメントに投与された局所麻酔薬の血中濃度が上昇することも否定できない．
- ゆえに神経ブロックで比較的多量の局所麻酔薬を用いた後に覚醒遅延が発生した場合，局所麻酔薬中毒も鑑別に入れる．
- さらに，これらの主となる覚醒遅延の原因に加えて，**表2**のように覚醒遅延を助長する因子（高齢，肥満，肝機能異常，腎機能異常，低酸素血症，高二酸化炭素血症，ショック，呼吸不全）が関与すると考えられる．とくにCOPDなどの呼吸器疾患合併患者では注意する．
- これらの因子はすべての患者に関係しているため，覚醒遅延の鑑別時は上記のa.〜d.の助長因子として考慮すべきである．

3 覚醒遅延の予防

- 覚醒遅延の予防方法として特異的なものは存在しないが，上記の項目を考慮すると下記の点に注意することが必要と考えられる．

表2 覚醒遅延を助長する患者側因子

- 高齢
- 肥満
- 肝機能異常
- 腎機能異常
- 低酸素血症
- 高二酸化炭素血症
- ショック
- 呼吸不全

▶COPD：
chronic obstructive pulmonary disease（慢性閉塞性肺疾患）

覚醒遅延を起こしやすい患者背景因子（肝腎疾患，COPD，甲状腺機能低下，肥満）などを把握し麻酔管理すべきである

▶ BIS：
Bispectral Index

①既往歴・内服歴・麻酔歴の綿密な評価
②術中の脳波モニター（BIS など）の積極的使用（麻酔科医が想定する麻酔深度と患者状態の把握）
③術中の循環・電解質・血糖・体温の安定化
④術者とのコミュニケーション（とくに開頭術など）

- しかし，覚醒遅延を恐れて必要以上に麻酔薬の使用を制限すると術中覚醒や術後痛増強につながるため，注意する．

4 覚醒遅延の鑑別と対応

覚醒遅延を疑った際には，呼吸・循環の安定を第一とする

- 覚醒遅延に対する対応の学会等のガイドラインは存在しないため，各施設で取り決めやコンセンサスを作成する．覚醒遅延の原因はさまざまであるが，原因検索の前に共通のアプローチが存在する（表3）．
- 手術室と集中治療室で迅速に行える検査としては，血液ガス・血糖・血清電解質（ナトリウム，カルシウムなど）や尿糖，尿ケトンがあるため，覚醒遅延を疑った場合試みる（図1）．
- 表3の共通アプローチを行いつつ，下記の個別項目に対し鑑別診断を進めていく．

a. 使用薬剤

- 使用薬剤の過量投与や相対的過量投与が疑われる場合，麻酔記録を確認し，投与量ミスがないかなどを確認する．さらに手術侵襲等も考慮し相対的過量でないかも考慮すべきと考えられる．
- 下記に各薬剤の過量を疑う手がかりと対応について記載する．

吸入麻酔薬

- 呼気ガスの臭いなどの主観的評価だけでなく麻酔ガス濃度モニターによる客観的評価が可能である．対応は人工呼吸継続による排出が第一選択と考えられる．

表3 覚醒遅延に対する共通のアプローチ

- 循環の安定がまず前提条件（長時間手術，大量出血など循環変動が激しい手術等）
- 麻酔薬残存を考慮し，安定した状態で経過観察を行う
- 血液ガスを適宜採取し，低酸素血症や高二酸化炭素血症，電解質異常の有無を確認
- 神経学的障害が疑われる症例では迅速に CT，MRI を施行
- 意識・脳血流に関連するモニター（BIS，INVOS™，瞳孔所見）の継続的評価
- 麻酔記録，カルテの見直し
- 自発呼吸の有無と呼吸パターン

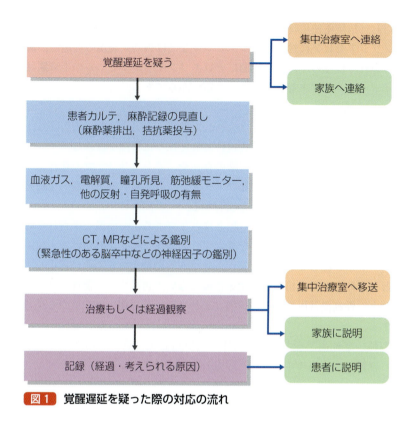

図1 覚醒遅延を疑った際の対応の流れ

静脈麻酔薬
- 麻酔ガス濃度モニターで計測がある程度可能な吸入麻酔薬と異なり，静脈麻酔薬は血中濃度，効果部位濃度などを，各症例で正確に把握することは難しい．
- プロポフォールの作用や排泄に関しても個人差が存在し，しばしば覚醒遅延の原因としてあげられる．
- さらに，前述したように多くの静脈麻酔薬は相互作用を有し，鎮痛薬との相乗作用を有するため，しばしば適切な投与量を把握することは困難となり，覚醒遅延時の原因薬剤同定が難しいこともある．

筋弛緩薬
- 筋弛緩モニタリングによる残存の確認を行いつつ，スガマデクス投与によるロクロニウムやベクロニウムの拮抗が有効と考えられる．

オピオイド
- 縮瞳や呼吸回数減少が随伴する症状として多い．オピオイド過量が疑われる場合，術後鎮痛の観点から経過観察やナロキソンによる拮抗も選択肢であると考えられる．

ベンゾジアゼピン系薬剤（ミダゾラム，ジアゼパムなど）
- アネキセートで拮抗可能である．

- ただし，拮抗薬使用時の注意点としては，オピオイドに対するナロキソンやベンゾジアゼピンに対するフルマゼニルなどは再効果発現の可能性があることを忘れてはならない．一般的にナロキソンやフルマゼニルの半減期はオピオイドやベンゾジアゼピンに比して短いからである．

b．代謝因子

- 低体温はブランケットや加温式送付装置で徐々に復温を試みる．
- 低血糖は糖尿病などの耐糖能異常の存在や，インスリノーマの存在，グルカゴノーマ摘出後などさまざまなファクターが考えられる．一過的な補充で十分か，持続的な補充が必要かを検討する．
- 電解質異常の原因は前述のようにさまざまであるが，急激なナトリウム等の補正は橋延髄融解症候群などをきたすため緩徐な補正を心がける．代謝性アシドーシスに関しても，重炭酸ナトリウム等の補充で一過的に補正しても原因となる敗血症や末梢循環不全を治療しないと再発する可能性が高い．
- 非ケトン性高浸透圧性昏睡は尿糖，尿ケトン，高血糖，既往歴から早急に対応する．
- その他，悪性高熱症なども代謝因子の覚醒遅延に含まれると考えられるため，継続的に体温モニタリング等も行う．

c．神経疾患

> 覚醒遅延の鑑別では緊急性の高い脳卒中（脳出血・脳梗塞）に迅速に対応する

- 神経疾患を疑ったらCT，MRIなどの検査を施行する．異常がみられれば神経内科あるいは脳神経外科に緊急コンサルテーションが必要である．アメリカ心臓協会の脳卒中の初期対応に関するガイドラインでも，できる限り早期のCTによる脳出血と脳梗塞の鑑別および血栓溶解療法の適応の評価を行うべきとある．
- 麻酔中に患者は神経学的異常所見を示すことが難しいため，麻酔科医は脳出血や脳梗塞などの脳卒中を疑った場合直ちにCTなどの撮影を行い不可逆的な神経予後から患者を守るべきである．
- さらに，覚醒遅延を契機にレビー小体型認知症や心因性無反応と診断された症例もあるため危機的状態の鑑別と専門診療科との協調は必須である．

d．手術因子

- 上記のa．～c．が除外され，大量出血，脳外科手術，肝切除術の術式である場合，集中治療室での経過観察が意識レベルの回復に必要なことも多い．しかし，覚醒遅延といっても応答に応じるか，刺激に反応するかなどさまざまなレベルがあるため，集中治療室および外科担当医に麻酔科としての覚醒度の評価を伝えるべきである．
- 外科担当医や集中治療医はその情報に基づき，自発呼吸や意識レベル回復の程度を継続的に評価することができる．さらに術後にも意識レベルを変容させる状況は多々発生するため，定期的な評価は必須である．
- 硬膜外カテーテルのくも膜下迷入の場合は，硬膜外カテーテルから髄液等が

吸引され確定診断に至る可能性がある．
- さらに神経ブロックの後に局所麻酔薬中毒による覚醒遅延を疑った場合，他の可能性を鑑別したうえで，lipid rescue で用いられる脂肪乳剤の投与が覚醒遅延の「診断的治療」になりうる可能性がある．

❺ 覚醒遅延をきたした場合の患者への対応

- 覚醒遅延をきたした場合に手術室内で抜管や意識状態の確認ができない場合は術者に状況を報告し，家族に状態を説明する．
- 「麻酔」という医療行為は非医療従事者には具体的イメージが難しく，「覚醒遅延＝麻酔から醒めない＝状態が危険」と判断されることもしばしばある．考えられる鑑別診断と緊急性評価のための CT，MRI や血液ガス所見による評価を行い，適切な治療や集中治療管理を行う旨を家族に理解してもらう．
- もちろん，患者本人にも，覚醒遅延の考えられる原因を伝え，必要があれば専門診療科への受診をしてもらうべきである．そして，医療安全的な見地からも困難気道に遭遇した場合と同じく，麻酔記録だけでなく，電子カルテに覚醒遅延の詳細な記録と対応策について記載する．
- これらの情報は次に患者が全身麻酔を受ける場合だけでなく，他診療科の医師が鎮静等の医療行為を行ううえでも非常に有効と考えられる（**表 4**）．
- 覚醒遅延への対応はストレスフルであるが，適切な対応により新たな併存疾患や個々の患者の次回以降の全身麻酔上のリスクを把握することができる．麻酔科医が中心となり周術期チームとして対応していくことが望まれる．

（駒澤伸泰）

表 4 覚醒遅延症例の記録で必要なこと

- 麻酔管理方法の詳細
- 想定される原因と鑑別診断
- 対処方法とその効果
- 患者予後と説明
- 次回麻酔管理時の注意点

覚醒遅延症例は医療安全の観点から，記録に，考えられる原因や対応を記すべきである

参考文献

1) Frost EA. Differential diagnosis of delayed awakening from general anesthesia: A review. Middle East J Anaesthesiol 2014; 22: 537-48.
2) 小池康志，ほか．フルマゼニル投与により覚醒した長時間全身麻酔後覚醒遅延の1症例．麻酔 2013; 62: 449-52.
3) 岩瀬康子，ほか．グルカゴノーマ摘出後に高度の低血糖による覚醒遅延をきたした1例．日臨麻会誌 2012; 32: 214-7.
4) 秋本香南，ほか．硬膜外カテーテルの血管内迷入が疑われた術後覚醒遅延を来した1症例．麻酔 2014; 63: 814-6.
5) 田村高廣，ほか．術後覚醒遅延から臨床的羊水塞栓症の発症が判明した1症例．日臨麻会誌 2014; 34: 834-9.
6) 進吉　彰，ほか．心因性無反応による全身麻酔後の覚醒遅延の1症例．麻酔 2013; 62: 453-7.
7) 武部佐和子，ほか．全身麻酔後の覚醒遅延がレビー小体型認知症の症状と判明した1症例．麻酔 2015; 64: 81-3.

2-4-9 術中覚醒記憶

4. 術後の合併症・偶発症への対応

重篤な精神的後遺症を残す可能性があるため，麻酔科医は積極的に発見に努める

- 術後に麻酔中の出来事を覚えていることを術中覚醒記憶という．術中覚醒記憶が発生した場合，60％に精神的後遺症が残り，さらにその1/3は心的外傷後ストレス障害（post-traumatic stress disorder：PTSD）に発展することが欧米のデータでは示されている．
- 術中覚醒記憶の発生率は0.2％前後であるから，500例以上の全身麻酔症例のある施設では1年に1例くらい発生していることになる[1]．術中覚醒記憶を経験したことを患者が医療者に伝える確率は1/3程度にすぎず[2]，見逃した場合に高率に精神的後遺症をきたすことを考えると，麻酔科医側が積極的に発見に努める．

① 麻酔前に疑われる発生予測因子

a. 患者側の因子

- Ghoneimらは271の術中覚醒記憶症例について危険因子の検討を行っている．そのなかでは女性であること，若年者であることが危険因子としてあげられた[2]．NAP5[★1]では肥満者での発生率が高いことが示されている[3]．
- 過去に術中覚醒記憶を経験している患者では再度，術中覚醒記憶を経験する確率が高くなっている[4]．
- 術中覚醒記憶を経験していなくても精神的なケアを受けている患者やPTSDを経験している患者では術中覚醒記憶の発生率が高くなる[5][★2]．

b. 手術の因子

- 手術に関しては，心臓手術，産科麻酔，急患の手術など"浅い麻酔"を必要とする麻酔管理で発生率が高くなる．これらは術中覚醒記憶の発生率とされる0.2％よりもずっと高くなっている[2,3]．

c. 麻酔に関する因子[3]

- 危険因子の一つとして，吸入麻酔薬を使わないこと（静脈麻酔）があげられている．この理由としては，静脈麻酔薬のほうが薬物動態学的個体差が大きいこと（薬物濃度の個体差が大きい），静脈麻酔では点滴の維持や頻回の薬物シリンジ交換など吸入麻酔薬にはない要素が含まれることなどが考えられる．

★1
5th National Audit Projectはイギリスおよびアイルランドで2012年～2013年に実施された大規模研究．2014年から結果が報告されている．

★2
PTSDを発症すると，患者の社会生活が大きく障害される．また，再度の手術・麻酔を拒否するケースもあり，問題となる．

❷ 麻酔中に疑われる事象

a. 体動

- 吸入麻酔薬の場合，1 MAC とは執刀時に 50％の人が体動を示さない濃度とされていて，セボフルランなら 2.0％，デスフルランなら 6.0％であり年齢により変動する．逆に考えると 1 MAC は，50％の人は筋弛緩作用がなくて鎮痛薬も投与されていない場合には体動を示す濃度である．
- 一方，意識がなくなる濃度 MACawake は，どの吸入麻酔薬であっても 0.3〜0.33 MAC とされていて，体動を示さない濃度よりもかなり低い．このことから体動を示しても必ずしも意識があるわけではないことが明らかである．
- 一方で，数多くの研究で筋弛緩は術中覚醒記憶のリスクを高めることが明らかとなっている．その理由としては筋弛緩状態では患者の恐怖心が高められ，そのことが記憶を増強することがあげられる．

▶MAC：
minimum alveolar concentration（最小肺胞濃度）

b. 循環動態

- 一般的な臨床モニターから術中覚醒を疑うことはできるだろうか？
- Ghoneim ら[2]は術中覚醒記憶が発生した症例 271 例の麻酔チャートを調べて，頻脈，高血圧が認められる割合を 20％（非術中覚醒症例では 1％）と 18％（非術中覚醒症例では 3％）と報告している．確かに非術中覚醒記憶症例と比べると交感神経の賦活化を観察する割合は高いが，それでも術中覚醒記憶症例の 80％では，頻脈・高血圧を観察しないことを示している．循環動態から術中覚醒記憶を疑うのは難しいと考えられる．

c. 鎮静モニター

- 代表的な鎮静モニターである bispectral index（BIS）で考えてみよう．BIS が術中覚醒記憶を減らすために有用であるとする研究は多いが，呼気ガスモニターと比較しても有用性が支持されない．
- Zand らは isolated forearm technique（IFT）★3 を用いて，帝王切開を受ける患者で意識と BIS の関係を調べている．導入から執刀までの間は BIS があまり有用ではなかったが，娩出後の安定した時間帯においては，BIS 値 63.5 を基準値とした場合の感度 100％，特異度 50〜99％と報告している[6]．
- Ekman らは BIS 値が 60 以上の状態が 4 分間以上続く状態を BIS 陽性として，術中覚醒記憶を正しく診断できるかを検討した．4,945 人中 19％が BIS 陽性であり，実際に術中覚醒記憶を発症した 2 例はこの中に含まれていた．計算すると感度 100％，特異度 81.8％だったが，偽陽性率は 99.8％となり，ほとんどが誤報だったことになる[7]．

★3 IFT
どちらかの上腕を駆血して筋弛緩薬が分布しないようにしたうえで，全身麻酔を導入する．その後，イヤホンで「聞こえれば手を握ってください」と指示を聞かせると，患者は意識があれば手を握る．

> **表1** Briceの質問票
>
> 1. あなたが手術室で眠る前に覚えていることで，一番最後に覚えていることは何ですか？
> 2. あなたが麻酔から覚めた後で，一番最初に覚えていることは何ですか？
> 3. その2つの記憶の間に何か覚えていることがありますか？
> 4. 麻酔中に夢をみましたか？
> 5. 手術と麻酔に関して，最も不快だったことは何ですか？

❸ 発見のためのインタビュー

- 麻酔薬は記憶の形成だけでなく，想起（記憶内容を思い出すこと）も抑制している．そして想起の抑制は長時間続くと考えられている．その結果，術中覚醒を経験していても，手術直後には思い出すことができない．翌日あるいはさらに時間が経ってから想起が可能となることもある．そこで，手術当日だけでなく，翌日やさらに数日を経て訪問する．

  （欄外：術中覚醒は，1回の術後訪問では見つからないことが多い）

- インタビュー時にはBriceの質問票を用いる（**表1**）．この質問形式では患者が能動的に思い出した内容を答えることになり，誘導される要素が少ない．一方で，気をつけなくてはいけないのは記憶を新たに形成してしまうことである．手術中に患者が経験したことを繰り返し，念を押すように聞いてしまうと，記憶が強化されたり，本来はなかった記憶が新たに形成される危険性があるので，患者の訴えを繰り返して強調することは避ける．

❹ 予防の方法

a. 麻酔導入時の術中覚醒記憶

- このように，現時点では麻酔中に意識の有無を診断する方法は確立していない．そのため術中覚醒記憶が起きやすいポイントに絞って対策を施す．
- NAP5の結果から，導入時，維持期，覚醒時の術中覚醒記憶の発生率はほぼ同じであることが明らかとなっている（**図1**）[8]．導入時の術中覚醒記憶は，挿管操作によるものが多い．状況としては次の3つがあげられる．

■ 急患で迅速導入が用いられるケース，とくに循環動態が不安定で鎮静薬が十分に投与できない場合

- 緊急症例での術中覚醒記憶発生率は非常に高い．外傷に対する手術では11〜43％と報告されている．これは循環動態が不安定なため鎮痛・鎮静薬を十分に投与できないからであろう．そのような症例ではプロポフォールの投与を避けてケタミンやエトミデートによる麻酔導入が行われるが，NAP5の結果でも，これらの薬剤の使用は術中覚醒記憶の発生と相関している．
- このような患者では，導入前に術中覚醒記憶に対する十分な説明をしておく．

（欄外：導入前に術中覚醒記憶に対する十分な説明をしておく）

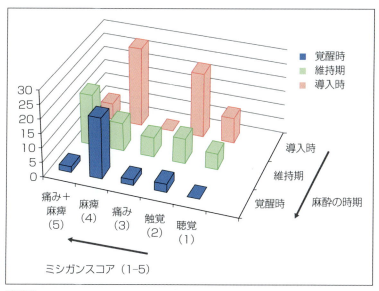

図1 術中覚醒が発生した時期と記憶内容の関係
導入時，覚醒時には筋弛緩作用による麻痺の記憶が多いのに対して，維持期には5つの内容が万遍なく現れる．このことから，導入時，覚醒時には患者に麻痺を感じさせないような麻酔管理が求められる．
(Cook TM, et al. Br J Anaesth 2014; 113: 560-74[8])より)

◼ 挿管困難で時間を要しているうちに，鎮静薬の濃度が低下してしまう場合

- 一般的な麻酔の導入方法として，静脈麻酔薬で一気に麻酔を導入しておいて挿管を行い，静脈麻酔薬濃度が低下してくるころには吸入麻酔薬の濃度が上昇して麻酔維持期に移行する．この方法では挿管困難で2回，3回と挿管を試みている間に静脈麻酔薬の作用が消失して，意識を回復してしまう．とくに筋弛緩薬を投与している場合には，患者は術中覚醒と同時に不動化，そして挿管の侵襲を体験することとなる．
- 対策としては，導入前からBISなどの麻酔深度モニターを設置すること，挿管困難時には静脈麻酔薬の追加投与を忘れないことがあげられる．挿管時には十分な麻酔深度にあることを確認したい．
- 近年，低流量麻酔が主流となっているが，あまりに早く低流量麻酔に切り替えてしまうと，吸入麻酔薬の血中濃度上昇が遅くなり術中覚醒のリスクが生じる．

> 導入前から麻酔深度モニターを設置する，挿管困難時には静脈麻酔薬の追加投与を忘れない，などの対策を立てる

◼ 薬剤の誤投与から，筋弛緩作用だけが先に発現してしまった場合

- ロクロニウムは静注時の痛みが強いため，鎮静薬に先んじて投与してしまった場合には，患者の反応により気づくことが多い．
- プロポフォールは薬液の色から誤投与する可能性は低いが，プロポフォール以外のケタミンやミダゾラムで導入する場合にはシリンジのマーキングなど

> 誤投与防止のため，ケタミンやミダゾラムで導入する場合にはシリンジのマーキングなどを確認する

を確認して，誤投与が起きないようにする．
- 誤投与してしまった場合にはすみやかにプロポフォールなど鎮静薬を投与して，患者に筋弛緩作用が出現する前に麻酔が導入されるようにする．

b. 麻酔維持期の術中覚醒記憶

- NAP5 で明らかとなった麻酔維持期の術中覚醒記憶の特徴としては痛みの記憶が多いことがあげられる．これは手術中の鎮痛対策が不十分で痛みにより覚醒した症例が多いためと考えられる．したがって，十分な鎮痛を施すことは術中覚醒記憶対策の第一歩である．

> 十分な鎮痛を施すことは術中覚醒記憶対策の第一歩

- 同じく NAP5 の中で，術中覚醒記憶のエピソードの多くは，数分程度の記憶であった[8]．つまり，麻酔科医は麻酔中のどの時間帯であっても一時たりとも観察を怠ることなく，十分な麻酔深度を維持する必要がある．
- 先にあげたように，BIS を含めた現在の麻酔深度モニターは不完全であり，感度，特異度ともに不十分である．偽陽性率が高いことは既述したが，麻酔深度モニターでは不確実な場合は鎮痛，鎮静レベルを上げる麻酔管理を行っていく．

c. 覚醒期の術中覚醒記憶

- これまで，手術終了時に覚醒していることは「しかたがないこと」として受け止められてきた．しかし，NAP5 の分析からは覚醒時の記憶を抑制できる可能性も考えられる[8]．NAP5 では覚醒時の術中覚醒記憶でも麻痺（体を動かすことができない）の記憶が多いことが示された．これは麻酔から覚醒したときに，まだ筋弛緩状態であったことを意味している．麻痺の恐怖感が記憶を強固にして術中覚醒記憶の状態となっている．

▶TOF：
train-of-four count

> まず筋弛緩作用を拮抗，TOF 値が 90％以上に回復するのを待って鎮静薬の投与を中止する

- そこで，麻酔からの覚醒時にはまず筋弛緩作用を拮抗して，TOF モニターを使用しているなら TOF 値が 90％以上に回復するのを待って鎮静薬の投与を中止するようにすると，覚醒時の麻痺の記憶は抑制することができる．

d. 予防法 10 箇条

- Ghoneim がまとめた予防法 10 箇条を**表 2** に示す（内容的には古い）[9]．

⑤ 対処の方法

- まず，内容などを吟味して，手術中の実際の出来事と突き合わせて検討を行い，患者の記憶内容が実際の出来事に合致しているか否かを調べておく．
- 続いて記憶の内容に従って Michigan Awareness Classification Instrument を用いてスコアリングする（**表 3**）[10]．このスコアが高いほど，その後の抑うつ傾向が強くなることが示されている（**図 2**）ので，積極的な介入が必要である[8]．
- Ghoneim らのまとめた対処方法を**表 4** に記す[9]．
- NAP5 にも**図 3** のような対処方法が示されている[8]．

表2 術中覚醒記憶の予防法 10 箇条

- 麻酔薬が確実に患者に届いているか確認する
- 健忘のための前投薬を考慮する
- 導入時には十分な鎮静薬を投与する
- 必要のない筋弛緩は避ける
- 笑気，オピオイドと併用するときでも吸入麻酔薬 0.6 MAC 以上を維持する
- 吸入麻酔薬単独なら 0.8 MAC 以上使用する
- 浅麻酔時には鎮静薬を投与する
- 患者にはあらかじめ，術中覚醒や音が聞こえる可能性があることを伝える
- 学習と研究が必要である
- モニターを開発していく必要がある

(Ghoneim MM. Anesthesiology 2000; 92: 597–602[9])より)

表3 Michigan Awareness Classification Instrument

Class	訴えの内容
0	訴えなし
1	一時的な音の記憶
2	触覚の記憶
3	痛み
4	麻痺
5	痛みと麻痺

手術中に強いストレスを感じた場合は D をつける

(Mashour GA, et al. Anesthesiology 2011; 114: 1218–33[10])より)

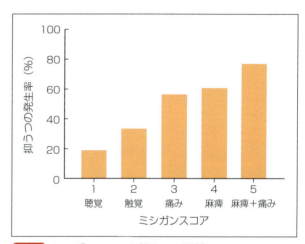

図2 ミシガンスコアと抑うつの関係

ミシガンスコアの値が高いほど，抑うつの発生率が高くなる．
(Cook TM, et al. Br J Anaesth 2014; 113: 560–74[8])より)

表4 術中覚醒記憶の対処方法

- 詳しいインタビューを行う
- 患者の立場を確認する
- 同情の気持ちを表す
- 何が起きたかを説明する
- 二度と起きないことを保証する
- 陳謝する
- 心理学的・精神的サポートを考慮する
- インタビューは麻酔記録とともに保管する
- 外科医，看護師，病院の法律家に知らせる
- 患者が入院中は毎日訪問し，退院後も電話で連絡を取る
- 精神科医への紹介を躊躇しない

(Ghoneim MM. Anesthesiology 2000; 92: 597–602[9])より)

a. PTSD に至った場合の治療法

- PTSD の治療は大きく 3 つに分けられる[11]．

  薬物療法：PTSD の治療薬として選択的セロトニン再取込み阻害薬（SSRI）やセロトニン・ノルアドレナリン再取込み阻害薬（SNRI）などの抗うつ薬が用いられて，効果があることが報告されている．

▶SSRI：
seletcive serotonin reuptake inhibitor

▶SNRI：
serotonin and noradrenaline reuptake inhibitor

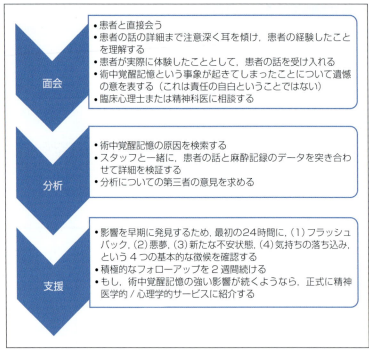

図3 NAP5をふまえて提唱された術中覚醒記憶患者への対処方法
(Cook TM, et al. Br J Anaesth 2014; 113: 560-74[8])より)

認知行動療法：学習理論をはじめとする行動科学の理論に基づき，行動的，情緒的，認知的な問題について不適応な反応を軽減させ，適応の反応を学習させる治療法である．Mashour らは麻酔科医も含めたチームで，認知行動療法により術中覚醒記憶から PTSD を発症した症例を治療し，次回の手術を問題なく受けさせることができた例を報告している[12]．

Eye Movement Desensitization and Reprocessing：治療者が目の前で一定の速度で動かしている指を，外傷的な出来事を考えながら患者に目で追ってもらうという比較的単純な治療方法である．PTSDに対する有効性が報告されている[13]．

- このような PTSD の治療を熟知した精神科医は多くない．日頃から勤務先の病院，あるいは近隣の施設で術中覚醒記憶から PTSD に発展した場合にコンサルトすることが可能であるか確認しておく．

b. PTSD に至った場合の損害賠償

- さて，自分が麻酔管理した患者が術中覚醒記憶を起こし，不幸にしてそれが PTSD に発展した場合に訴えられることはあるであろうか？
- PTSD に対する損害賠償責任を問うための要件は，①患者側が麻酔と PTSD 発症の因果関係を証明したうえで，②麻酔科医に注意義務違反★4 または説明義務違反★5 があった場合である．さらに，そのうえで損害額が算定されることになる．

PTSD に発展した場合に勤務先の病院や近隣の施設にコンサルトすることが可能であるか，日頃から確認しておく

★4 注意義務違反
注意義務違反とは，"臨床医学の実践としての規範的な医療水準に違反していること"である．これは，術中覚醒記憶を絶対に起こさない麻酔方法が確立しているときに，それ以外の麻酔方法を選択して術中覚醒記憶を起こしてしまった場合に問われる責任であり，現状では，標準を逸脱した，あるいはヒューマンエラーによる術中覚醒記憶が発生しない限り，問われないと思われる．

★5 説明義務違反
説明義務違反とは，いわゆるインフォームドコンセントの欠如である．術中覚醒記憶は既知の麻酔合併症である，その発生率は決して無視されるレベルではないことを考えると，術前に術中覚醒記憶に関する説明がなされていない場合，責任を問われる可能性がある．

- さらに，損害賠償請求の場合は損害額の算定が行われるが，これまでのところ裁判所は PTSD の認定に積極的ではなく，また PTSD が心因性障害であることから被疑者側の要因の関与分が減額されること，日本の損害賠償では本来得られたはずの利益と現実に得られた利益の差額の賠償であり精神的慰謝料の賠償は少ないこと，説明義務違反に対する賠償額は小さいことなどから，今後も高額の賠償金を求められることはないと思われる．

❻ おわりに

- 麻酔科医は全身麻酔を施すにあたって患者に対して手術中には意識がないことを保証している．しかし，術中覚醒記憶の発生率は低いもののゼロではなく，発生した場合には重篤な精神的後遺症を残す可能性がある．現在の麻酔薬，モニターでは確実に術中覚醒を予防することはできないが，ゼロに近づける努力を続けなければならない．

（坪川恒久）

文献

1) 坪川恒久．吸入麻酔薬と術中覚醒記憶．臨床麻酔 2015; 39: 479-86.
2) Ghoneim MM, et al. Awareness during anesthesia: Risk factors, causes and sequelae: A review of reported cases in the literature. Anesth Analg 2009; 108: 527-35.
3) Pandit JJ, et al. 5th National Audit Project（NAP5）on accidental awareness during general anaesthesia: Summary of main findings and risk factors. Br J Anaesth 2014; 113: 549-59.
4) Aranake A, et al. Increased risk of intraoperative awareness in patients with a history of awareness. Anesthesiology 2013; 119: 1275-83.
5) Whitlock EL, et al. Psychological sequelae of surgery in a prospective cohort of patients from three intraoperative awareness prevention trials. Anesth Analg 2015; 120: 87-95.
6) Zand F, et al. Survey on the adequacy of depth of anaesthesia with bispectral index and isolated forearm technique in elective Caesarean section under general anaesthesia with sevoflurane. Br J Anaesth 2014; 112: 871-8.
7) Ekman A, et al. Reduction in the incidence of awareness using BIS monitoring. Acta Anaesthesiol Scand 2004; 48: 20-6.
8) Cook TM, et al. 5th National Audit Project（NAP5）on accidental awareness during general anaesthesia: Patient experiences, human factors, sedation, consent, and medicolegal issues. Br J Anaesth 2014; 113: 560-74.
9) Ghoneim MM. Awareness during anesthesia. Anesthesiology 2000; 92: 597-602.
10) Mashour GA, et al. Intraoperative awareness: From neurobiology to clinical practice. Anesthesiology 2011; 114: 1218-33.
11) Cukor J, et al. Evidence-based treatments for PTSD, new directions, and special challenges. Ann N Y Acad Sci 2010; 1208: 82-9.
12) Mashour GA, et al. Operating room desensitization as a novel treatment for post-traumatic stress disorder after intraoperative awareness. Anesthesiology 2008; 109: 927-9.
13) Cloitre M. Effective psychotherapies for posttraumatic stress disorder: A review and critique. CNS Spectr 2009; 14(1 Suppl 1): 32-43.

2-4-10 術後せん妄

4. 術後の合併症・偶発症への対応

- せん妄は身体的な原因を基礎とする急性脳機能不全で，脳酸素代謝不均衡や脳内への炎症反応波及により，神経伝達物質不均衡が生じ，意識障害，認知障害，注意力低下，精神活動性の亢進または低下，睡眠障害をきたす疾患である[1]．
- せん妄は短時間で経過し可逆的な病態であると考えられてきたが，入院期間延長や医療費増大に加え，近年身体予後悪化の独立危険因子であることや術後高次脳機能障害との関連も示されており，その予防や早期治療は重要である．
- せん妄の発症要因は1つではなく，複合的要素が関与するためその予防や治療は容易ではない．2014年日本集中治療医学会から発表された「日本版・集中治療室における成人重症患者に対する痛み・不穏・せん妄管理のための臨床ガイドライン」(J-PAD ガイドライン)[2]では，患者が落ち着ける環境の整備と，早期離床につながるリハビリテーションの重要性が示されている．

▶J-PAD：
Japanese guidelines for the management of Pain, Agitation, and Delirium in intensive care unit

せん妄の診断はDSM-5が基本となる

❶ せん妄の診断とスクリーニング

- せん妄の診断はアメリカ精神医学会発行のDiagnostic and Statistical Manual of Mental Disorders (DSM)-5（日本語版：DSM-5 精神疾患の診断・統計マニュアル）が基本となる（**表1**）．診断基準では注意（集中，転導）と意識の障害，認知の障害（記憶障害，失見当識，知覚障害，視空間障害），睡眠覚醒障害が生じる症候群とされ，急性に発症（数時間から数日間）し，日内変動（1日を通じて重症度が変化）を呈するものと定義される．
- 非精神科医にとってDSM-5に基づく診断は難しいため，簡便なせん妄のス

表1　せん妄の診断基準（DSM-5）

A.	注意の障害（すなわち，注意の方向づけ，集中，維持，転換する能力の低下）および意識の障害（環境に対する見当識の低下）
B.	その障害は短期間のうちに出現し（通常数時間〜数日），もととなる注意および意識水準からの変化を示し，さらに1日の経過中に重症度が変動する傾向がある
C.	さらに認知の障害を伴う（例：記憶欠損，失見当識，言語，視空間認知，知覚）
D.	基準AおよびCに示す障害は，他の既存の，確定した，または進行中の神経認知障害ではうまく説明されないし，昏睡のような覚醒水準の著しい低下という状況下で起こるものではない
E.	病歴，身体診察，臨床検査所見から，その障害が他の医学的疾患，物質中毒または離脱（すなわち，乱用薬物や医薬品によるもの），または毒物への曝露，または複数の病因による直接的な生理学的結果により引き起こされたという証拠がある

(American Psychiatric Association. 日本精神神経学会 日本語版用語監修. 髙橋三郎, 大野 裕, 監訳. DSM-5 精神疾患の診断・統計マニュアル. 医学書院；2014 より)

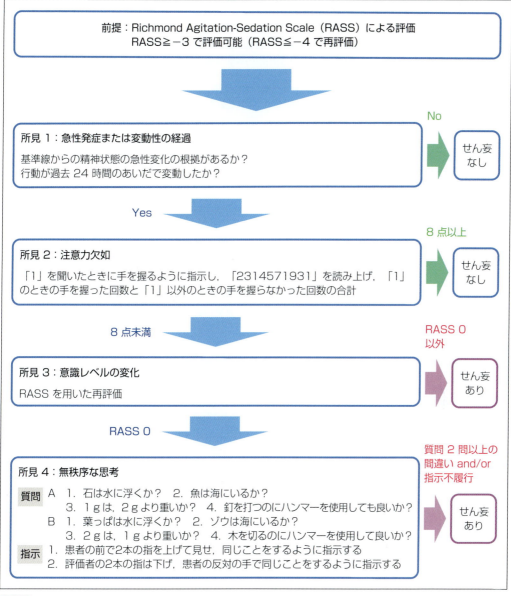

図1 CAM-ICU フローチャート

クリーニングツールが開発されてきた．近年集中治療（ICU）領域で標準的に用いられているのは，Confusion Assessment Method for the Intensive Care Unit（CAM-ICU）と Intensive Care Delirium Screening Checklist（ICDSC）である．

- CAM-ICU は 1990 年に Inouye らが発表した Confusion Assessment Method を鎮静，気管挿管されている ICU 患者でも評価できるように改良されたものである．①急性発症または変動性の経過，②注意力欠如，③意識レベルの変化，④無秩序な思考の4つの要素で構成される（図1）．ベッドサイドで

▶ICU：
intensive care unit

表2 Intensive Care Delirium Screening Checklist（ICDSC）

1. 意識レベルの変化 　（A）反応がないか，（B）何らかの反応を得るために強い刺激を必要とする場合は評価を妨げる重篤な意識障害を示す．もしほとんどの時間（A）昏睡あるいは（B）昏迷状態である場合は，ダッシュ（−）を入力し，それ以上評価は行わない 　（C）傾眠あるいは，反応までに軽度ないし中等度の刺激が必要な場合は意識レベルの変化を意味し，1点である 　（D）覚醒，あるいは容易に覚醒する睡眠状態は正常を意味し，0点である 　（E）過覚醒は意識レベルの異常と捉え，1点である	0, 1
2. 注意力欠如 　会話の理解や指示に従うことが困難．外からの刺激で容易に注意がそらされる．話題を変えることが困難．これらのいずれかがあれば1点	0, 1
3. 失見当識 　時間，場所，人物の明らかな誤認，これらのうちいずれかがあれば1点	0, 1
4. 幻覚，妄想，精神障害 　臨床症状として，幻覚あるいは幻覚から引き起こされていると思われる行動（たとえば，空を掴むような動作）が明らかにある，現実検討能力の総合的な悪化，これらのうちいずれかがあれば1点	0, 1
5. 精神運動的な興奮あるいは遅滞 　患者自身あるいはスタッフへの危険を予測するために追加の鎮静薬あるいは身体抑制が必要となるような過活動（たとえば，静脈ラインを抜く，スタッフをたたく），活動の低下，あるいは臨床上明らかな精神運動遅滞（遅くなる），これらのいずれかがあれば1点	0, 1
6. 不適切な会話あるいは情緒 　不適切な，整理されていない，あるいは一貫性のない会話，出来事や状況にそぐわない感情の表出．これらのいずれかがあれば1点	0, 1
7. 睡眠・覚醒サイクルの障害 　4時間以下の睡眠，あるいは頻回な夜間覚醒（医療スタッフや大きな音で起きた場合の覚醒は含まない），ほとんど一日中眠っている，これらのうちいずれかがあれば1点	0, 1
8. 症状の変動 　上記の徴候あるいは症状が24時間の中で変化する（たとえば，その勤務帯から別の勤務帯で異なる）場合は1点	0, 1
合計点が4点以上であればせん妄と評価する	

（日本集中治療医学会 J-PAD ガイドライン作成委員会．日集中医誌 2014; 21: 539-79[2]）より）

★1
CAM-ICUを日常的に使用している看護師の調査では，感度47％，特異度98％との報告[4]もあり，見逃しも意外と多いと思われる．

J-PADガイドラインでは成人ICU患者において，CAM-ICUやICDSCを用いた日常的なせん妄モニタリングが推奨されている

簡便に施行でき，感度80％，特異度95.9％[3]と特異度が非常に高く，有効な診断ツールと考えられている★1．

● ICDSCはDSMをもととした8つのチェックリストから成り，4ポイント以上でせん妄と判断する（表2）．この評価法の特徴は数時間程度の期間中の状態で判断し，特殊な評価手段を有しないため，看護師が各勤務終了時に振り返って評価することも可能であり，日常業務上利用しやすい．感度74％，特異度81.9％と報告[3]されている．

● J-PADガイドラインでも成人ICU患者において，CAM-ICUやICDSCを用いた日常的なせん妄モニタリングを推奨[2]し，早期診断・早期治療の重要性が示されている[5]．

表3 せん妄のサブタイプ

過活動型せん妄
24時間以内に下記2項目以上の症状（せん妄発症前より認める症状ではない）が認められた場合 • 運動活動性の量的増加 • 活動性の制御喪失 • 不穏 • 徘徊
低活動型せん妄
24時間以内に下記2項目以上の症状（せん妄発症前より認める症状ではない）が認められた場合 （活動量の低下または行動速度の低下は必須） • 活動量の低下 • 行動速度の低下 • 状況認識の低下 • 会話量の低下 • 会話速度の低下 • 無気力 • 覚醒の低下／ひきこもり
混合型せん妄
24時間以内に，過活動型ならびに低活動型両方の症状が認められた場合

（岸　泰宏. Cardiovascular Anesthesia 2013; 17: 9–16[1]より）

❷ せん妄の分類

- せん妄には過活動型と低活動型およびその混合型がある[1]（**表3**）．
- 過活動型せん妄は，活動水準の増加，活動制御の喪失，徘徊，会話量増加，発言内容変調，過覚醒，注意力低下，攻撃性，協調性欠如，幻覚・悪夢，固執思考などが特徴的な症状としてみられる．
- 低活動型せん妄は，活動量の低下，動作速度低下，無関心，会話量低下，注意力・集中力低下，無認識，傾眠などが特徴的な症状としてみられる．
- 混合型せん妄は過活動型と低活動型を24時間以内に反復発症するが，日中傾眠傾向で夜間興奮状態になることが多い．
- 亜症候性せん妄は，DSMの診断基準をすべて満たさないが1つ以上満たす状態と定義される．
- ICUでの各型の内訳は，過活動型せん妄1.6％，低活動型せん妄43.4％，混合型せん妄57.4％と報告され，高齢者では低活動型せん妄の頻度が高いと指摘されている[6]．

せん妄には過活動型と低活動型，混合型がある

❸ 術後せん妄の発生率と危険因子

- 手術患者の高齢化に伴い術後せん妄の発生率は増加傾向にあるが，とくに整形外科術後（28〜60％），心臓外科術後（30〜73％）では高率に生じるとさ

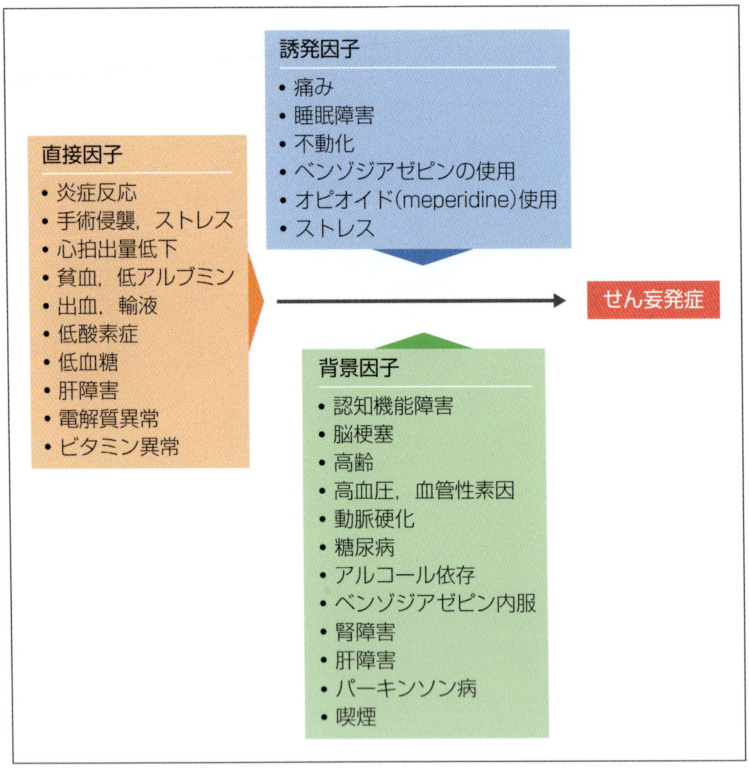

図2 せん妄発症に関係する直接因子，背景因子，誘発因子
(石田和慶, ほか. 臨床麻酔 201; 39: 1645–54[11]より)

直接因子
- 炎症反応
- 手術侵襲，ストレス
- 心拍出量低下
- 貧血，低アルブミン
- 出血，輸液
- 低酸素症
- 低血糖
- 肝障害
- 電解質異常
- ビタミン異常

誘発因子
- 痛み
- 睡眠障害
- 不動化
- ベンゾジアゼピンの使用
- オピオイド（meperidine）使用
- ストレス

背景因子
- 認知機能障害
- 脳梗塞
- 高齢
- 高血圧，血管性素因
- 動脈硬化
- 糖尿病
- アルコール依存
- ベンゾジアゼピン内服
- 腎障害
- 肝障害
- パーキンソン病
- 喫煙

→ せん妄発症

> **Topics　術後せん妄と頭頚部画像評価**
>
> 　近年画像診断の進歩と心臓血管外科手術後脳障害への関心の高まりから，手術前後に頭頚部の MRI を撮影する機会が増えている．これにより術前 MRI で脳梗塞が広範囲に多数認められること[7]や大脳白質高信号域が大きく融合していること[8]が術後せん妄の危険因子として報告された．大脳白質病変は脳細動脈の動脈硬化との関連が示されており[9]，周術期の脳灌流異常や炎症反応の波及により神経伝達物質の機能異常が生じ，術後脳機能障害に結びつくと考えられ注目されている．

れる[10]．
- せん妄発症には脳に影響を与える直接因子（術後の場合，手術侵襲や炎症反応など）があり，これに患者がもつ背景因子（高齢，認知症など）と誘発因子（痛みや ICU 管理など）が重なりせん妄を形成しやすくなると考えられている（**図2**）[11]．
- 術後安定していた患者がせん妄をきたした場合，重篤な合併症（敗血症，循環・呼吸不全など）を生じている場合があるので注意が必要である．

重篤な合併症をきたしている場合があるので注意が必要

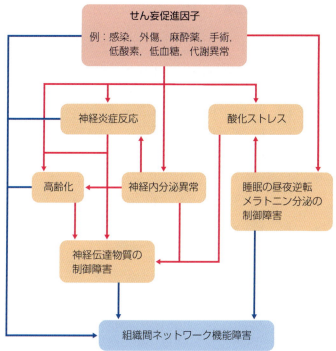

図3 せん妄発症機序のかかわり

せん妄の病態生理において最新理論に基づき，それぞれの病因がどのような相互関係にあるかを示した．それぞれ示された病態理論は，病態機序（たとえばドパミン過剰やアセチルコリン欠乏）や経験上のエビデンス（たとえば睡眠障害や高齢化）や臨床データ（薬剤の影響や術中低酸素）に基づき，お互いに補完するように働く．それぞれの病因のみではせん妄の発症機序を説明するには不十分だが，これらの病因が相互に関係することで，生物学的に混乱しせん妄時の認知・行動変化につながると考えられる．
(Maldonado JR. Am J Geriatr Psychiatry 2013; 21: 1190-221[12])より)

❹ せん妄の機序

- 術後せん妄の病態生理は正確にはわかっていないが，脳酸素代謝不均衡や脳内への炎症反応波及や術前，周術期に投与される薬剤などにより，神経伝達物質のバランスが崩れシナプスにおける情報伝達が障害され，せん妄が生じると考えられている（**図3**）[12]．

a. 神経伝達物質の異常

- 一般的にせん妄患者では，神経伝達物質としてアセチルコリンの減少（活性低下）とドパミン，ノルエピネフリン，グルタミン酸の増加（活性上昇）が認められ，セロトニン，ヒスタミン，GABAも関与するといわれている（**表4**）[12]．

▶GABA：gamma-aminobutyric acid（γアミノ酪酸）

■ アセチルコリン

- 意識覚醒を司る上行性網様体賦活系において，橋中脳連結部の傍小脳脚核は重要な役割を果たしているといわれ，この核にはアセチルコリン合成ニューロンが含まれることが知られている．傍小脳脚核から発せられたシグナルは，視床，視床下部，前脳基底核を経由して大脳皮質に投射し，神経線維末端からグルタミン，ヒスタミン，アセチルコリンの放出を促し，大脳皮質全体の覚醒に関与するといわれている[13]．
- 脳内のニコチン性アセチルコリン受容体は認知機能，覚醒，学習および記憶

表4 せん妄を誘発する因子と神経伝達物質や神経活動性との関係

	ACH	DA	GLU	GABA	5HT	NE	Trp	Phe	His	Cytok	HPA axis	NMDA	RBF	EEG	Mel	Inflam	Cort
虚血・低酸素	↓	↑	↑	↑	↓	↑	⇔	↑	↑↓	△↑	△	↑	△	↓	↓	↑	↑
高齢化	↓	↓	↓	↓	↓	↓	↑	↓	↓	△↑	↑	↓	↓	↓	↓	↑	↑
外傷性脳損傷	↑	↑	↑	↑	↑	↑	↑	↓	↑	↑△	↑	↑	↑	↓	↓	↑△	↑
脳血管障害	↓	↑	↑	↑	↑	↑	↑	↑	↑	↑	↑	↑	↑	↓	↓	↑△	↑
肝不全（肝性脳症）	⇔	↓	↑	↑	↑	↑	↑	↑	↑	↑△	↑	↑	△	↓	↓	↑	↑
睡眠障害	↓	↓	△	↓	↑	↑	↑	↑	↑	↑	↑	↑	↑	↓	↓↑	↑△	↑
外傷，手術，術後	↓	↑	↑	↓	↑	↑	↑	↑	↑	↑	↑	△	↓	↓	↓	↑	↑
アルコール，抗うつ・抗精神病薬の中断	↑	↑	↑	↓	↑	↑	↑	↑	↑	↑△	↑	↓	↑	↓	↓	↑	↑
感染・敗血症	↓	↓	↓	↓	↓	↓	↑	↑	↑	↑△	↑△	↓	↓	↓	↓	↑	↑
脱水，電解質異常	⇔	↑	↑	↓	↓	↑	?	?	↑	↑	↑	△	↓	↓	△	↓	↑△
内科的疾患	↓	↑	↑	△	↓	↑	↑	↑	↑	↓	↑	△	△	↓	↓	△	↑

↑：増加または活性化の可能性，↓：減少または低下の可能性，⇔：変化なし，△：正確な機序は不明だが関与している可能性
ACH：アセチルコリン，DA：ドパミン，GLU：グルタミン酸，GABA：γアミノ酪酸，5HT：セロトニン，NE：ノルエピネフリン，Trp：トリプトファン，Phe：フェニルアラニン，His：ヒスタミン，Cytok：サイトカイン，HPA axis：視床下部−下垂体−副腎系，RBF：局所血流変化，EEG：脳波，Mel：メラトニン，Inflam：炎症，Cort：コルチゾール

(Maldonado JR. Am J Geriatr Psychiatry 2013; 21: 1190-221[12]より)

の制御に，ムスカリン性アセチルコリン受容体は知覚，注意，認知機能に関与すると考えられている[13]．

- せん妄患者の血液中や髄液中のアセチルコリンが減少していることや，抗コリン作用をもつ薬剤や加齢（アセチルコリン産生神経細胞減少）がせん妄の危険因子であることなどから，アセチルコリン欠乏／活性低下がせん妄発生に重要な役割を果たしていると考えられている[11]．

> アセチルコリン減少がせん妄発症に重要な役割を果たしていると考えられている

ドパミン

- 低酸素状態や代謝異常は，ドパミンのノルエピネフリンへの変換やドパミンの分解を妨げてドパミンを蓄積させる[12]．
- ドパミンアゴニストであるアンフェタミンがせん妄様症状を引き起こすことや，ドパミン受容体遮断作用がある抗精神病薬（ハロペリドールなど）がせん妄にある程度有効なことから，ドパミン活性の亢進もせん妄発症と関連していると考えられている[11]．

b. 炎症反応の影響

- 全身の炎症反応刺激が，求心性神経線維や体液性反応を介して中枢神経でサイトカインや炎症性メディエータの発現を促したり，血液脳関門を直接障害して中枢神経系へのサイトカインの曝露を増強したりすることで，神経，シ

ナプスの障害が生じてせん妄を引き起こすと考えられている[12]．
- せん妄患者では，非せん妄患者に比べて，CRP，IL-6，TNF-α，IL-1RA，IL-10，IL-8が上昇していることが示されている．
- 全身の炎症反応は微小循環を障害して虚血性変化を導いたり，視床下部−下垂体−副腎系を刺激しグルココルチコイド産生を促すストレス応答を導いたり，アセチルコリン，ドパミン，セロトニン，ノルエピネフリンなどの神経伝達物質の不均衡をきたしたりすることが知られている．

c. 加齢の影響

- 加齢に伴い脳内でストレス応答における神経伝達物質の変化，脳血流減少，神経細胞の脱落が生じることが知られており，加齢がせん妄の独立した危険因子[★2]である所以とされる[12]．

d. 脳酸素代謝異常の影響

- 脳での酸素の需要と供給のバランスが崩れると，神経細胞の機能不全から神経伝達や神経毒性物質除去が障害され，せん妄状態を誘発するといわれている[12]．
- 酸素供給が不足するとアセチルコリンの産生や放出が減少し，また細胞膜間の物質・電解質輸送障害の結果，グルタミン酸やドパミンの放出・蓄積が生じる．
- 術後せん妄患者では，術前・術中の局所脳酸素飽和度（rSO₂）が低く[15, 16]，また術中のrSO₂の左右差が大きいこと[17]が報告され，脳潅流や脳酸素代謝の不均衡とせん妄のかかわりを示唆する．

e. ストレス反応・神経内分泌の影響

- 視床下部−下垂体−副腎系はストレス応答や免疫，摂食，睡眠，情動，エネルギー代謝など生体反応を制御する．副腎から放出されるグルココルチコイドが過剰になると脳神経細胞を傷害することが知られており，せん妄との関連が示唆される[12]．
- 注意力，記憶，情報制御にかかわる海馬は，グルココルチコイド受容体が多く存在することがわかっており，過剰なグルココルチコイドによる傷害を受けやすいと考えられ，せん妄患者でみられる注意力，記憶の障害との関連性が示唆される．また海馬損傷の結果，グルココルチコイド受容体の減少を招き，フィードバックがかからず更なるグルココルチコイド過剰分泌が起こると考えられている．

f. 睡眠障害の影響

- 睡眠障害はそれ自体集中力，思考力，反応時間や記憶の想起障害を起こし，さらに気分の不安定性を生じる[11]．
- 概日リズムは光の曝露によるメラトニン分泌により維持・制御されているが，重症患者では環境の変化を含めさまざまな原因で，概日リズムが乱れ睡

▶CRP：
C-reactive protein（C反応性タンパク）

▶IL：
interleukin

▶TNF-α：
tumor necrosis factor-α（腫瘍壊死因子α）

★2
65歳を超えると1歳につき2％の割合でせん妄が発生する可能性が高くなる[14]．

▶rSO₂：
regional cerebral oxygen saturation

眠不足となりせん妄を誘発するとされる[12].
- メラトニンには，覚醒−睡眠サイクル規律的効果，概日リズム正常化作用，抗酸化作用，抗炎症作用，鎮痛作用，グルココルチコイド受容体親和性抑制作用などがあり，メラトニンの欠乏はせん妄発症にさまざまな機序でかかわると推測される.
- メラトニンの代謝産物である 6-sulfatoxymelatonin の尿中濃度が，過活動型せん妄患者では低く，低活動型せん妄で高くなっていることが調べられている.

❺ せん妄予防と治療

> 直接因子を軽減し，誘発因子を取り除くことがせん妄の予防・治療につながる

- せん妄は脳に影響を与える直接因子に，患者がもつ背景因子と患者を取り巻く状況により誘発される誘発因子が重なり合い発症すると考えられている．したがって直接因子を軽減し，誘発因子を取り除くことがせん妄の予防・治療につながる.

a. せん妄予防

■ 薬理学的せん妄予防対策

- ハロペリドール（セレネース®）を主とする抗精神病薬の周術期せん妄予防投与は，一部で有効との報告もあるが，全体としてのエビデンスは乏しく，J-PAD ガイドラインでは非定型抗精神病薬の予防投与は行わないことを提案している[2].
- 神経伝達物質のアセチルコリン減少がせん妄発症メカニズムの一因とされているが，コリンエステラーゼ阻害薬の予防投与に関しても有効性は示されていない[5].
- その他の薬剤として，ガバペンチンやケタミンはオピオイドの必要量を減ずる効果から，またメラトニンは睡眠リズムを改善する効果から，せん妄予防効果が期待される[5].
- J-PAD ガイドラインでは，人工呼吸中患者において「鎮痛重視の鎮静」の方針を示しており，痛みの評価を行い適切な量の鎮痛薬を投与し，禁忌でなければ浅い鎮静深度での管理が推奨されている[2]（ともに過量になるとせん妄の危険因子）．この際の鎮静薬としてベンゾジアゼピン系鎮静薬は，せん妄の独立危険因子とされているので避けたほうがよく[5]，プロポフォールやデクスメデトミジンのような非ベンゾジアゼピン系鎮静薬を優先的に使用することが提案されている[2]．ただしデクスメデトミジンにせん妄予防効果があるかどうかは不明である[2].

■ 非薬理学的せん妄予防対策

> 予防対策として，見当識向上，早期離床，視聴覚，睡眠改善，全身状態改善への介入などがあげられる

- ①見当識向上への介入，②早期離床（リハビリテーション）への介入，③視覚・聴覚の補助，④睡眠改善・概日リズム形成への介入，⑤全身状態改善への介入などがあげられる（表5）[5].

表5 せん妄予防対策

見当識と活動性に対する介入	・患者を名前で呼ぶ ・看護スタッフの名前を掲示する ・日々の予定を示す ・見慣れた物品を配置する ・会話（思い出話や言葉遊び）
早期離床を目指した介入	・関節可動域制限や筋力低下を防ぐ運動 ・行動を制限する医療装備の排除（尿道カテーテルや抑制帯）
視聴覚に対する介入	・視覚援助（眼鏡，拡大鏡），聴覚援助 ・わかりやすい表示（文字の拡大，蛍光テープの使用）
睡眠増進に対する介入	・広い個室，遮音，遮光対策 ・夜間の医療行為の回避 ・心癒される音楽
全身状態改善を目的とした医療行為	・低酸素，低血圧・高血圧，貧血の是正 ・適切な経口補水，栄養摂取 ・不必要な薬剤の投与中止 ・腸管，膀胱機能の正常維持 ・鎮痛 ・医療機器の最小限使用

(Trabold B, et al. J Cardiothorac Vasc Anesth 2014; 28: 1352–60[5] より)

- 早期離床の介入研究では，せん妄発生率の低下，過鎮静の減少，ICU入室期間および入院期間の短縮が示されている[18]．
- 予定心臓外科患者で術前の経頭蓋ドプラ（TCD）による頭頸部血管の狭窄所見と術中のrSO_2値を指標に脳血流維持を目指した介入を行ったところ，介入前後1年間の術後せん妄発生率が13.3％から7.3％に減少（$p=0.019$）したとの報告[19]がある．術中の脳血流維持が術後せん妄の発生を減少させる可能性があり興味深い．
- ICUの環境整備（窓の位置，壁の色，光，雑音など）や音楽を用いた介入や睡眠の質の向上に関する介入などがせん妄の発生を減少させたとの報告がある．これら非薬理学的せん妄予防対策の有効性の根拠を得るためには，大きなサンプル数で質の良い調査が必要であるが，その介入が患者にとって有害と考えられない場合は，日常的な援助として取り入れることを考慮してよいとJ-PADガイドラインでは述べられている[2]．

▶TCD：transcranial Doppler

術中の脳血流維持が術後せん妄の発生を減少させる可能性がある

b. せん妄治療

薬理学的せん妄治療対策

- 発症後のせん妄に対してさまざまな薬剤投与が試みられているが，せん妄期間を短縮する有効な薬物治療に関するデータは少なく[2]，現時点で明確な治療薬はない．
- 以前からよく用いられているハロペリドールはドパミン受容体遮断作用によるせん妄改善が期待され，一部で有効との報告もあるが，大規模研究での有効性は示されていない[5]．

- コリンエステラーゼ阻害薬もせん妄改善効果は認められない．
- 第二世代の抗精神病薬（リスペリドン〈リスパダール®〉，オランザピン〈ジプレキサ®〉，クエチアピン〈セロクエル®〉，アリピプラゾール〈エビリファイ®〉など）では，せん妄改善の可能性が期待されている[5]．
- せん妄に対する薬物療法は，過活動型せん妄で原疾患の治療に影響が生じる場合に限定すべきであるという意見もある．
- 低活動型せん妄にはアリピプラゾールが有効であるとの報告がある．

非薬理学的せん妄治療対策

> J-PAD ガイドラインでは治療対策として，ICU での早期からのリハビリテーションを行うことが推奨されている

- J-PAD ガイドラインでは，せん妄予防と同様に非薬理学的せん妄治療，とくに早期離床を目指した ICU でのリハビリテーションを早期から行うことが推奨されている[2]．
- 施行可能であれば早期から積極的な離床（座位，立位，歩行練習など）や四肢，体幹の運動（これらを総称して early mobilization という）を行うことは，せん妄の発症や期間の減少，日常活動性の早期獲得，人工呼吸期間の短縮，ICU 入室期間や入院期間の短縮，医療費軽減に有用であることが示されている[2]．
- early mobilization は個々の患者の状態に合わせて，座位や立位に伴う血圧低下や頻脈，運動に伴う酸素消費量増大など呼吸循環動態への影響を加味しながら進めていくことが推奨されている．

（山下敦生，松本美志也）

文献

1) 岸　泰宏．術後せん妄の診断と対応．Cardiovascular Anesthesia 2013; 17: 9–16.
2) 日本集中治療医学会 J-PAD ガイドライン作成委員会．日本版・集中治療室における成人重症患者に対する痛み・不穏・せん妄管理のための臨床ガイドライン．日集中医誌 2014; 21: 539–79.
3) Gusmao-Flores D, et al. The confusion assessment method for the intensive care unit (CAM-ICU) and intensive care delirium screening checklist (ICDSC) for the diagnosis of delirium: A systematic review and meta-analysis of clinical studies. Crit Care 2012; 16: R115.
4) Van Eijk MM, et al. Routine use of the confusion assessment method for the intensive care unit: A multicenter study. Am J Respir Crit Care Med 2011; 184: 340–4.
5) Trabold B, Metterlein T. Postoperative delirium: Risk factors, prevention, and treatment. J Cardiothorac Vasc Anesth 2014; 28: 1352–60.
6) Peterson JF, et al. Delirium and its motoric subtypes: A study of 614 critically ill patients. J Am Geriatr Soc 2006; 54: 479–84.
7) Otomo S, et al. Pre-existing cerebral infarcts as a risk factor for delirium after coronary artery bypass graft surgery. Interact Cardiovasc Thorac Surg 2013; 17: 799–804.
8) Hatano Y, et al. White-matter hyperintensities predict delirium after cardiac surgery. Am J Geriatr Psychiatry 2013; 21: 938–45.
9) Ovbiagele B, Saver JL. Cerebral white matter hyperintensities on MRI: Current concepts and therapeutic implications. Cerebrovasc Dis 2006; 22: 83–90.
10) 小倉　信．高齢者の術後せん妄．A-net 2015; 19: 9–12.
11) 石田和慶，ほか．術後せん妄．臨床麻酔 2015; 39: 1645–54.

12) Maldonado JR. Neuropathogenesis of delirium: Review of current etiologic theories and common pathways. Am J Geriatr Psychiatry 2013; 21: 1190-221.
13) 小田陽彦. せん妄の機序. 臨床麻酔 2015; 39: 1627-35.
14) Pandharipande P, et al. Lorazepam is an independent risk factor for transitioning to delirium in intensive care unit patients. Anesthesiology 2006; 104: 21-6.
15) Morimoto Y, et al. Prediction of postoperative delirium after abdominal surgery in the elderly. J Anesth 2009; 23: 51-6.
16) Schoen J, et al. Preoperative regional cerebral oxygen saturation is a predictor of postoperative delirium in on-pump cardiac surgery patients: A prospective observational trial. Crit Care 2011; 15: R218.
17) 山下敦生, ほか. 心臓大血管手術後せん妄と術中脳モニタ. Cardiovascular Anesthesia 2013; 17: 21-8.
18) Needham DM, et al. Early physical medicine and rehabilitation for patients with acute respiratory failure: A quality improvement project. Arch Phys Med Rehabil 2010; 91: 536-42.
19) Palmbergen WA, et al. Improved perioperative neurological monitoring of coronary artery bypass graft patients reduces the incidence of postoperative delirium: The Haga Brain Care Strategy. Interact Cardiovasc Thorac Surg 2012; 15: 671-7.

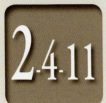

2-4-11 術後認知機能障害

▶POCD：
post operative cognitive dysfunction

- 術後認知機能障害（POCD）は，認知に微妙な変化を及ぼされた結果，患者予後にも影響を与え，近年注目されている合併症の一つである．
- 統一された明確な診断基準がないなど，POCDに関しては未だ不明なことが多く今後の研究が必要である．
- 患者自身がもつ因子も含めPOCDにはさまざまな要因が関与しており，その予防・対策には，術前の適切な評価とその後の多面的・包括的な介入・対処が必要である．
- ここでは，POCDの特徴，発生頻度，リスクファクター，予後，原因，対処方法について解説する．

① 特徴

- 言語，認知，行為，全般性注意，方向性注意，記憶，遂行機能の障害が高次脳機能障害であり，POCDは単一の神経基盤の障害ではない．
- 明確な診断基準はないが，過去の報告では全般性注意，近時記憶，遂行機能に関する検査が多くなっている[★1]．
- POCDは，術後に認知機能障害が発生する場合を示し，発症が緩徐で，注意力も障害されるが意識レベルは不変という特徴がある．

★1
MMSE (Mini Mental State Examination) が多くの研究で使用されているが，複数の検査を併用すると信頼性が高くなる．

② 発生頻度

- POCDの発生頻度は，個々の診断基準により影響される．心臓手術と非心臓手術ではPOCDの原因とされる要因に差異があるため分けて考える必要がある．
- 人工心肺を用いた心臓手術術後のPOCDの頻度は，短期的には33〜83%，長期的には20〜60%である．人工心肺を用いないoff-pump CABGとの比較は，3か月後にはon-pump群でPOCDが多い傾向であったが，12か月後には差はみられないように，メタ解析によっても発生頻度に有意差はみられていない[1]．
- 一方，非心臓手術におけるPOCDの頻度は，大規模研究によれば，年齢60歳以上では術後1週間後には25.8%，3か月後では9.9%の発症率である[2]★2．40〜59歳の壮年者で検討した場合，1週間後では19.2%，3か月後に6.2%となる[3]（図1）．壮年者の対照群のPOCDの発症率は約4%で，1週間後では有意差があるが，3か月後では有意差はなくなる．
- このように，心臓手術でも非心臓手術でも，POCDは，高齢者ほど発症率が増加し，術後，長期的には減少するが，短期間ほど高い発症率である．

★2
手術を受けていない対照群では，1週間後に3.4%，3か月後に2.8%の頻度でPOCDの基準に達しPOCDと診断された．

POCDは高齢であるほど，術後短期間であるほど高い発症率

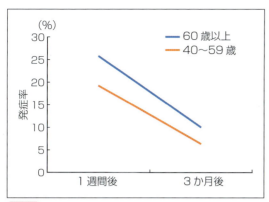

図1 非心臓手術におけるPOCD発症率の経時的変化：40〜59歳と60歳以上の患者の比較
(Moller JT, et al; ISPOCD Investigators. Lancet 1998; 351: 857-61[2]/Johnson T, et al; ISPOCD2 Investigators. Anesthesiology 2002; 96: 1351-7[3]より)

表1 POCDの危険因子

- 年齢（高齢）
- 手術時間（長時間）
- 亜酸化窒素併用
- 手術部位（心臓，大血管，大腿骨）
- 心疾患
- アルコール依存
- 検査前のオピオイド
- 教育の程度（低い水準）
- ASAクラス分類III/IV（術前合併症あり，脳卒中の既往）
- 認知機能低下

❸ リスクファクター

a. 術前因子

- 多くの報告にあるように，POCDの要因としては年齢，術前のベンゾジアゼピンの使用，麻酔時間，亜酸化窒素，手術術式，心疾患，アルコール嗜好，オピオイドの使用，教育の程度，ASAクラス分類などがあげられ[2]，この中でも，とくに高齢，長い手術時間，術前の合併症，アルコール依存，低い教育水準などが危険因子としてあげられる[4]（**表1**）．
- 一般的に術前にせん妄や認知障害になっている患者はPOCDの研究からは除外されているが，術後せん妄と診断されると，POCDのオッズ比が41.2と高率になる[5]★3．
- さらに，術前に認知機能の低下がある場合には，術後1年後までのPOCDの発症率が高率になる[6]★4．
- 術前に認知障害をもつ患者では術後せん妄のリスクが増加する．そして，術後せん妄に診断されるとPOCDの頻度が増加する．
- 術前に認知機能低下がみられた場合にもPOCDの危険因子となる．

b. 麻酔方法

- 麻酔方法はPOCDの発症に起因しないといわれている．
- 60歳以上の438人を全身麻酔と局所麻酔とで比較して術後1週間後と3か月後のPOCDを検討した結果，1週間後では全身麻酔後12.5％と局所麻酔後19.8％，3か月後では全身麻酔後14.3％と局所麻酔後13.9％の発生頻度で，全身麻酔後と局所麻酔後のPOCDの発生頻度に有意差はみられない[7]．
- メタ解析でも，局所麻酔と全身麻酔のPOCDの頻度は同程度であり，麻

▶ASA：American Society of Anesthesiologists

★3
股関節手術を受けた60歳以上の200人の患者で，術後せん妄の41人は38か月後には53.7％にPOCDとなり，術後せん妄でない場合には，4.4％と低値となった．

★4
股関節手術を受ける60歳以上の患者300人を対象に，術前の認知機能と，術後1週間，3か月後，1年後の経過を観察した．術前にすでに認知機能の低下を示した96人は，1週間後で26％，3か月後に15％，1年後に9％でPOCDと診断され，術前に認知機能の低下がなかった204人は，1週間後で13％，3か月後に7％，1年後に1％がPOCDと診断された．

麻酔方法はPOCDの頻度に影響しない

★5
50〜80歳の股関節全置換術（THA）を受ける患者60人を検討した結果では，安静時の疼痛が強いと術後3日目のPOCDのリスクが増加した．

術後痛が強いとPOCDが増加

▶PCA：
patient-controlled analgesia

▶BIS：
bispectral index

麻酔深度の影響は不明

★6
60歳以上の患者で術中にBISを40〜60に維持・調整した群と，そうでない群の場合，POCDの頻度は，3か月後ではBISガイドの群で有意に減少した．

★7
プロポフォール麻酔とイソフルラン麻酔の報告がある．

★8
ハロタン麻酔で上顎手術を受ける20歳代の患者で平均血圧83 mmHgと，58 mmHgの場合に，POCDに差がなかった．股関節手術を硬膜外麻酔で受ける患者を，平均血圧44〜55 mmHgか，55〜70 mmHgに維持した場合に，POCDに差がなかった．恥骨後式前立腺摘除術を受ける患者を，脊髄くも膜下麻酔で低血圧に維持した場合にも，5日後の認知機能が若干低下したが，6週間後には回復していた．

睡眠障害もPOCDに影響

★9
術後3か月後にPOCDと診断された686人の患者を約11年追跡したところ認知症になった患者は32人で，POCDとのハザード比は1.50と有意差はない．

方法は危険因子とはならない．

c. 痛み

- 痛みは，POCDの危険因子となる．不十分な鎮痛を受けた患者では，術後せん妄が増加することが知られている．
- 同様に，術後鎮痛に関しても，痛みが強いとPOCDの頻度が増加する[8]★5．
- 術後の痛みとPOCDは関連があり，鎮痛方法に関しては，IV-PCAでもepidural-PCAでもPOCDの頻度には影響しない[9]．

d. 麻酔深度

- 報告により差があり一致した見解はない．
- BISやrSO$_2$を用いて積極的に管理した報告では，麻酔深度が適切な場合にはPOCDの頻度が減少し，麻酔深度が深くなるとPOCDの発生率が増加する報告があり，一方で，麻酔深度が深い群でPOCDが減少する報告がある．
- BISを使用しないと吸入麻酔薬の投与量が増加し，BISが40以下の深麻酔の場合と同様にPOCDの頻度が増加する[10]★6．BISとrSO$_2$を使用して適切に管理すると，術後のPOCDの頻度が低下する．
- 一方で，BISを用いて麻酔深度を深くした場合に，POCDの頻度を減少させる[11,12]★7．
- また，BISガイドのほうが術後せん妄の頻度を減少させたが7日後のPOCDには差がない．
- このように，現時点では麻酔深度に関しては一致した見解はなく今後の研究が必要である．

e. 術中低血圧

- 術中に人為的に低血圧にしても術後のPOCDには影響しない．平均血圧を低血圧に維持した場合は，術中の脳波に変化はみられず術後の認知機能でも差はみられず影響はない[13-15]★8．

f. 術後因子

- 術後の環境要因もPOCDに影響を与えると考えられる．
- 術後の睡眠障害は術後認知機能低下に関与しており，睡眠障害は病棟での環境やモニターの音などに影響される．POCDと環境との明確な研究結果はないが，劣悪な術後環境もPOCDの危険因子となりうる．

❹ 予後

- POCDとなっても認知症の発症のリスクは増加しないことが示されている[16]★9．
- 心臓手術を受けた患者では，POCDと診断されると術後5年の経過中のQOLが低下する[17]．

1.00
0.75
0.50
0.25
0.00
生存率
POCD なし
POCD あり
0
2
4
6
8
10
12
14
術後年数

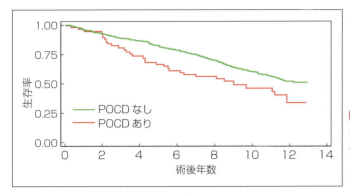

図 2　非心臓手術術後 3 か月後の POCD の有無による患者（*n*=596）の生存率の変化

(Steinmetz J, et al. Anesthesiology 2009; 110: 548–55[18] より)

- 701 人の患者を 8.5 年追跡し，3 か月後に POCD と診断された場合には，経過中の死亡率が増加し，1 週間後に POCD と診断された場合には，その後の就労割合が低下する（**図 2**）[18]．
- 長期的なフォローアップで示されているように，POCD と診断されるとその後の患者の予後に影響を与えることが示されており，高齢化社会における生産性の低下や死亡率増加に伴う人口減少の社会問題にも影響を与える可能性がある．

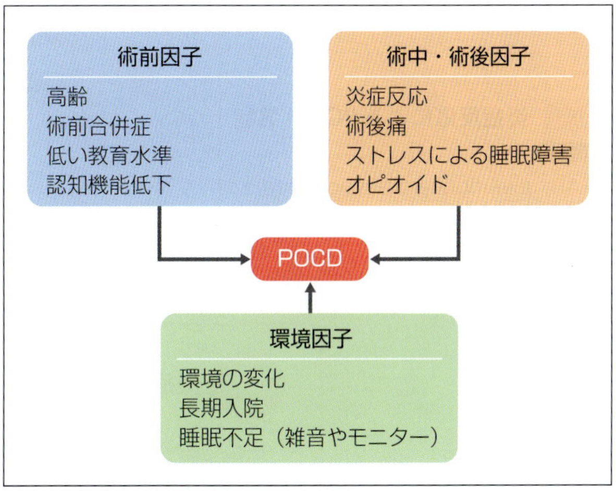

術前因子
高齢
術前合併症
低い教育水準
認知機能低下
術中・術後因子
炎症反応
術後痛
ストレスによる睡眠障害
オピオイド
POCD
環境因子
環境の変化
長期入院
睡眠不足（雑音やモニター）

図 3　POCD に影響を与える因子

5 原因

- さまざまな要因が POCD に影響を与え，その起因となっている（**図 3**）．
- 心臓手術においては，人工心肺の使用，微小塞栓，低体温などが原因としてあげられる．
- 心臓手術でも非心臓手術においても，危険因子の一つに加齢があるが，加齢による生理学的・形態学的変化には，microglial priming★10，サイトカインなどの炎症反応の過剰反応，血液脳関門の透過性の亢進などがある．すなわち，高齢化による生体の変化も要因の一つである．
- 周術期には POCD の因子として，手術侵襲そのものによる炎症反応，麻酔薬による影響，痛みに伴う影響，鎮痛薬としてのオピオイドの影響などが考えられる．手術侵襲を防御するための麻酔に使用する麻酔薬そのものも認知機能に影響を与える可能性があり，麻酔薬の毒性により認知機能が低下することもありうる．

Topics　麻酔薬の毒性

生後まもない幼若脳をミダゾラム，亜酸化窒素とイソフルランの 3 種類の麻酔薬のカクテルに曝露させると，その後の認知機能が低下した．高齢ラットに対してもイソフルラン曝露によりその後の認知機能が低下した[19]．

★10

ミクログリアが休息状態にあるのが，すぐに反応できるような前準備段階になり容易に反応が起きやすくなる変化．

加齢に伴う生体の変化

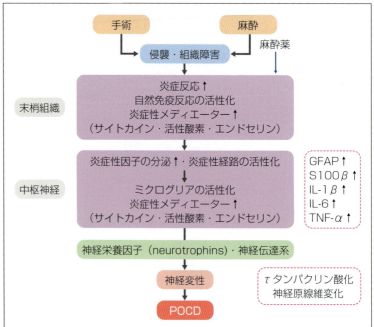

図4 炎症反応によるPOCD発症の機序
GFAP：glial fibrillary acidic protein，IL：interleukin，TNF-α：tumor necrosis factor-α．

> **Advice　炎症反応の影響**
>
> 　末梢での炎症反応が増加することにより，血管内皮のサイトカインが受容体に結合して炎症性因子の分泌を亢進し，さらに迷走神経求心性線維を介して中枢の炎症性経路を活性化する．この結果，中枢神経系ではミクログリアが活性化し，サイトカイン，活性酸素，炎症性因子が増加する．手術侵襲により海馬でグリア細胞線維性酸性タンパク質（GFAP）やS100βが増加し，IL-1β，IL-6，TNF-αが増加する．

▶GFAP：
glial fibrillary acidic protein

▶TNF-α：
tumor necrosis factor-α
（腫瘍壊死因子α）

★11
動物実験では，麻酔薬単独に比べて，麻酔と脾臓摘出術や肝臓切除術を受けた場合に，Y迷路や水迷路での認知機能低下が強くみられた．

手術ストレスも原因

▶IL：
interleukin

★12
健常状態ではIL-1，IL-6，TNF-αなどのサイトカインは血液脳関門（BBB）を通過しない．

炎症反応による神経変性が原因の一つ

- しかし，麻酔薬単独の場合と手術侵襲を加えた場合では，麻酔薬単独でも認知機能に影響は出るものの，手術という侵襲が加算されたほうがより強く認知機能への影響が出る★11．
- 手術侵襲に伴い，組織が障害されると末梢では自然免疫反応が活性化することにより炎症性メディエーターであるサイトカイン，活性酸素，エンドセリンなどの分泌が亢進する．そして，末梢性の炎症反応が増加し，IL-6やIL-1βが増加する．末梢性の炎症反応が増加して全身循環を巡り中枢神経系に影響が及ぶ★12．
- サイトカインなどによる炎症反応は神経栄養因子や神経伝達系を介して，neuronal processesに影響を与え，神経変性を導く（図4）．
- アルツハイマー病でみられるτタンパクのリン酸化や神経原線維変化は神経変性の結果である．

- このように，手術と麻酔により惹起されるストレスに伴う炎症反応は，神経変性を導き認知機能に影響することからPOCDの一つの重要な因子である．

⑥ 対処方法

- 術前の患者の状態を適切に把握するのは，必須である．術前の患者の状態であらかじめ改善できるところは，行っておく．
- 最適な対処方法は，今のところ見当たらないが，重要なのはPOCDの予防である．POCDの発症には多因子が絡んでいるため（図3），それぞれに多角的・包括的に予防・対処する．

a. 麻酔方法・麻酔薬

- 局所麻酔と全身麻酔でPOCDの頻度に有意差はないので，麻酔方法は患者の状態に合わせて選択すればよい．
- 麻酔薬の選択に関しても，吸入麻酔薬や静脈麻酔薬による検討があるが，多くは差がみられていないので状況に応じて選択する．

患者に合わせた麻酔方法

b. 鎮痛

- 鎮痛方法はPOCDに影響しないため，いずれの方法でも鎮痛をしっかり行うことが重要である[20, 21]★13．
- 適切な術後鎮痛は認知機能の改善に繋がりPOCDの予防になる．

十分な鎮痛が必要

★13
動物実験によれば，開腹手術を受けた後に認知機能が低下するが，ロピバカインの局所投与でも，モルヒネの全身投与でも，認知機能低下を防止した[21]．

c. 術後環境

- 術後の環境要因も重要であるため，雑音がなく十分な睡眠を得られる環境の整備や長期入院を避けることも有用である．患者を取り巻く環境はストレスに関連するため，最適な環境が抗炎症効果をもち，認知機能を改善する[22]★14．
- 術前から訓練することが術後の炎症反応低下と認知機能改善に有効であるため，術前に頭の体操を行い手足を動かすことがPOCDの予防に役立つ[23]★15．
- 術後のリハビリも重要で，リハビリにより認知機能の改善が見込めるため，早期離床して積極的に体を動かすこともPOCDの予防に重要である．
- 術後の回復を早めるためには，侵襲の少ない手術，早期離床，術前・術後リハビリ，術後栄養などだけでなく，麻酔科医，外科医，そして患者を取り巻くコメディカルスタッフおよび家族の協力が必要不可欠であり，POCDの予防になる．

（合谷木　徹）

★14
動物実験で，外傷性脳障害を与えた場合に，豊富な遊具がある状況（enriched environment）では，IL-1βとTNF-αが低下，IL-10が増加し，認知機能が改善した．

★15
動物実験で，手術前にenriched environmentに置き体を動かして手術を受けると，術後の炎症が低下し認知機能が改善した．

早期離床，リハビリが重要

文献

1) Sun JH, et al. Cognitive dysfunction after off-pump versus on-pump coronary artery bypass surgery: A meta-analysis. J Int Med Res 2012; 40: 852–8.

2) Moller JT, et al. Long-term postoperative cognitive dysfunction in the elderly ISPOCD1 study. ISPOCD investigators. International Study of Post-Operative Cognitive Dysfunction. Lancet 1998; 351: 857–61.
3) Johnson T, et al; ISPOCD2 Investigators. Postoperative cognitive dysfunction in middle-aged patients. Anesthesiology 2002; 96: 1351–7.
4) Monk TG, et al. Predictors of cognitive dysfunction after major noncardiac surgery. Anesthesiology 2008; 108: 18–30.
5) Bickel H, at al. High risk of cognitive and functional decline after postoperative delirium. A three-year prospective study. Dement Geriatr Cogn Disord 2008; 26: 26–31.
6) Silbert B, et al. Preexisting cognitive impairment is associated with postoperative cognitive dysfunction after hip joint replacement surgery. Anesthesiology 2015; 122: 1224–34.
7) Rasmussen LS, et al. Does anaesthesia cause postoperative cognitive dysfunction? A randomized study of regional versus general anaesthesia in 438 elderly patients. Acta Anaesth Scand 2003; 47: 260–6.
8) Duggleby W, et al. Cognitive status and postoperative pain: older adults. J Pain Symptom Manage 1994; 9: 19–27.
9) Fong HK, et al. The role of postoperative analgesia in delirium and cognitive decline in elderly patients: A systematic review. Anesth Analg 2006; 102: 1255–66.
10) Chan M, et al; CODA Trial Group. BIS-guided anesthesia decreases postoperative delirium and cognitive decline. J Neurosurg Anesthesiol 2013; 25: 33–42.
11) Farag E, et al. Is depth of anesthesia, as assessed by the Bispectral Index, related to postoperative cognitive dysfunction and recovery? Anesth Analg 2006; 103: 633–40.
12) An J, et al. Deeper total intravenous anesthesia reduced the incidence of early postoperative cognitive dysfunction after microvascular decompression for facial spasm. Neurosurg Anesthesiol 2011; 23: 12–7.
13) Vlisides P, et al. Neurotoxicity of general anesthetics: an update. Curr Pharm Des. 2012; 18: 6232–40.
14) Townes BD, et al. Neuropsychological changes in a young, healthy population after controlled hypotensive anesthesia. Anesth Analg 1986; 65: 955–9.
15) Williams-Russo P, et al. Randomised trial of hypotensive epidural anesthesia in older adults. Anesthesiology 1999; 91: 926–35.
16) Steinmetz J, et al. ISPOCD Group. Is postoperative cognitive dysfunction a risk factor for dementia? A cohort follow-up study. Br J Anaesth 2013; 110: i92–7.
17) Newman MF, et al. Report of the substudy assessing the impact of neurocognitive function on quality of life 5 years after cardiac surgery. Stroke 2001; 32: 2874–81.
18) Steinmetz J, et al; ISPOCD Group. Long-term consequences of postoperative cognitive dysfunction. Anesthesiology 2009; 110: 548–55.
19) Jevtovic-Todorovic V, et al. Early exposure to common anesthetic agents causes widespread neurodegeneration in the developing rat brain and persistent learning deficits. J Neurosci 2003; 23: 876–82.
20) Fong HK, et al. The role of postoperative analgesia in delirium and cognitive decline in elderly patients: A systematic review. Anesth Analog 2006; 102: 1255–66.
21) Chi H, et al. Postoperative pain impairs subsequent performance on a spatial memory task via effects on N-methyl-D-aspartate receptor in aged rats. Life Sci 2013; 93: 986–93.
22) Krenk L, et al. New insights into the pathophysiology of postoperative cognitive dysfunction. Acta Anaesthesiol Scand 2010; 54: 951–6.
23) Kawano T, et al. Impact of preoperative environmental enrichment on prevention of development of cognitive impairment following abdominal surgery in a rat model. Anesthesiology 2015; 123: 160–70.

索引

ページ数の太字は項目の詳述箇所を示す．

和文索引

あ

悪性高熱症	14, 93, **161**
――素因患者への麻酔	169
――の疫学	161
――の診断	164
――の治療	166
――の病因	162
――の病態	162
――の臨床症状	163
――発症後の管理	167
亜酸化窒素遮断機構	49
アシドーシス	248
アセチルコリン	267
圧外傷	145
圧迫，牽引	204
アナフィラキシー	93, 96, **170**
――の疫学	172
――の機序	170
――の症状	173
――の診断	174
――の治療	176
――の特徴	170
――の分類	170
アナフィラキシー様反応	170
アメリカ麻酔科学会	203
アラームの点検	49
アレルゲンの確定診断	175
安全な手術のためのガイドライン2009	99
安全な穿刺針	106
安全な中心静脈カテーテル挿入・管理のための手引き	102
安全な麻酔のためのモニター指針	103
安全なリキャップ方法	76
安全文化の醸成	6

い

異型適合輸血	113, 178, 183, 184
異型不適合輸血	**178**
――による生体反応	181
――の原因	178
――の対策	180
――の対処方法	181
――の発生状況	178
――の臨床症状	181
異型輸血	**178**
医事紛争	12, 13
移送手段	70
痛み	276
一過性神経症候群	239
医療安全	2
医療安全管理委員会	84
医療安全管理部門	83
医療安全システム	59
医療過誤	13, 80
医療ガス	68
医療ガス供給	65
医療側当事者への配慮	83
医療機器再生の原則	30
医療器材の再生	**19**
医療事故	**80**
医療事故調査	86
医療事故調査・支援センター	85
医療事故調査制度	85
医療水準	15
医療法の定義	81
インシデント	61, 80
インシデント審議委員会	83
インシデント調査委員会	84
インシデント報告	59
インタビュー	256

う

ウイルス性肝炎	72
右心不全	134

え

鋭利器具	71
腋窩神経	207
エコーガイド下中心静脈穿刺	104
エピネット日本版	78
嚥下	220
――のメカニズム	220
嚥下障害	222
嚥下・発音障害	**220**
――の対応	226
炎症反応	206, 268, 278

お

オピオイド	246, 251

か

外傷	145, 204
外側大腿皮神経	209
覚醒遅延	246
――の鑑別	250
――の原因	246
――の助長因子	246
――の対応	250, 252
――の定義	246
――の予防	249
火災対応	67
過酸化水素ガス滅菌	27
下肢	208
ガス供給	49
家族への連絡・説明	83
合併症	95, 113
カテーテル挿入に関する合併症	103
カテーテル挿入方法	104
カテーテル治療	142
カテーテル留置に関する教育	102
カプノグラム	125
カフリークテスト	201
加齢	269
眼圧	216
換気・挿管困難	**125**
換気状態の三段階評価	125
患者-医療従事者間の信頼関係	37
患者呼吸回路	52
患者の安全管理	65
患者の内服薬	247
患者への説明	**12**
関連物品の保全	82

き

機械的損傷	230
気化器	50, 67
気管支鏡の損傷	53
機器管理	48

281

危機的出血	110
危機的出血への対応ガイドライン	178, 183, 110
危機的大量出血	110
気胸	144
──の原因検索	149
──の症状と徴候	146
──の診断法	146
──の分類	144
──の誘因	144
危険因子	135
気道確保器具	132
気道確保に必要な物品	53
気道管理	106
気道管理ガイドライン 2014	106
気道トラブル	**194**, 196
──の原因と対応	196
給水	69
急性肺血栓塞栓症	134
急速輸液・輸血	111
吸入麻酔薬	250
吸入療法	153
凝固止血管理	114
局所麻酔薬	233
虚血，血流障害	204
虚血性視神経症	215
記録	234
緊急時酸素逆走システム	66
緊急手術	36
緊急帝王切開の 30 分ルール	43, 44
緊急度の共有	40
筋弛緩薬	198, 247, 251
緊張性気胸	144
──の鑑別診断	147
──の診断	146
──の治療	149
──の病態	146
筋電図検査	210
筋皮神経	207

く

空気塞栓症	94, 96
偶発症例調査	92

け

脛骨神経	208
外科的の治療	142
血液製剤	184
血液媒介感染症	72
血栓溶解療法	142
検証経過の説明	85
現場での初期対応	82

こ

後遺障害	85
高カリウム血症	114
抗凝固療法	141
抗血栓治療	140
甲状腺機能異常	248
厚生労働省による定義	80
喉頭痙攣	200
喉頭浮腫	200
高度房室ブロック	123
公表	87
後部虚血性視神経症	216
硬膜外血腫	241
硬膜外膿瘍	242
硬膜外麻酔	16, 46, 238, 240
呼吸苦	226
呼吸循環サポート	139
国立大学附属病院医療安全管理協議会	
の定義	80
誤投薬防止対策	58
誤投与	257
コマンダー	110
コミュニケーション	5

さ

災害	64
災害医療体制	69
災害時訓練	68
再気道確保	227
再手術	190
再挿管	202
最大手術血液準備量	112
再発防止策	85
サイフォニング現象	54
再膨張性肺水腫	149
坐骨神経	208
酸化エチレンガス滅菌	25
酸素化	149
酸素投与	152
酸素濃度計	51
酸素フラッシュ機能	52

し

ジアゼパム	251
視覚路	214
歯牙損傷	13
視機能障害	**213**
自己紹介	35
地震	65
視神経	214
──の血流支配	214
シミュレーション教育	99
シミュレーター	100
尺骨神経	207
シャットオフバルブ	67
周術期合併症・偶発症	**92**
──に対する教育	**99**
周術期死亡	92
周術期末梢神経障害	203
手術	145, 185
手術因子	249, 252
手術室の準備	43
出血	185
──傾向	185
──の重症度	187
──の代償性反応	187
──の対処法	190
──の分類	187
産科──	192
脊椎手術・神経ブロック後の──	192
組織や血管の脆弱性による──	187
出血時の心拍出量	189
術後因子	276
術後環境	279
術後管理	46, 149
術後視機能障害	94
術後出血	**185**, 187, 191
──の原因	185
頚部・咽喉頭の──	191
心臓血管外科の──	191
脳外科の──	191
術後せん妄	262
術後認知機能障害	**274**
──の原因	277
──の対処方法	279
──の特徴	274
──の発生頻度	274
──の予後	276

──のリスクファクター	275
術後の対応	168
術前因子	275
術前管理	44
術前診察	16, 128, 234
術中覚醒記憶	**254**
──の対処方法	258
──の予防	256
──の予防法10箇条	258
覚醒期の──	258
麻酔維持期の──	258
麻酔導入時の──	256
術中低血圧	276
循環管理	149
循環動態	255, 256
循環の維持	149
蒸気滅菌	24, 26, 28
状況の記録	82
上肢	207
消毒	19, 22
消毒剤	23
小児気管支喘息治療・管理ガイドライン	152
情報の開示	87
静脈麻酔薬	251
静脈留置カテーテル	101
静脈留置針	71
使用薬剤	246, 250
症例提示	13, 119, 120, 121, 122, 123, 126, 150
食糧	69
処置	145
ショック	138
ショックインデックス	188
シリンジへのラベリング	59
事例の検証体制	83
心エコー	137
心筋虚血	94
神経学的合併症	94
神経虚血	233
神経根穿刺	238
神経刺激装置	236
神経疾患	249, 252
神経障害	**203, 229, 238**
──の疫学	203, 238
──の鑑別診断	234
──の原因	238
──の症状,経過	204

──の対策	238
──の対処	233
──の治療	234
──の発生機序	230
──の発生頻度	229
──の発生要因	230
──の発生率	203
──の予防	234
神経損傷	240
神経伝達物質の異常	267
神経伝導検査	210
神経毒性	233
神経内注入	232
神経内分泌	269
人工呼吸器とアラーム	53
侵襲的手技に対する教育	101
心静止	117, 120
身体の変化	185
心タンポナーデ	192
心停止	93, **116**
──の識別	116
──の対処	118
──の定義	116
心停止後症候群	149
心的外傷後ストレス障害	254
深部静脈血栓	134

す

睡眠障害	269
スキルクリニック	101
すすぎ	21
ステロイド	227
ストレス反応	269

せ

声帯の機能不全	201
正中神経	208
整理整頓	4
脊髄虚血	94
脊髄くも膜下麻酔	238
脊髄穿刺	238
説明義務違反	12, 15, 17, 260
説明と同意	12
洗浄	19, 54
全身投与	154
全身への酸素運搬	189
全身麻酔	45
喘息発作	**151**

──の疫学	151
──の対処法	152
──の病態生理	151
喘息予防・管理ガイドライン	152
前投薬	247
前部虚血性視神経症	216
せん妄	94, **262**
──の危険因子	265
──の機序	267
──の診断	262
──のスクリーニング	262
──の治療	270, 271
──の発生率	265
──の分類	265
──の予防	270

そ

挿管困難	257
総腓骨神経	208
訴訟	13
損害賠償	260

た

第4級アンモニウム基	173
体位	207
体外式膜型人工肺	159
代謝因子	248, 252
大震災の発生日時	69
大腿神経	209
体動	255
大量出血	93, **110**
大量出血時の生理学的変化	113
脱気	149
単回使用医療用具	19, **31**
ダントロレン	167

ち

チェックリスト	4
チェックリストのためのチェックリスト	35
致死的不整脈	116
注意義務違反	260
中央材料部	19
中央手術部	19
注射針	71
中心静脈カテーテル留置	145
中心静脈ライン挿入のためのチェックリスト	34

中毒性前眼部症候群	20
注入圧モニター	236
超音波検査の画像所見	146
超音波装置	235
超緊急手術	40
——に対する体制づくり	40
超緊急帝王切開の麻酔管理	44
鎮静モニター	255
鎮静薬	198, 256, 257
鎮痛	279

て

低カルシウム血症	114
低血圧	138
低血糖	248
低酸素血症	134
低体温	114, 248
電解質異常	248
電気生理学的検査	210
電源，燃料	68
点滴・薬剤	53
電力供給	67

と

頭頸部画像評価	266
橈骨神経	207
動作確認	52
動脈塞栓術	190
透明性	85
毒薬・劇薬の管理	57
ドパミン	268
トルサードポアン	122
トレーニング	132

に

二酸化炭素吸収装置	51
日本麻酔科学会気道管理アルゴリズム	
	53, 106, **125**, 126, 199
日本麻酔科学会気道管理ガイドライン 2014	125
認知機能障害	94
妊婦の心停止	122

ね

熱水消毒	23

の

脳酸素代謝異常	269

脳卒中	94
ノンテクニカルスキル	7

は

バイオバーデン	20
肺高血圧	134
肺梗塞	93
肺塞栓（症）	**134**
——の検査所見	136
——の診察所見	136
——の診断	135
——の病態	134
——の臨床症状	135
梅毒	73
パスツリゼーション	24
発音	220
抜管	**194**
——施行	196
——の準備	196
——のリスクファクター	195
発声障害	224
発声のメカニズム	223
発生予測因子	254
馬尾症候群	239
針刺し切創事故	**71**
——の疫学	71
——の予防	74
——発生時の対処	76
ハンズフリーテクニック	75, 76

ひ

非ケトン性高浸透圧性昏睡	248
皮質盲	216
備蓄	68
ヒトＴ細胞白血病ウイルス１型感染症	73
ヒト免疫不全ウイルス感染症	72
避難準備	65
ヒューマンエラー	2
ヒューマンファクターズ・アプローチ	2
病院間連携	70
病院内の連絡体制	82
標準作業手順	4

ふ

不安定な徐脈	97
伏在神経	209

不整脈	**122**
——の対処	122
プラズマ滅菌	27
ダブルチェック	61
フレキシブルリーマー	22
プレフィルドシリンジ	59, 61
ブロック針	230

へ

閉鎖神経	209
ベンゾジアゼピン系薬剤	251

ほ

縫合針	71
補助ボンベ	48
発作性上室性頻拍	122

ま

マイナーミスマッチ	179, 180
麻酔	185
麻酔科医の役割	68
麻酔科医への啓発	62
麻酔器具の維持管理	53
麻酔器の始業点検	48
麻酔深度	276
麻酔中	255
麻酔法の選択	45
麻酔方法	275, 279
麻酔前	254
麻酔薬	246, 277, 279
末梢神経障害	204
——の機序	205
——の治療	210, 212
——の評価	210
——の病態生理	205
——の要因	204
——の予防	209
末梢神経の構造	231
末梢神経ブロック	145, 229
マニュアル作成	68
麻薬の管理	56

み

ミダゾラム	251
脈なしVT	117, 119

む

無菌性保証水準	27

め

名称・外観の工夫	4
メジャーミスマッチ	179, 180
滅菌	19, 24, 54
滅菌包装	30
眼の構造	213

も

網膜中心動脈閉塞症	216
網膜動脈分枝閉塞症	216
網膜動脈閉塞症	216
モニタリング	112

や

薬剤	59
薬剤管理	56
薬品，試薬	69
薬物療法	152

ゆ

有害事象	6
輸液・輸血	190
輸液カテーテル管理の実践基準	101
輸血準備	112
輸血による合併症	93
癒着性くも膜炎	240

よ

予後	168
予防	235

り

リークテスト	52
リドカイン	119

れ

レジリエンス・エンジニアリング	2, 9
連絡方法の確立	41

わ

腕神経叢	207

欧文索引

A

ACE 阻害薬	173
AION	216
ASA	203, 209

B

B 型肝炎	72

C

CAM-ICU フローチャート	263
Ca 拮抗薬	168
CICR 検査	167
C 型肝炎	72

D

DAS 抜管ガイドライン	194, 197, 198
DSM-5	262
DVT	134

E

ECMO	159
EMG	210
EOG 滅菌	25

H

HBV	72, 73
HCV	72, 73
HIV	72, 73
HTLV-1	73

I

ICDSC	264
IVC フィルター	142

J

J-PAD ガイドライン	262
JSA-AMA	53, 106, **125**, 126, 199
JSA 気道管理ガイドライン 2014	125

M

MRI 検査	212
MSBOS	112

N

NCEPOD による手術の緊急度の分類	40
NCS	210
NICE による帝王切開術の緊急度の分類	41
NICE による分類と手術決定から手術開始までの時間	41

P

paraneural sheath	233
PDE Ⅲ 阻害薬	157
PEA	117, 120
PION	216
POCD	274
POVD	**213**, 214
——の危険因子	217
——の対処法	218
——の分類	214
——の予防	217
PSVT	122
PTE	134
——の急性期の治療	138
——の診断アルゴリズム	138
PTSD	254, 259
——の治療法	259
pVT	117, 119

R

Rh 異型輸血	182
RSS（rapid sequence spinal anesthesia）	46

S

Safety-I	**2**
Safety-II	2, **9**
SAL	27, 28
Spaulding の分類	30
SUDs	19, **31**
Surgical Crisis Checklist	95

T

TASS	20
Torsades de pointes	122
Type & Screen（T & S）法	112

V

VF	116, 118

W

WHO 安全な手術のためのガイドライン 2009　33

WHO 手術安全チェックリスト　**33**, 37, 61

記号

β遮断薬　173

中山書店の出版物に関する情報は,小社サポートページを御覧ください.
https://www.nakayamashoten.jp/support.html

新戦略に基づく麻酔・周術期医学
麻酔科医のための 周術期危機管理と合併症への対応

2016 年 11 月 7 日　初版第 1 刷発行 ©　　〔検印省略〕

専門編集────横山正尚(よこやままさたか)

発行者────平田　直

発行所────株式会社 中山書店
〒112-0006 東京都文京区小日向 4-2-6
TEL 03-3813-1100 (代表)　振替 00130-5-196565
https://www.nakayamashoten.jp/

装丁────花本浩一（麒麟三隻館）

印刷・製本──株式会社シナノ

Published by Nakayama Shoten Co.,Ltd.　　Printed in Japan
ISBN 978-4-521-74326-4
落丁・乱丁の場合はお取り替え致します.

・本書の複製権・上映権・譲渡権・公衆送信権（送信可能化権を含む）は株式会社中山書店が保有します.
・JCOPY〈(社)出版者著作権管理機構 委託出版物〉
本書の無断複写は著作権法上での例外を除き禁じられています．複写される場合は，そのつど事前に，(社)出版者著作権管理機構（電話 03-3513-6969, FAX 03-3513-6979, e-mail: info@jcopy.or.jp）の許諾を得てください.

本書をスキャン・デジタルデータ化するなどの複製を無許諾で行う行為は，著作権法上での限られた例外（「私的使用のための複製」など）を除き著作権法違反となります．なお，大学・病院・企業などにおいて，内部的に業務上使用する目的で上記の行為を行うことは，私的使用には該当せず違法です．また私的使用のためであっても，代行業者等の第三者に依頼して使用する本人以外の者が上記の行為を行うことは違法です.

好評のテキストの改訂第2版！

見て 考えて 麻酔を学ぶ

改訂第2版

編●**天木嘉清**（東京慈恵会医科大学客員教授）
近藤一郎（東京慈恵会医科大学准教授）

B5判／2色刷／356頁
定価（本体7,500円＋税）
ISBN978-4-521-73955-7

好評のテキストの改訂第2版．「超音波ガイド下末梢神経ブロック」「集中治療」の内容を新たに加えて，麻酔の現場ですぐに役立つ実践的な知見や情報を最新の内容にバージョンアップ．

重要な補足ポイントは「Side Memo」として適宜挿入

Sample page

要点を箇条書きにした明快な記述

図表を多用して見開き頁を中心にした簡潔でわかりやすい解説

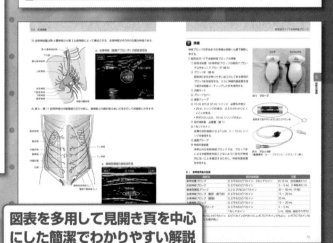

中山書店 〒112-0006 東京都文京区小日向4-2-6　TEL 03-3813-1100　FAX 03-3816-1015
https://www.nakayamashoten.jp/

臨床医のための医療訴訟を回避するケーススタディ40

【編著】
白崎修一
(札幌秀友会病院 副院長・麻酔科医)

澤村 豊
(さわむら脳神経クリニック 院長・脳神経外科医)

田端綾子
(ラベンダー法律事務所・弁護士)

中村誠也
(中村淺松法律事務所・弁護士)

医師のための訴訟リスク対策本の決定版!!

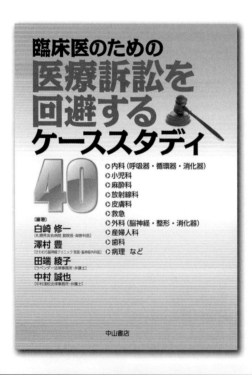

医療訴訟が他人事でなくなった昨今, 医師は何をどう備えるべきか. 本書は, 実際に起こった民事訴訟の40事例を医師と弁護士が読み解き, 法と医療の関係を解説した, 医師のための訴訟リスク対策のテキスト. 判例だけではわかりにくい事件前後の経過の要約を当事者目線で綴り, イラストで概略を押さえた. 医療者が知っておきたい裁判や医療訴訟の基礎的な知識も弁護士がわかりやすく解説.

本書のポイント
▶ 裁判所の判断を各領域のガイドラインと対比しながら解説
▶ 各ケースの概略がイラストで一目でわかる
▶ 各ケースから訴訟を回避するための教訓を得ることができる

ISBN978-4-521-73704-1
B5判／並製／384頁
定価(本体12,000円+税)

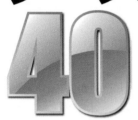 中山書店　〒112-0006 東京都文京区小日向4-2-6　TEL 03-3813-1100　FAX 03-3816-1015
https://www.nakayamashoten.jp/

集中治療と救急医療の幅広いニーズにこたえる新シリーズ!!

救急・集中治療アドバンス

●編集委員(50音順)
藤野裕士(大阪大学)
松田直之(名古屋大学)
森松博史(岡山大学)

刊行スタート!

B5判／並製／4色刷
各巻平均300頁
各本体予価10,000円

本シリーズの特色

❶ 集中治療と救急医療の現場で対応が求められる急性期の病態を中心にとりあげ，実際の診療をサポート
❷ 最近の傾向，最新のエビデンスに関する情報もわかりやすく解説
❸ 関連する診療ガイドラインの動向をふまえた内容
❹ ポイントを簡潔かつ具体的に提示
❺ 写真・イラスト・フローチャート・表を多用し，視覚的にも理解しやすい構成
❻ 専門医からのアドバイスや注意点などを適宜コラムで紹介
❼ 補足情報などのサイドノートも充実

●シリーズの構成と専門編集

急性呼吸不全	藤野裕士	定価（本体10,000円＋税）
炎症と凝固・線溶	松田直之	
急性肝不全・急性腎傷害・代謝異常	森松博史	

［以下続刊］　※タイトル，配本順は諸事情により変更する場合がございます．

中山書店　〒112-0006　東京都文京区小日向4-2-6　TEL 03-3813-1100　FAX 03-3816-1015
https://www.nakayamashoten.jp/

周術期に焦点を絞り，実診療をサポート!!

新戦略に基づく麻酔・周術期医学

◉本シリーズの特色

1. 麻酔科臨床の主要局面をとりあげ，実診療をサポートする最新情報を満載．
2. 高度な専門知識と診療実践のスキルを簡潔にわかりやすく解説．
3. 関連する診療ガイドラインの動向をふまえた内容．
4. 新しいエビデンスを提供するとともに，先進的な取り組みを重視．
5. 写真，イラスト，フローチャート，表を多用．視覚的にも理解しやすい構成．
6. 「Advice」「Topics」「Column」欄を設け，経験豊富な専門医からのアドバイスや最新動向に関する情報などを適宜収載．
7. ポイントや補足情報など，随所に加えたサイドノートも充実．

◉シリーズの構成と専門編集

◆ 麻酔科医のための**循環管理の実際**
 専門編集：横山正尚（高知大学） 定価（本体 12,000 円+税）

◆ 麻酔科医のための**気道・呼吸管理**
 専門編集：廣田和美（弘前大学） 定価（本体 12,000 円+税）

◆ 麻酔科医のための**周術期の疼痛管理**
 専門編集：川真田樹人（信州大学） 定価（本体 12,000 円+税）

◆ 麻酔科医のための**体液・代謝・体温管理**
 専門編集：廣田和美（弘前大学） 定価（本体 12,000 円+税）

◆ 麻酔科医のための**周術期の薬物使用法**
 専門編集：川真田樹人（信州大学） 定価（本体 15,000 円+税）

◆ 麻酔科医のための**区域麻酔スタンダード**
 専門編集：横山正尚（高知大学） 定価（本体 12,000 円+税）

◆ 麻酔科医のための**周術期のモニタリング**
 専門編集：廣田和美（弘前大学） 定価（本体 12,000 円+税）

◆ 麻酔科医のための**周術期危機管理と合併症への対応** 最新刊!
 専門編集：横山正尚（高知大学） 定価（本体 12,000 円+税）

以下続刊　※タイトル，刊行予定は諸事情により変更する場合がございます．◆は既刊

◉B5判／並製
◉各巻250〜320頁
◉本体予価 12,000 〜15,000円

◉監修
森田　潔（岡山大学）

◉編集
川真田樹人（信州大学）
廣田和美（弘前大学）
横山正尚（高知大学）

中山書店　〒112-0006 東京都文京区小日向4-2-6　TEL 03-3813-1100　FAX 03-3816-1015
https://www.nakayamashoten.jp/